Kouqia
Zhuanke Hushi ... u

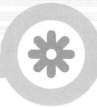

专科护理领域岗位规范化培训教材

口腔
专科护士培训教材

罗姜　张京慧　主编

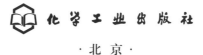

化学工业出版社

·北京·

内容简介

本书由中南大学湘雅口腔医院、中南大学湘雅医院、上海交通大学医学院附属仁济医院、中南大学湘雅二医院等医院合作编写，主要介绍口腔的解剖与生理、口腔基本检查、椅旁四手操作技术、口腔专科操作技术、口腔门诊医疗急救技能、口腔医院感染管理与控制、口腔预防医学护理、牙体牙髓病护理、牙周病护理、口腔黏膜病护理、口腔修复护理、口腔种植护理、口腔颌面外科护理、儿童口腔护理、口腔正畸护理。

本书适合口腔专科护士阅读参考。

图书在版编目（CIP）数据

口腔专科护士培训教材／罗姜，张京慧主编．

北京 ：化学工业出版社，2024. 8. -- ISBN 978-7-122
-46395-1

Ⅰ．R473.78

中国国家版本馆CIP数据核字第2024L4F779号

责任编辑：戴小玲　　　　　　　　　文字编辑：师明远　李志英
责任校对：赵懿桐　　　　　　　　　装帧设计：史利平

出版发行：化学工业出版社（北京市东城区青年湖南街 13 号　邮政编码 100011）
印　　装：河北京平诚乾印刷有限公司
710mm×1000mm　1/16　印张 27¾　字数 516 千字　2025 年 1 月北京第 1 版第 1 次印刷

购书咨询：010-64518888　　　　　　售后服务：010-64518899
网　　址：http：//www.cip.com.cn
凡购买本书，如有缺损质量问题，本社销售中心负责调换。

定　　价：198.00 元

主　编　罗　姜　张京慧

副主编　谌　静　刘文卓　陆　璨　彭婀敏　匡碧芬

编　者（以姓氏笔画为序）

丁银菊　邓孟军　匡碧芬　朱　莉　刘文卓

孙火花　孙佳宝　苏　靓　李晓娟　杨东华

杨依凡　肖　环　吴夕红　何　泽　邹姗廷

张　丹　张　红　张　玮　张　莹　张　毅

张见红　张含晨　张京慧　陆　璨　陈　星

陈元宜　欧阳泽玥　罗　姜　金　彩　周亚琴

周红慧　郑　璐　赵方圆　赵娅琼　贺　思

唐小芳　陶润华　谌　静　彭婀敏　蒋　俪

蒋哲仪　曾　芳　曾　健　蒲菁华　廖竹君

戴梦平　戴薇薇　魏玉玲

编写人员名单

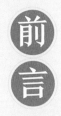

前言

　　随着口腔健康意识的觉醒和口腔治疗渗透率的提升，口腔医疗服务的需求将持续增长。同时，基于"生物－心理－社会医学"模式的转变，医学诊疗及口腔护理上面临着新的机遇和挑战，要求护理人员要更加努力地提高口腔患者治疗护理体验。为满足广大护生和护理人员的学习需求，发展特色专科护理，我们组织了中南大学湘雅口腔医院、中南大学湘雅医院、上海交通大学医学院附属仁济医院、中南大学湘雅二医院等医院的口腔临床一线的护理人员，参考国内外相关最新指南、标准及专家共识，共同编写了《口腔专科护士培训教材》一书。

　　根据口腔专科分类，本书包括口腔的解剖与生理、口腔基本检查、椅旁四手操作技术、口腔专科操作技术、口腔门诊医疗急救技能、口腔医院感染管理与控制、口腔预防医学护理以及牙体牙髓病学护理等口腔护理专科。各章节主要结构为概述、病因、临床表现、治疗原则、护理几个部分。首先概述了专科疾病的特点和分类方法，或简要地复习口腔结构功能及其与疾病的关系，要求能够掌握各种常见口腔疾病的基础知识及其诊疗过程等；紧接着，各章节详细阐述了其中各个疾病的病因、临床表现、护理流程和健康指导等。本书以图片的形式更为直观地将各护理操作流程及用物进行展示，加深对各类专科操作的理解与记忆，更好地掌握不同的护理配合要点及技巧。

　　该书具有如下特点：

　　（1）突出口腔专科的护理特色　本书系统、全面地介绍了口腔护理专科护士必备的基本理论、知识与技能，为口腔专业护理的临床应用做基础铺垫。

　　（2）介绍了口腔疾病的预防保健　以国家卫生健康委员会发布的《健康口腔行

动方案》为依据，引入常见口腔疾病的流行病学特点，并阐述预防保健措施。

（3）突出以患者为中心的整体护理理念　本书以护理程序为框架，对口腔疾病患者诊疗过程中的护理流程进行了介绍，充分体现了"以人为本"的整体护理理念在口腔患者临床护理中的可行性与科学性，更进一步凸显了护理的人文关怀精神，提升了护理服务的品质。

（4）护理知识与口腔医学的发展紧密契合　本书在口腔护理新业务、新技术的临床应用基础上，及时增加和更新了相应的护理服务标准，与口腔医疗的发展相契合，能更好地帮助读者追踪学科前沿，提升专业能力。

《口腔专科护士培训教材》的出版凝聚了编者们的智慧和辛劳，展现了编者们严谨、认真、科学的工作作风和对口腔专科护士培训教材发展的竭心尽力之精神，在此对各位编委及参编单位的大力支持表示最诚挚的感谢！希望本书能够给予口腔专业护理人员提供指导性意见！

由于时间仓促及编者水平的局限，书中可能出现不足及疏漏之处，还望广大读者和同道批评指正。

2024 年 1 月

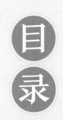

目录

第一章 绪论

第一节 口腔护理学发展

一、口腔护理学与相关学科的发展

（一）口腔医学的发展

口腔医学经历了 4 个发展时期。原始牙匠时期，牙医在漫长的历史中是作为治疗牙病的技师，即牙匠。口腔医学发展初期，世界上第一本牙科专著《外科牙医学（*Le Chirurgien Dentiste*）》于 1728 年由法国 Pierre Fauchard 编写并出版。该书全面总结了牙的解剖、生理、胚胎发育、口腔病理等知识并以临床病例为载体列举了 103 种牙病和口腔疾患。Pierre Fauchard 把牙医从外科中独立出来作为一种单独的职业，并称为牙外科医师（surgeon-dentist），自此近代牙医学初具雏形。1840 年，美国 Haydan 和 Harris 在马里兰州创办了第一个牙科学院——巴尔的摩口腔外科学院（Baltimore College of Dental Surgery），成为近代牙医学进入快速发展时期的标志。现代牙科时期，牙医学从医学院中独立出来，标志着口腔医学进入现代发展时期。自此，全球各地的医院成立牙科，高校也都纷纷成立牙科医学院。1917 年中国成立了第一个牙医学院——华西协合大学牙医学院，这代表我国牙医学进入飞速发展时期。

　　1840 年至 20 世纪中叶的一百多年是现代口腔医学基本理论和生物学基础的稳固发展时期，拔牙、补牙和镶牙曾在这一段较长时间内作为牙病的主要治疗内容。直到 20 世纪中叶，现代口腔医学受生物学和医学发展的深刻影响，同时伴随着高分子材料的广泛应用、超速涡轮钻机的普及使用和全景 X 线影像的推广，进入一个发展的高峰。在这一时期，牙医的治疗范畴开始超越牙本身疾病的范围，不再局限于口腔本身，开始向口腔相关器官与系统扩大，如对颞下颌关节疾病的研究与治疗不仅要关注牙齿本身对关节的影响，而且也考虑了咀嚼器官和口颌系统的协调工作。再比如牙痛、面部痛、颌面畸形治疗的同时需要关注患者的心理情绪的变化。20 世纪中叶口腔医学系正式更名为口腔系，口腔外科正式更名为口腔颌面外科。口腔颌面部研究全面发展，囊括了肿瘤、整形、外伤等领域。至此，中国形成了具备本土特色的口腔医学体系。

（二）口腔护理的发展

1. 古代口腔护理的发展

口腔护理历史源远流长。早在公元前约 1400 年，商朝武丁时代的甲骨文中就出现了如"口疾""齿疾"等与口腔疾病相关的文字记载，但未提及口腔相关护理。西周时期《礼记·内则》中记载有"鸡初鸣，咸盥漱"的文字，距今3100 年，古人便有早起漱口的口腔卫生习惯。公元前 215 年汉代司马迁编著的《史记·扁鹊仓公列传》中记载"得之风，及卧开口，食而不嗽"，首次出现关于口腔疾病病因的记录，即注意口腔卫生，吃完食物后需进行口腔卫生护理，清除存留在齿缝里的食物残渣，方可使牙齿不生疾病。公元 900 年晚唐敦煌壁画《弥勒经变》中的《揩齿图》体现了用手指揩齿，被誉为我国现存的最早的有关口腔卫生的绘图。公元 1742 年清代吴谦等画家编撰了我国医学丛书中最完备的一部——《医宗金鉴》，其中记载了部分口腔及牙齿疾病的治疗及护理方法，如对面部骨的外伤骨折进行护理等。

2. 近代口腔护理的发展

近代护理学的发展以南丁格尔时代为重要转折点。南丁格尔提出了公共卫生的护理思想，重视患者生理及心理护理，并发展了自己独特的护理环境学说，奠定了之后护理学发展的基础。从 19 世纪中叶开始，口腔医学知识逐渐系统化，口腔护理相关领域开始发展。1911 年西方牙医学传入我国，我国牙医诊所和牙医学校相继由国外商人或学者开办，口腔医学人才逐渐被培养并积累，同时口腔专科护士应运而生。1930 年，我国早期的口腔医学科普读物《家庭口腔卫生学》出版，奠定了口腔医学护理的实践理论基础。

3. 现代口腔护理的发展

新中国成立以来，口腔护理学依附口腔医学发展而逐步发展。20 世纪 50 年代初，随着我国对口腔医学教育机构进行调整，口腔学科的设置更趋向合理的同时，口腔专科医生、口腔专科护士也陆续出现，积累了扎实的牙医学师资力量和相对丰富的口腔专科护理人才。1957 年，卫生部召开全国口腔科学研究规划会议，一部分口腔专科护士开始参与重点研究课题的调研，如龋病、牙周病以及口腔颌面缺损畸形与发育畸形的研究。随着口腔医学专业的发展，分科进一步细化，口腔护理专业的分科也随之调整，口腔内、外科和口腔矫形科的专科护士应运而生，口腔专科护理常规也在不断进行制订和补充，口腔护士的角色进一步扩充，一定程度上推动了口腔护理事业的发展。1978 年以来，口腔护理学伴随口腔医学的快速发展，亦有了较大进步。1986 年，首届全国口腔护理学术会议在湖北医科大学召开。北京大学口腔医院、四川大学华西口腔医院等院校相继开设口腔护理大专班与中专班，培养了一批口腔护理专科人才。中华护理学会口腔专业委员会于 1990 年正式成立。与此同时，各省市护理学会口腔专业委员会也相继成立并在各地区召开了口腔护理学术会议。随着口腔护理的迅速发展，口腔护理技术操作标准等专科护理书籍也陆续出版并在全国发行，其中比较具有代表性的如刘清洁、熊志忠主编的《口腔科护理学》。1992 年，北京医科大学开始招收护理专业硕士研究生，旨在培养全面高尖口腔护理人才。2021 年，山东大学护理与康复学院开设了"口腔护理"微专业，开始招收口腔护理方向硕士研究生等。至此，我国已形成了多层次、多渠道的包含口腔护理的护理学历教育体系。

二、口腔护理专业实践发展

（一）发展方向

2012 年国务院《卫生事业发展"十二五"规划》提出，"大力加强口腔卫生等工作""加强龋病和牙周病防治，扩大儿童口腔疾病综合干预覆盖面"。2016 年中共中央、国务院印发的《"健康中国 2030"规划纲要》提出，开展健康口腔等专项行动，到 2030 年基本实现以县（市、区）为单位全覆盖，"加强口腔卫生，12 岁儿童患龋率控制在 25% 以内"。2016 年国务院《"十三五"卫生与健康规划》提出，将口腔健康检查和肺功能检查纳入常规体检，"重点人群口腔疾病综合干预"深入推进健康口腔等为重点的全民健康生活方式行动。2017 年国务院《中国防治慢性病中长期规划（2017—2025 年）》提出"加大牙周病、龋病等口腔常见病干预力度，实施儿童局部用氟、窝沟封闭等口腔保健措施，12 岁儿童患龋率控制在 30% 以内"，重视老年人口腔疾病等的指导与干预。2019 年国家卫生健康委《健康口腔行动方案（2019—2025 年）》提出行动目标：到 2020 年，口腔卫生服务体系基本健全，口腔卫生服务能力整体提升，儿童、老年人等重点人群口腔保健水平稳步提高。到 2025 年，健康口腔社会支持性环境基本形成，人群口腔健康素养水平和健康行为形成率大幅提升，口腔健康服务覆盖全人群、全生命周期，更好地满足人民群众健康需求。近二十年来，国家各级政府机构、部门颁布了数十个包含口腔或是口腔相关的规范类、支持类政策，国家对于口腔健康重视程度不言而喻。口腔专科护士作为口腔健康的直接维护者，对推动健康口腔工作起着至关重要的作用。

在 WHO 提出"2000 年人人享有卫生保健"的目标后，"开展'以人体健康为中心的护理'"早已成为当代护理学的发展趋势。中国的口腔专科护理通过几十年的发展与实践，已然形成了一套从理论到实践的具备专科特色的口腔护理培养体系，口腔专科护士的工作内容也延伸到"临床配合、健康宣教和感染控制"等方面，护理工作的场所已逐渐由医院扩展到家庭、社区，工作方式从单纯的"椅旁护理"到"四手操作"技术的展开，口腔护理模式也逐步适应社会经济与文化的发展趋势，从而更为全面化、科学化。口腔护士主要职责从协助口腔疾病的治疗转向口腔疾病的预防，主要任务扩展到包含倡导有关口腔健康行为习惯与生活方式，提供口腔卫生咨询，使其防患于未然等方面，以达到"不治而治"的目的，尽早实现"人人享有口腔卫生保健"的目标。

（二）口腔护理专业实践发展中口腔护士的角色

口腔护理服务的对象从儿童、中年、老年至高龄老人。服务对象的年龄跨度大，对口腔卫生服务和卫生保健的需求高度复杂，随着高质量、高技能的口腔服务模式的发展，口腔护理护士的角色及作用也在扩展和延伸，对口腔护士提出了新的更高要求，口腔护士不仅是口腔护理实践者，还承担着管理者、教育者和研究者的角色。

1. 口腔护理实践者

为患者提供口腔护理实践是口腔护士的基本职能。口腔专科护士作为接受口腔专科培训的注册护士，必须熟练掌握科学的口腔护理基础知识与专科技能。需从整体的观念出发，在与医生开展"四手操作"配合的同时，使用合适的生理和心理社会指标，对患者及家属进行系统、全面的评估，探寻并判断患者对口腔健康问题的反应，以了解患者在生理、心理、社会、文化、精神和环境方面的需求，制订出切实可行的护理计划和口腔健康指导方案。

口腔护理实践者这一角色，要求护士既要掌握扎实的口腔医学与口腔护理专业理论知识，也要掌握过硬的口腔护理实践操作技能，并富有人文关怀精神。在精准完成各项治疗措施的同时，既要重视对患者的病情观察和判断，也要关注患者心理护理与健康指导，为其提供口腔卫生咨询，倡导有关口腔健康行为习惯与生活方式。

2. 口腔护理管理者

口腔护理管理正朝向高层次、多元化的现代护理管理模式发展，口腔护理管理不仅包含对患者的管理，还涉及与医疗相关的人员、资源和环境的时空管理。口腔护士，首先要能够进行高效时间安排、资源分配与工作场所管理，完善患者候诊、接诊、约诊的安排，配合医师完成治疗操作，提供口腔疾患预防保健指导。其次，做好工作场所医院感染控制、医疗耗材物资清单与管理、人员协调等工作，为医生提供多层面的技术支持与协助，使其专业技术得以充分发挥，提升工作效率，提高服务质量。

在管理岗位上，则更应该掌握和应用管理学的理论技巧，对下一级口腔护士的工作予以指导、检查，营造一个有利于口腔护理实践的工作氛围与环境，促进口腔护士身心健康，提高他们工作满意度与职业成就感，从而进一步提升护理服务质量。

3. 口腔护理教育者

口腔护理教育者是口腔护士的重要职能角色之一。随着口腔健康观念的推广，民众口腔自我保健意识的增强，对口腔卫生保健服务的需求越来越强烈，口腔健康教育则是满足这一需求的重要方式之一。

口腔护理教育者需要培养口腔卫生保健指导能力，掌握口腔健康教育与口腔健康促进的概念、原则、任务与方法，了解不同年龄段人群及特殊人群的口腔状态特点和常见口腔问题，能运用口腔保健知识和护理知识进行护理指导，熟悉临床口腔预防技术的适应证及操作步骤，能在不同环境，如学校、社区以及医疗机构内，选择合适的宣教方式，运用恰当的表达方式和沟通技巧，为不同人群提供口腔预防保健知识。

此外，除口腔健康教育以外，口腔护士对口腔专业实习护士，高年资口腔护士对低年资口腔护士、辅助护理人员等，均承担着口腔护理教育者的责任，需帮助其逐步熟悉并掌握口腔健康教育和口腔护理的相关知识。

4. 口腔护理研究者

口腔护理学作为具有专业性、科学性和实践性特点的护理学科之一，需要不断发展和完善口腔护理学科理论体系，在充分掌握理论知识前提下，采用科学研究的方法，开展口腔护理实践工作。

在口腔护理工作过程中，一方面，口腔护士需要运用理论知识，对经验进行总结与归纳，善于发现临床问题，并通过开展科学的设计与严谨的实验，提出有说服力的观点与结果；另一方面，口腔护士需要培养循证的意识，应用科研成果与临床证据来解决临床问题。

近年来，我国护理高等教育与护理学科建设取得了显著的进步，护理人才队伍结构不断优化，但由于口腔护理人才培养相对起步较晚，仍在探索阶段，未来发展空间广阔，口腔护理应适应社会发展的需要，不断改革护理的服务方式，扩大口腔护理工作范围和职责，推动口腔护理事业的发展。

第二节 口腔专科护士的学习与实践

一、口腔护理学的内容与结构

（一）口腔护理学内涵

口腔医学是一门研究牙齿及其周围口腔颌面部软、硬组织的发生、发育及其疾病的病因、发病机制、诊断与治疗等的实践性、综合性、交叉性很强的临床医学科学。护理学是一门独立学科，以自然科学和社会科学理论为基础，研究维护、促进、恢复人类健康的护理理论、知识、技能及其发展规律。口腔护理学作为口腔医学和护理学的交叉学科，在我国是一门年轻的学科，主要研究有关口腔疾病预防、治疗及康复过程中的护理理论与技术，具有鲜明的专科特色。

随着我国口腔医疗模式国际化进程的加快，口腔护理学随之发展，形成一套较为完整、成熟的理论体系及实践技能体系。现代口腔护理的工作内容、工作场所及工作模式也在不断地改进、延伸和探索，工作内容从简单的"椅旁护理"发展至技术性强的"四手操作""六手操作"，充分体现了口腔护理的专科性；工作场所也不再局限于医院，扩展到社区和家庭，充分体现了口腔护理的延伸性；工作模式由过去的以疾病为中心转向以患者为中心，不仅要求治疗患者的生理症状，而且也强调能够及时发现和缓解患者的心理症状，保障患者的心理健康，并且贯穿患者就诊的全过程，在诊前、诊中、诊后都发挥极大的作用，充分体现了口腔护理的整体性。同时，在口腔诊疗工作中，医护协作配合较其他专科更为密切，护理工作内容不仅仅是简单地做好诊疗用物的准备，更是要参与诊疗过程，保证诊疗过程中材料、药物、器械的正确传递。因此，现代口腔专科护士的培养内容及要求、培养方法及模式等也需要紧跟时代需求，突破传统以往的教学观念和教学模式，不断地发展创新。

（二）口腔专科护士培训内容与结构

基于口腔专科护理的特点，全书以口腔的解剖与生理特点作为切入点，要求了解掌握基础的口腔临床医学知识点，进而熟知口腔基本检查、椅旁四手操作技术、口腔专科操作技术、口腔门诊医疗急救技能、口腔医院感染管理与控制等口腔护理学的必备知识点，为接下来更为细致的专科学习打好基础。

通过一整套全面的、系统的、有目的性的理论知识和实践技能学习，口腔专科护士必须夯实掌握的"三基"：基本理论、基本知识、基本技能；必须筑牢"三严"：严格要求、严密组织、严谨态度。此外，"预防为主、防治结合"一直是我国口腔卫生工作的要求和方针，护理人员作为口腔疾病预防任务的重要承担者之一，理应把口腔疾病预防保健纳入口腔护理学知识体系中，引导口腔专科护士科学、专业地开展各项口腔疾病预防的宣传教育工作。

二、口腔护理学的实践特色

（一）口腔护理学的专业特色

口腔护理是口腔医学与护理学两门学科的有机融合，是一门以促进和维护口腔健康为目的的学科。口腔护理学以现代护理理念为指导，在编写体例上以护理程序为框架，体现口腔护理学的专业特色，以期有利于培养口腔护理学生的临床护理思维和工作方法。

1. 现代护理理念

现代护理理念的四个基本概念由人、环境、健康及护理构成，护理理念体系的形成即是对这四个要素的深入诠释。

（1）人　护理的服务对象为所有年龄段的人，包括"健康人"及"患者"。对于护理的服务对象而言，随着医学思想的进步，对人的理解更为多样，可以为具有潜在健康危险因素的人，也可以为具有生理、心理、社会、精神、文化需要的人等。但是现阶段护理工作者最主要关注的还是"患者"，更为关注患病的人的生理、心理、社会、文化等全方位状态。

现代护理理念突出"以人为本"。人是具有思考和感受能力的生物体，每个人在成长和发展过程中有不同的需要。这就要求口腔护士在临床工作中给予患者合适的人文关怀，在协助医生解决患者口腔问题的同时，为患者提供个性化护理服务。口腔护理工作贯穿于患者就诊的全过程：患者的分诊、导诊、治疗到诊后的健康指导，口腔专科护士以患者为中心，实行全程无缝护理服务。

（2）环境　是人类生存和发展的物质基础。人在社会上生存深受环境的影响，在护理工作中，环境可以简单理解为护理氛围。因此，护理需要关注环境，为服务对象提供有助于康复的最佳环境。

良好的医疗环境对于患者病情的恢复具有无可取代的作用。医院方面要注重护士的思想道德的培养与人格的完善，努力营造一种充满人情味的人文医护环境，创造以人为本的医护环境，得到患者的信任，使患者积极地配合治疗。

（3）健康　从健康到疾病是一个从量变到质变的连续动态过程。护理的一个任务就是研究亚健康状态，积极促进其向健康转化。

（4）护理　是帮助人们增进健康、维持和恢复健康的重要手段，对满足社会的健康需求负有重要的责任。

现代的护理是以人的健康为中心的护理。口腔护理学要求，在以人健康为中心的护理思想基础上，着重注重口腔健康的护理。口腔护理对于护理工作者的要求是：制订护理目标，落实护理计划，护理工作体现人性化，倡导做好细节护理，根据信息反馈改进工作。

2. 护理程序

护理程序（nursing process）是指导护理人员以满足护理对象的身心需要，恢复或增进护理对象的健康为目标，科学地确认护理对象的健康问题，运用系统方法实施计划性、连续性、全面整体性护理的一种理论与实践模式。通过系统地观察、交谈、护理体查、查阅记录等方法进行评估，对护理对象和相关事物做出大概推断，从而为护理活动提供基本依据。护理程序作为护理学专业科学方法和解决问题方法在护理学专业实践中的应用，已成为各国护理界的共识。

（二）口腔护理学特点

口腔护理工作专科特性强。口腔疾病位于头颈、颌面及口腔内，口腔内部及邻近解剖结构复杂，同时颌面部损伤及口腔疾病易致疼痛、颜面部形状改变，甚至有呼吸道阻塞窒息的危险。而口腔门诊诊疗工作需借助多种设备和器械，使用不同种类的修复材料以及消毒药品。因此，护士在掌握普通的基础护理知识及技能的基础上，还需掌握口腔专科基础理论及口腔专科护理技能，才能与医师密切协作，更好地服务患者。

口腔专科护士在医院物流管理中承担着重要作用。口腔诊疗耗材品种繁多，性质各异、大小不一，使用的仪器和材料均较为精贵。护理人员需具有较强管理意识，保证口腔诊疗过程中耗材的齐备、到位及设备物资的性能工作状态良好。

口腔诊疗工作中医护配合紧密。"四手操作技术"是口腔护理专业的核心技能，在口腔疾患的诊治中，护士不但要保证治疗所用的器械、药物、设备、材料到位，而且更需与医师配合默契，保证材料、药物、器械的准确、平稳、快速地传递。同时，在治疗过程中口腔护士需密切观察患者的心理及生理状况，从而为口腔医师的治疗决策提供第一手资料。

口腔医院感染的预防和控制必须贯穿于护理活动的全过程。口腔诊室集检查、诊断、治疗为一体，结构环境特殊，患者口内的唾液、血液在高速涡轮机和超声设备的使用下会产生气溶胶和飞沫，且患者流量大，仪器、器械使用频繁，许多精细、价格昂贵的牙科器械材料的消毒灭菌受到一定限制，病原体可经医护人员的手、空气或污染的诊疗环境进行传播，医务人员和患者均为感染的高风险群体。因此，口腔医院感染的预防与控制需渗透在口腔护理工作的每一个环节。

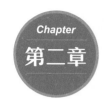

第二章 口腔的解剖与生理

Chapter

第一节 牙与牙周组织

一、牙体解剖

1. 牙体外部形态

牙体由牙冠、牙颈及牙根三部分组成（图 2-1-1）。牙被釉质覆盖，发挥咀嚼功能的部分称为牙冠；牙被牙骨质所覆盖的部分称为牙根；牙根的尖端称为根尖。牙冠与牙根交界处成一弧形曲线称为牙颈，又名颈缘或颈线。

2. 牙体剖面观

从纵剖面可见牙体由牙釉质、牙骨质、牙本质三种硬组织和一种软组织牙髓组成（图 2-1-2）。

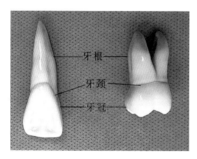

图 2-1-1 牙体外部形态

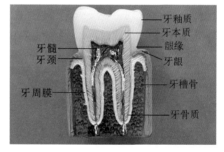

图 2-1-2 牙的组成

（1）牙釉质 覆盖在牙冠表面半透明的乳白色硬组织，是牙体组织中最坚硬的高度钙化组织。

（2）牙骨质 覆盖在牙根表面呈淡黄色的矿化硬组织，颜色深于牙本质，硬度也低于牙本质，是维持牙与牙周组织联系的重要结构。

（3）牙本质 是构成牙主体的重要的硬组织，位于牙釉质与牙骨质内层，呈浅黄色，硬度高于骨组织、低于牙釉质。

（4）牙髓 位于髓腔中，是牙体组织中唯一的软组织，富有血管、神经和淋巴管，具有营养、感觉、防御和修复功能。

二、牙周组织

牙周组织包括牙周膜、牙槽骨和牙龈（图 2-1-2）。牙周膜是位于牙根与牙槽骨之间的纤维结缔组织，具有固定牙根和缓解咀嚼压力的作用；牙槽骨是上颌骨下缘、下颌骨上缘包围和支持牙根的部分；牙龈是位于牙颈周围和牙槽骨上的淡红色黏膜，坚韧且富有弹性，直接与骨膜相连。

三、牙的命名与功能

（一）按牙的萌出时间分类

可分为乳牙和恒牙。

（1）乳牙　共 20 颗，上、下颌各 10 颗。乳牙胚从胚胎第 2 个月开始萌出，5～6 个月开始钙化，出生时乳牙胚均已形成。乳牙在婴儿出生后 6 个月开始萌出，至 2 岁半左右全部萌出。

一般情况下，乳牙的萌出顺序为：乳中切牙→乳侧切牙→第一乳磨牙→乳尖牙→第二乳磨牙。

（2）恒牙　共 28～32 颗。乳牙胚形成后，在其舌侧或牙板的远端相继形成恒牙胚。儿童 6 岁左右在第二乳磨牙的远中，第一恒磨牙开始萌出，通常称其为"六龄牙"。该牙是口腔内最早出现的恒牙，不替换任何乳牙。两岁半左右至6～7 岁期间儿童口腔中仅有乳牙存在，称为乳牙期；约 6～7 岁至 12～13 岁，恒牙逐渐替换乳牙，此阶段为替牙期；12～13 岁左右口腔中全部为恒牙，称为恒牙期。

恒牙萌出顺序上颌多为：上颌第一磨牙→上颌中切牙→上颌侧切牙→上颌第一前磨牙→上颌尖牙 / 上颌第二前磨牙→上颌第二前磨牙 / 上颌尖牙→上颌第二磨牙；下颌多为：下颌第一磨牙→下颌中切牙→下颌侧切牙→下颌尖牙 / 下颌第一前磨牙→下颌第一前磨牙 / 下颌尖牙→下颌第二前磨牙→下颌第二磨牙。第三磨牙萌出较晚，约在 18～25 岁，该牙常因颌骨发育不足，出现萌出变异，可能终生不萌出，或可因遗传因素造成第三磨牙先天缺失。

（二）按恒牙的外形和功能分类

按外形和功能，可将恒牙分为切牙、尖牙、前磨牙与磨牙。

1. 切牙

切牙位于中线两侧，在口腔前部。牙冠简单，唇、舌两面呈梯形，邻面呈三角形，颈部厚，切端薄，牙根多为单根。切牙包括上颌中切牙、侧切牙和下颌中切牙、侧切牙。同名牙左右均成对，上下共 8 颗。其主要的功能为切割食物。

（1）上颌中切牙　位于中线两侧，在切牙中体积最大，在胚胎56月牙胚开始萌出，出生后3～4个月开始钙化，4～5岁牙冠发育完成，7～8岁开始萌出，10岁左右发育完成（图2-1-3）。

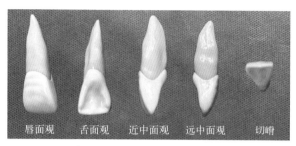

图2-1-3　右上颌中切牙的五面观

（2）上颌侧切牙　位于上颌中切牙的远中，体积稍小于上颌中切牙，形态与其相似，在胚胎5～6个月牙胚开始萌出，出生后10～12个月开始钙化，4～5岁牙冠发育完成，8～9岁开始萌出，11岁左右发育完成（图2-1-4）。

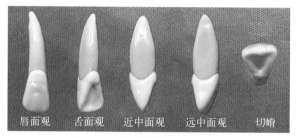

图2-1-4　右上颌侧切牙的五面观

（3）下颌中切牙　位于中线两侧，在恒牙中体积最小，形态对称，在胚胎5～6个月牙胚开始萌出，出生后3～4个月开始钙化，4～5岁牙冠发育完成，6～7岁开始萌出，9岁左右发育完成（图2-1-5）。

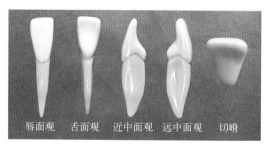

图2-1-5　右下颌中切牙的五面观

（4）下颌侧切牙　位于下颌中切牙的远中，体积大于下颌中切牙，在胚胎5～6个月牙胚开始萌出，出生后3～4个月开始钙化，4～5岁牙冠发育完成，

7~8 岁开始萌出，10 岁左右发育完成（图 2-1-6）。

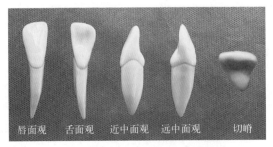

图 2-1-6　右下颌侧切牙的五面观

2. 尖牙

尖牙位于侧切牙远中口角处，俗称"虎牙"。牙冠较厚，唇、舌两面呈五边形，邻面呈三角形，切端有一牙尖。尖牙牙根多为单根。尖牙包括上颌尖牙和下颌尖牙。同名牙左右均成对，上下共 4 颗。主要功能是穿刺和撕裂食物。

（1）上颌尖牙　位于上颌侧切牙远中，牙体和牙根为全口牙中最长，在胚胎 5~6 个月牙胚开始萌出，出生后 4~5 个月开始钙化，6~7 岁牙冠发育完成，11~12 岁开始萌出，13~15 岁发育完成（图 2-1-7）。

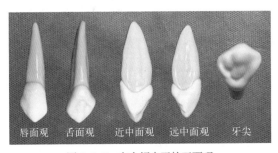

图 2-1-7　右上颌尖牙的五面观

（2）下颌尖牙　位于下颌侧切牙远中，形态与上颌尖牙相似，但较上颌尖牙窄而薄，在胚胎 5~6 个月牙胚开始萌出，出生后 4~5 个月开始钙化，6~7 岁牙冠发育完成，9~10 岁开始萌出，12~14 岁发育完成（图 2-1-8）。

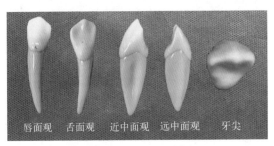

图 2-1-8　右下颌尖牙的五面观

3. 前磨牙

前磨牙位于尖牙与磨牙之间，又称双尖牙。牙冠近似立方体形。颊、舌面呈五边形，邻面呈四边形，咬合面有2～3个牙尖（下颌第二前磨牙可能有三尖型）。牙根可分为单根或双根，以利于牙的稳固。前磨牙包括上颌第一、第二前磨牙和下颌第一、第二前磨牙。同名牙左右均成对，上下共8颗。主要功能是协助尖牙撕裂食物，并具有捣碎食物的作用。

（1）上颌第一前磨牙　位于上颌尖牙远中，形态在前磨牙中体积最大，约在胚胎第10个月牙胚开始萌出，出生后18～21个月开始钙化，5～6岁牙冠发育完成，10～11岁开始萌出，12～13岁发育完成（图2-1-9）。

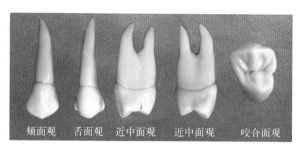

图 2-1-9　右上颌第一前磨牙的五面观

（2）上颌第二前磨牙　位于上颌第一前磨牙远中，形态与上颌第一前磨牙相似，但上颌第二前磨牙多为单根牙。约在胚胎第10个月牙胚开始萌出，出生后24～27个月开始钙化，6～7岁牙冠发育完成，10～12岁开始萌出，12～14岁发育完成（图2-1-10）。

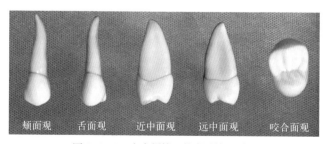

图 2-1-10　右上颌第二前磨牙的五面观

（3）下颌第一前磨牙　位于下颌尖牙远中，形态为前磨牙中体积最小，牙冠较方、圆。约在胚胎第10个月牙胚开始萌出，出生后21～24个月开始钙化，5～6岁牙冠发育完成，10～12岁开始萌出，12～13岁发育完成（图2-1-11）。

（4）下颌第二前磨牙　位于下颌第一前磨牙远中，形态较大于下颌第一前磨牙，约在胚胎第10个月牙胚开始萌出，出生后27～30个月开始钙化，6～7岁牙冠发育完成，11～12岁开始萌出，13～14岁发育完成（图2-1-12）。

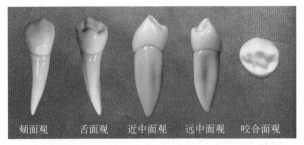

图 2-1-11　右下颌第一前磨牙的五面观

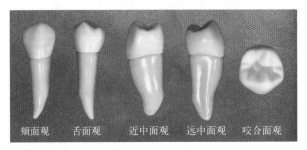

图 2-1-12　右下颌第二前磨牙的五面观

4. 磨牙

磨牙位于口腔最后方，其牙冠体积大，从第一磨牙至第三磨牙体积逐渐减小，近似立方体或长方形，颊、舌面呈梯形，邻面呈四边形，有 4～5 个牙尖。牙根为多根，一般有 2～3 个。磨牙包括上颌第一、第二、第三磨牙和下颌第一、第二、第三磨牙。上、下、左、右共约 8～12 颗。主要功能为磨细食物。

（1）上颌第一磨牙　位于上颌第二前磨牙远中，形态为上颌牙弓中体积最大。在胚胎第 4 个月牙胚开始萌出，出生即开始钙化，2.5～3 岁牙冠发育完成，6～7 岁开始萌出，9～10 岁发育完成（图 2-1-13）。

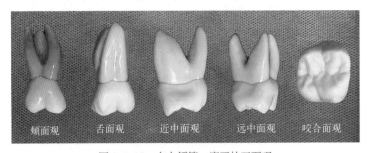

图 2-1-13　右上颌第一磨牙的五面观

（2）上颌第二磨牙　位于上颌第一磨牙远中，形态与上颌第一磨牙相似，但体积稍小，约在出生后 1 岁开始萌出，2.5～3 岁开始钙化，7～8 岁牙冠发育完成，12～13 岁开始萌出，14～16 岁发育完成（图 2-1-14）。

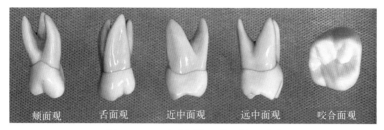

图 2-1-14　右上颌第二磨牙的五面观

（3）上颌第三磨牙　位于上颌第二磨牙远中，形态、大小、位置变异最多。俗称"智牙"。约在出生后 4～5 岁开始萌出，7～9 岁开始钙化，12～16 岁牙冠发育完成，17～21 岁开始萌出，18～25 岁发育完成（图 2-1-15）。

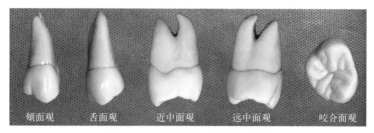

图 2-1-15　右上颌第三磨牙的五面观

（4）下颌第一磨牙　位于下颌第二前磨牙远中，形态为下颌牙弓中体积最大，下颌第一磨牙萌出时间最早。在胚胎第 4 个月牙胚开始萌出，出生即开始钙化，2.5～3 岁牙冠发育完成，6～7 岁开始萌出，9～10 岁发育完成（图 2-1-16）。

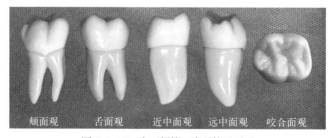

图 2-1-16　右下颌第一磨牙的五面观

（5）下颌第二磨牙　位于下颌第一磨牙远中，形态与下颌第一磨牙相似，咬合面可分为四尖型和五尖型。约在出生后 1 岁开始萌出，2.5～3 岁开始钙化，7～8 岁牙冠发育完成，11～13 岁开始萌出，14～15 岁发育完成（图 2-1-17）。

（6）下颌第三磨牙　位于下颌第二磨牙远中，同上颌第三磨牙，形态、大小、位置变异最多。俗称"智牙"。约在出生后 4～5 岁开始萌出，8～10 岁开始钙化，12～16 岁牙冠发育完成，17～21 岁开始萌出，18～25 岁发育完成（图 2-1-18）。

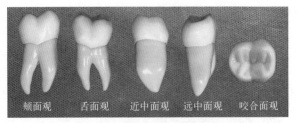

颊面观　舌面观　近中面观　远中面观　咬合面观

图 2-1-17　右下颌第二磨牙的五面观

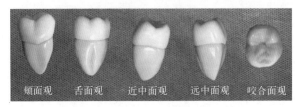

颊面观　舌面观　近中面观　远中面观　咬合面观

图 2-1-18　右下颌第三磨牙的五面观

（三）按乳牙的外形和功能分类

根据外形和功能，可将乳牙分为：乳切牙、乳尖牙与乳磨牙。除下颌第一乳磨牙的形态特殊外，其余乳牙的解剖形态与同名恒牙相似，但体积较小。

（1）乳切牙　乳切牙位于中线两侧，同名牙左右均成对，上下共8颗。包括上颌乳中切牙、上颌乳侧切牙、下颌乳中切牙及下颌乳侧切牙。

（2）乳尖牙　乳尖牙位于乳侧切牙远中，同名牙左右均成对，上下共4颗。包括上颌乳尖牙和下颌乳尖牙。

（3）乳磨牙　乳磨牙位于乳尖牙远中，同名牙左右均成对，上下共8颗。包括上颌第一、第二乳磨牙和下颌第一、第二乳磨牙。

第二节　颌面部

一、上颌骨、下颌骨及颞下颌关节

颌面部由14块形态各异的骨组成，构成颅颌面框架，支持、保护与眼眶、鼻腔、口腔等相关的结构，单一的骨有犁骨、下颌骨，成对的有鼻骨、泪骨、颧骨、上颌骨、腭骨及下鼻甲。上述骨构成颌面部的基本轮廓，并作为软组织的支架。下颌骨是唯一可以活动的颌面部骨。

（一）上颌骨

上颌骨位于颜面中部，左右各一，呈对称性排列，是除下颌骨外最大的口腔颌面部骨，参与构成眼眶底部、鼻腔底部和外侧壁、大部分口腔顶部以及颞下窝、翼腭窝、翼上颌裂和眶下裂。上颌骨形态不规则，大致可分为一体和四突（图 2-2-1）。

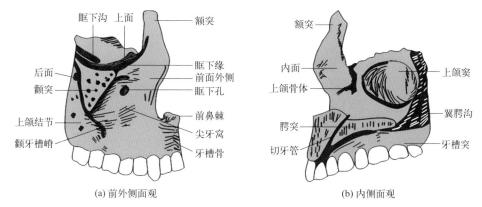

图 2-2-1　上颌骨

1. 上颌体

略呈锥体形，分为前、后、上、内四个面。中央有一空腔，为上颌窦。

（1）前面　又称脸面，上界为眶下缘，下界为牙槽突，内界为鼻切迹，后界为颧突及颧牙槽嵴。眶下缘中点下方有眶下孔，是眶下神经阻滞麻醉的有效注射部位。在眶下孔下方的骨面有一较深的窝，称尖牙窝，临床上常作为上颌窦手术的入路，从而进入窦腔。

（2）后面　又称颞下面，朝向后外，参与颞下窝及翼腭窝前壁的构成。在面部或口腔前庭沟处均可触及颧牙槽嵴，是行上牙槽后神经阻滞麻醉的重要标志。后面中部，即上颌结节上方有数个小骨孔，称牙槽孔，有上牙槽后神经、血管通过。在行上牙槽后神经阻滞麻醉时，麻醉药物应注入牙槽孔周围。后面下部有一粗糙的圆形隆起，称为上颌结节。

（3）上面　又称眶面，呈三角形，是眶下壁的主要构成部分。前缘是眶缘的一部分，后缘形成眶下裂前缘的大部分，其中部有眶下沟，向前、内、下通眶下管，管内分别有上牙槽前、中神经和血管通过。眶下管长约 1.5cm，在行眶下管麻醉时，进针不可过深，以免损伤眼球。

（4）内面　又称鼻面，构成鼻腔外侧壁，内面后上方有三角形的上颌窦裂孔通向鼻腔，上颌窦裂孔后方有向前下方的沟与蝶骨翼突、腭骨垂直部相连，共同构成翼腭管。临床上通过此处可实行上颌神经阻滞麻醉。此面有上颌窦裂孔通向鼻腔。

上颌体中央有一锥形的空腔，称为上颌窦，是鼻窦中最大的一对窦腔。其基底由鼻腔外侧壁构成，尖延伸至上颌骨颧突，上壁为眶底，下壁为上颌骨的牙槽突。上颌窦的下壁由前向后盖过上颌第二前磨牙至上颌第三磨牙的根尖，且与上述牙根尖之间相隔的骨板较薄，甚至仅有黏膜相隔，其中，以上颌第一磨牙根尖距上颌窦下壁最近，上颌第二磨牙次之，第二前磨牙与第三磨牙再次之。上述牙源性感染可累及上颌窦，引起上颌窦炎症。故在拔除上述各牙及摘除断根时，应注意避免将断根推入上颌窦内，或穿通窦壁造成上颌窦瘘。

2. 四突

上颌骨的四突为额突、颧突、腭突及牙槽突。

（1）额突　位于上颌体内上方，其前、后、上缘分别与鼻骨、泪骨、额骨相接。外侧面是构成眶内缘和鼻背的一部分，内侧面形成鼻腔侧壁的上份。其参与泪沟的构成。在上颌骨骨折复位操作时，应注意保证鼻泪管的通畅。

（2）颧突　为一锥状突起，由上颌体的前面、后面、上面汇集形成，外上与颧骨相接，下至第一磨牙处形成颧牙槽嵴。

（3）腭突　为水平骨板，在上颌体与牙槽突的移行处伸向内侧，在中线与对侧腭突相接，形成腭中缝，构成大部分口腔顶部与鼻腔底部。腭突下面在上颌中切牙的腭侧、腭中缝与两侧尖牙连线的交点处有切牙孔，又名腭前孔，向上后通入切牙管，管内有鼻腭神经、血管通过。在麻醉鼻腭神经时，麻醉药物可注入切牙孔或切牙管内，是鼻腭神经阻滞麻醉的重要标志。

（4）牙槽突　又称牙槽骨，呈弓形，是上颌骨包绕牙根周围的突起部分。牙槽突有内、外骨板，均为骨密质，内、外骨板中间夹有骨松质。牙槽突唇颊侧骨板较薄，有许多小孔通向骨松质。故在临床治疗中可采用局部浸润麻醉。由于唇颊侧骨板较薄，在拔除前牙时，向唇侧用力阻力较小。

（二）下颌骨

下颌骨是颌骨中唯一能活动的骨，位于面部下1/3；其后上方的髁突与颞骨的关节窝及关节结节一同参与颞下颌关节的构成。下颌骨分为水平部和垂直部，水平部为下颌体，垂直部为下颌支。下颌体下缘与下颌支后缘相连接处称为下颌角（图2-2-2）。

1. 下颌体

分为内、外两面，牙槽突及下颌体下缘，呈弓形。

（1）外面　正中线的上部有一微嵴，称正中联合，在正中联合两旁近下颌体下缘处左右各有一隆起，称为颏结节。从颏结节经颏孔下向后上延至下颌支前缘的骨嵴，称为外斜线，有肌肉附着。在外斜线上方下颌第二前磨牙或第一、第二前磨牙之间的下方，下颌体上、下缘之间略偏上方处有颏孔，孔内有颏神经和血

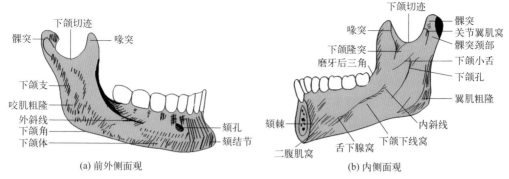

图 2-2-2 下颌骨

管通过，经颏孔穿刺或行颏神经麻醉时，应注意进针方向。

（2）内面　近中线的下端有上下两对小突起，称为上、下颏棘。上颏棘为颏舌肌的起点，下颏棘为颏舌骨肌的起点。自下颏棘上与外斜线相应的骨嵴，称为内斜线，又称为下颌舌骨线。内斜线上方有舌下腺窝，与舌下腺相邻；下方有一卵圆形凹陷，称为二腹肌窝，是二腹肌前腹的起点，二腹肌窝后上方有下颌下腺窝，与下颌下腺、下颌淋巴结相邻。

（3）牙槽突　即上缘，与上颌牙槽突相似，但下颌牙槽突较上颌牙槽突小，牙槽突内、外均为骨密质，除切牙区外，很少有小孔通向骨松质。在临床治疗中常采用阻滞麻醉，切牙区可采用浸润麻醉。

（4）下颌体下缘　外形圆钝，是下颌骨骨质最致密处，是下颌下区手术切口的重要标志，也是颈部的上界。

2. 下颌支

下颌支左右各一，为几乎垂直的长方形骨板，分为喙突、髁突、内面、外面及上、下、前、后四个边缘。

（1）喙突　又称为肌突，呈扁三角形，同时有肌肉附着，颧骨骨折时可压迫喙突，影响下颌运动。

（2）髁突　又称为髁状突或关节突，上端有关节面与颞下颌关节盘相邻。髁突下部缩小，称为髁突颈部，其上方有凹陷，称为关节翼肌窝，为翼外肌下头附着处。髁突与喙突之间有"U"字形的下颌切迹，有咬肌血管、神经通过。髁突是下颌骨的主要生长中心之一，如在发育过程中受到损伤，将影响下颌骨的生长发育，导致颌面部畸形。

（3）外面　后下方近下颌角处有一粗糙骨面，称为咬肌粗隆，为咬肌的附着处。外面的上中部骨面突起，称为下颌支外侧隆突，在行下颌支手术时，该隆突为重要手术标志，以保护下颌支内侧的下牙槽神经、血管。

（4）内面　在中央略偏后上方有一呈漏斗状的下颌孔。下颌孔的前方有下颌小舌，为蝶下颌韧带附着处。下颌小舌的后下方有一粗糙骨面，称为翼肌粗隆，为翼内肌的附着处。下颌孔的前上方有一喙突和髁突汇合而成的骨嵴，称为下颌隆突，此处有颊神经、舌神经和下牙槽神经越过。下颌孔的后上方有下颌神经沟，下牙槽神经、血管通过该处进入下颌孔，下颌孔的下方有一向前下的沟，称为下颌舌骨沟，沟内有下颌舌骨神经、血管通过。下颌神经沟的位置相当于下颌磨牙平面上方约 1cm 处，在临床治疗中行下牙槽神经阻滞麻醉经口内注射时，应注意进针方式和部位。

（5）四个边缘　上缘薄，称为下颌切迹或下颌乙状切迹。下缘与下颌体下缘相接，与后缘形成下颌角。后缘自髁突延伸到下颌角，与腮腺相接。前缘与喙突相接，与内外斜线连接。

（三）颞下颌关节

颞下颌关节是颌面部唯一的活动关节，下颌骨体部通过两侧下颌支将双侧髁突连为一体，形成左右联动的颞下颌关节，支持咀嚼、吞咽、言语以及部分表情等功能活动。由上方的颞骨关节窝和关节结节、下方的下颌骨髁突、两者之间的关节盘，以及外侧包绕的关节囊及囊内外韧带构成（图 2-2-3）。

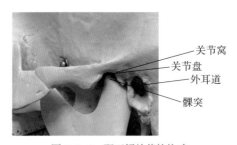

关节窝
关节盘
外耳道
髁突

图 2-2-3　颞下颌关节的构成

1. 颞骨关节窝和关节结节

颞骨关节窝呈三角形，位于颞骨鳞部下表面。人体处于端坐位时，关节窝的前缘低于后缘，外缘低于内缘。关节窝后方与中耳相邻，故中耳的炎症可扩散至颞下颌关节。关节结节侧面略呈圆丘形，由一骨嵴将其分为前、后两斜面。关节结节后斜面及关节结节顶附近是主要功能负荷区。

2. 下颌骨髁突

下颌骨髁突呈梭形，髁突内外两侧的突起，被称为内、外极，张口运动时，在耳屏前可扪及髁突外极。髁突向下至颈部内外径明显缩窄，系下颌骨骨折的好发部位。髁颈的前内区域骨表面粗糙，为翼外肌的附着处，其外形略凹陷，称为翼肌窝。

3. 关节盘

关节盘呈椭圆形，具有吸收振荡、缓解关节内压的作用。其具有较好的形态可塑性，对维持关节运动等功能的稳定起到重要作用。

4. 关节囊

关节囊呈袖套状，由韧性较强的纤维结缔组织构成。正常情况下，髁突及关节盘的运动均受到关节囊包被与限制。

5. 关节囊外韧带

颞下颌关节囊外韧带的主要功能为悬吊下颌骨，并限制下颌在正常范围内的运动，其主要的囊外韧带每侧各三条。

（1）颞下颌韧带　位于关节囊的外侧，又称关节外侧韧带，其主要功能是防止髁突向外侧脱位，并与下颌后退运动关系密切，对悬吊下颌的作用不明显，大张口时呈松弛状态。

（2）蝶下颌韧带　位于下颌支的内侧，又称关节内侧韧带，该韧带为一薄层结缔组织，对进入下颌孔的血管、神经起到保护作用。在迅速大张口时，具有悬吊下颌、防止张口过大的作用。

（3）茎突下颌韧带　位于下颌支后方，又称关节后韧带，张口时该韧带最松弛，前伸时被牵拉，所以可限制下颌过度前伸。

二、颌面部肌肉

位于颅颌面颈部的肌群，主要包括浅层的表情肌、深部的咀嚼肌、颈部肌，以及舌、腭、咽、喉部肌，其主要作用是完成头面颈部的诸多运动。本节主要介绍表情肌和咀嚼肌。

（一）表情肌

表情肌是位于颜面部，发挥表情功能的肌群；主要分布于口、鼻、眶、额等部位。表情肌位于面部浅筋膜内，起自骨面或筋膜，止于皮肤。大多呈薄层肌肉，收缩力较弱。协同运动时可表达喜、怒、哀、乐等表情。表情肌的运动由面神经支配，支配各肌的神经分支，多数是靠近肌肉后缘，自深面进入肌内（图2-2-4）。

按其位置可分为：颅顶、眼周、耳周、鼻部及唇颊部肌五组肌群。

（二）咀嚼肌

咀嚼肌是位于颌面部与咀嚼运动密切相关的一组肌群。狭义的咀嚼肌是指咬肌、颞肌、翼内肌和翼外肌，左右成对。广义的咀嚼肌又称颌骨肌，包括与下颌骨运动相关的舌骨上肌群。咀嚼肌起于颅骨和上颌骨，止于下颌骨，其运动神经由三叉神经下颌支支配（图 2-2-5）。

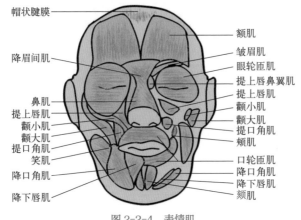

图 2-2-4　表情肌

帽状腱膜
额肌
降眉间肌
皱眉肌
眼轮匝肌
提上唇鼻翼肌
提上唇肌
颧小肌
鼻肌
提上唇肌
颧大肌
颧小肌
提口角肌
颧大肌
颊肌
提口角肌
口轮匝肌
笑肌
降口角肌
降口角肌
降下唇肌
降下唇肌
颏肌

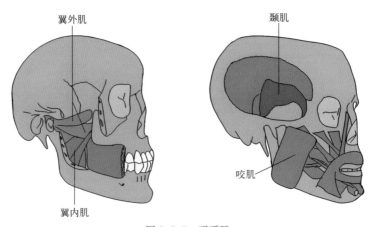

翼外肌
颞肌
翼内肌
咬肌

图 2-2-5　咀嚼肌

1. 咬肌

咬肌位于下颌支外侧，呈四边形分布。它受下颌神经的咬肌神经支配，双侧咬肌收缩可使下颌向前、上运动，单侧收缩可使下颌向收缩侧方向运动。其在产生闭颌作用同时会产生更为重要的咬合力，尤其在磨牙区。

2. 颞肌

颞肌位于颞窝部的皮下，位于颞深筋膜的深面，呈扇形分布。它受下颌神经的颞深神经所支配，位置相对表浅，收缩时在体表可被明显地感触到。主要作用是上提下颌骨，产生咬合力，维持下颌姿势。双侧收缩使下颌做对称性运动，一侧收缩使下颌向收缩侧运动。与产生咬合力相比较，颞肌更多的作用是运动下颌骨。

3. 翼内肌

翼内肌位于颞下窝和下颌支的内侧面，位置较深，呈四边形分布。它受下颌神经的翼内肌神经所支配，有深、浅两头。翼内肌与咬肌相似，主要是上提下颌骨，并辅助下颌前伸及侧方运动。

4. 翼外肌

翼外肌位于颞下窝，主要位于翼内肌上方，呈三角形分布。它受下颌神经的翼外肌神经支配，有上、下两头。翼外肌的主要作用是牵引髁突和关节盘向前、向下，因此双侧收缩可使下颌向前、向下运动，单侧收缩可使下颌向对侧运动。

三、颌面部神经、腺体、血管及淋巴

（一）神经

口腔颌面部的周围神经中，与口腔科学密切相关的是三叉神经和面神经。

1. 三叉神经

三叉神经是脑神经中最大的一对神经，属于混合型神经，由两种纤维成分所组成。分为眼神经、上颌神经和下颌神经三个分支（图 2-2-6）。

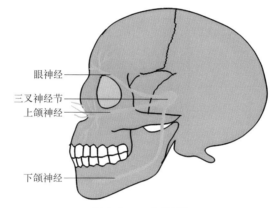

图 2-2-6　三叉神经

（1）眼神经　属于感觉性神经，为三叉神经中最细小者，起自三叉神经节的前内侧，穿行于海绵窦外侧壁，分布于眶、眼球、结膜、泪腺、上睑、睑裂以上前额及顶部皮肤、鼻的大部分皮肤以及部分鼻黏膜。

（2）上颌神经　属于感觉性神经，起自三叉神经节前缘的中部，向前沿着海绵窦外侧壁的下方，通过圆孔达翼腭窝上部，再由眶下裂进入眶内并更名为眶下神经，接着向前行走于眶下沟、眶下管，最终出眶下孔到达面部。依其行程，可将上颌神经分为四段。

① 颅中窝段：上颌神经在颅中窝段发出脑膜中神经，分布于硬脑膜。

② 翼腭窝段：上颌神经在翼腭窝段发出颧神经、翼腭神经及上牙槽后神经。

③ 眶内段：上颌神经进入眶下裂后更名为眶下神经，发出上牙槽中神经及

上牙槽前神经。

④ 面段：上颌神经于眶下孔处发出睑下支、鼻外侧支、鼻内侧支及上唇支。

（3）下颌神经　属于以感觉神经为主的混合性神经，是三叉神经中最大的分支。它由起始于三叉神经节前缘外侧的粗大感觉根，与行于神经节下方的细小运动根共同穿过卵圆孔出颅。在进入颞下窝时，感觉根与运动根合并，向下行走于腭帆张肌与翼外肌之间，发出脑膜支与翼内肌神经，后分为前、后两干。

① 脑膜支：即棘孔神经，经棘孔进入颅中窝，与脑膜中动脉伴行，分布于硬脑膜。

② 翼内肌神经：自翼内肌深面进入该肌，分布于翼内肌，并有1～2个细支穿经耳神经节，分布于鼓膜张肌及腭帆张肌。

③ 下颌神经前干：较细，主要分为四条神经，颞深神经、咬肌神经、翼外肌神经及颊神经。走行于翼外肌深面，大部分为运动纤维，分布于颞肌、咬肌和翼外肌。感觉纤维几乎全部集中于颊神经。

④ 下颌神经后干：较粗，主要分为三条神经，耳颞神经、舌神经和下牙槽神经。前两者为感觉神经，下牙槽神经为混合性神经。拔除阻生智齿时要注意避免损伤下牙槽神经。

2. 面神经

面神经为混合性神经，由两个根组成，一是较大的运动根，二是较小的混合根。较大运动根负责支配面部表情肌、颈阔肌、镫骨肌、二腹肌后腹和茎突舌骨肌。较小混合根负责支配舌下腺、下颌下腺、泪腺、腭及鼻腔黏膜的腺体和舌前2/3的味蕾。面神经以茎乳孔为界，可将其分为面神经管段及颅外段（图2-2-7）。

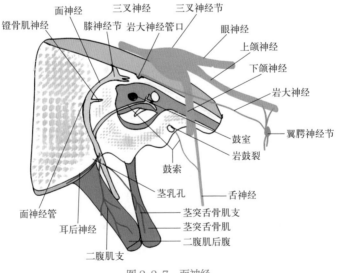

图 2-2-7　面神经

（1）面神经管段及其分支

① 岩大神经：也称岩浅大神经，为面神经第一个分支，主要含有副交感节前纤维。支配泪腺、鼻和腭黏膜腺体的分泌。

② 镫骨肌神经：在鼓室后壁后方自面神经干发出，向前经一小管至镫骨肌。如面神经在发出镫骨肌神经以上处受损，除面瘫外患者还会发生镫骨肌麻痹和听觉过敏。

③ 鼓索：在茎乳孔上方约 6mm 处自面神经干发出，向前上行进入鼓室，继而穿经岩鼓裂出鼓室至颞下窝，向前下行以锐角从后面并入舌神经并随其走行分布。鼓索包含有味觉纤维及副交感纤维，前者随舌神经分布于舌前 2/3 的味蕾，传导味觉冲动；后者进入舌神经下方的下颌下神经节交换神经元，节后纤维至下颌下腺及舌下腺支配腺体分泌。

（2）面神经颅外段及其分支

① 面神经主干：是指面神经出茎乳孔至面神经分叉处的一段，长约 2cm，直径约 2.5mm。面神经自茎乳孔穿出时，位于茎突与乳突之间的间隙内。新生儿及儿童由于乳突尚未发育完全，面神经位置表浅，手术时容易受损。

② 面神经腮腺前分支：主要有耳后神经、二腹肌支、茎突舌骨肌支。

③ 面神经腮腺内分支：面神经主干进入腮腺后，在腮腺深、浅两叶之间前行至颈外动脉外侧，于下颌支后方分叉，通常分为颞面干和颈面干两大分支，颞面干行向上前方，约在髁突颈处分为颞支、颧支和上颊支；颈面干行向前下分出下颊支、下颌缘支及颈支。具体面神经颅外段分支和损伤表现见表 2-2-1。

表 2-2-1 面神经颅外段分支和损伤表现

分支	出腮腺位置	损伤表现
颞支	腮腺上缘	额纹消失
颧支	腮腺前上缘	眼睑不能闭合
颊支	腮腺前缘	鼻唇沟变浅或消失、上唇动力减小或偏斜、颊部积存食物、不能鼓气和吸吮等
下颌缘支	腮腺下前缘	口角下垂、流口水等
颈支	腮腺下缘	无明显症状

（二）腺体

分泌唾液的腺体被称为唾液腺，主要由腺泡和导管组成，包括三对大唾液腺和许多散在分布于口腔和口咽等部位黏膜下的小唾液腺。大唾液腺包括腮腺、下颌下腺及舌下腺，其分泌的唾液通过各自的导管系统排入口腔；小唾液腺位于口腔黏膜固有层和黏膜下层内，通过口腔黏膜下的开口，将唾液分泌入口腔。

1. 腮腺

腮腺是人体最大的一对唾液腺，属浆液性腺，质地较软，大小因个体有差异。左右两侧腮腺基本对称一致。腮腺位于颜面两侧皮下，颧弓下方，外耳道前下方，下颌支后外方，大部分腺体位于下颌后窝内。呈底向外侧、尖向内侧的不规则锥体形。

2. 下颌下腺

下颌下腺属于以浆液为主的混合性腺，呈扁椭圆形，左右各一，位于以下颌骨下缘、二腹肌前腹和后腹共同围成的下颌下三角内，向前达二腹肌前腹，向后借茎突下颌韧带与腮腺分隔，向上至下颌骨体的内侧面，向下覆盖于二腹肌中间腱。

3. 舌下腺

舌下腺是三对唾液腺中最小的一对，属于黏液性为主的混合性腺，呈细长、扁平状，位于舌下区。舌下腺分为内、外侧两面和前、后两端。外侧面与下颌体内侧的舌下腺腺窝相贴；内侧面与颏舌肌相邻，在该肌与舌下腺之间有舌神经和下颌下腺管经过；前端在中线处与对侧舌下腺相邻；后端与下颌下腺深部相接（图2-2-8）。

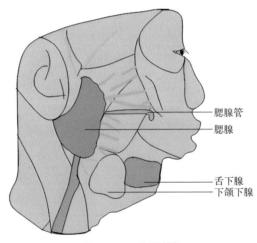

图 2-2-8　大唾液腺

4. 小唾液腺

小唾液腺主要分布于口腔及口咽部的黏膜下层。多数为黏液性腺体。小唾液腺无包膜，腺泡数量不多，每个小腺体均有一腺管，直接开口于口腔黏膜。其中下唇、口底、舌腹等部位的小唾液腺易受损伤，引起腺管破裂或阻塞，发生黏液腺囊肿。根据小唾液腺所在部位，分别称为唇腺、颊腺、腭腺、舌腺和磨牙后腺等。

（三）血管

面、颈部的动静脉血管纵横交错，血运丰富，其动脉来源于颈总动脉和锁骨下动脉，颈总动脉在颈部分支为颈内动脉和颈外动脉。口腔颌面颈部的静脉分浅静脉和深静脉两类，浅静脉接受口腔颌面颈部之浅层组织的血液，汇入深静脉，静脉血主要通过颈内静脉和颈外静脉向心脏回流。

1. 动脉

面颈部的动脉来源于颈总动脉和锁骨下动脉，颈总动脉在颈部分为颈内和颈外动脉，颈内动脉经颅底的颈动脉管进入颅腔，供应脑的前 3/5 部分、眶内结构及额部等处；颈外动脉则是颈前部、口腔颌面部、颅顶及硬脑膜等处的动脉主干。锁骨下动脉是供应颈部下份深面结构及脑部的后 2/5 部分的动脉主干（图 2-2-9）。

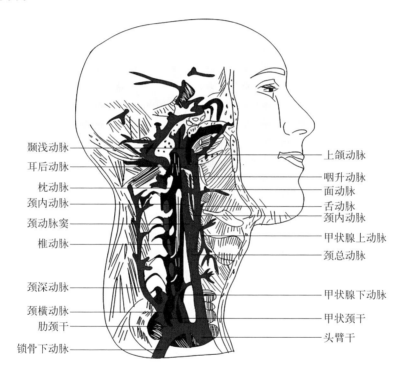

图 2-2-9 头颈部动脉

2. 静脉

口腔颌面颈部的静脉分为浅静脉和深静脉两类。浅静脉主要包括面静脉（面前静脉）、颞浅静脉。口腔颌面部深静脉主要包括翼静脉丛、上颌静脉、下颌后静脉与面总静脉。颈部深静脉主要包括颈内静脉和锁骨下静脉。颈部浅静脉主要包括颈外静脉和颈前静脉（图 2-2-10）。

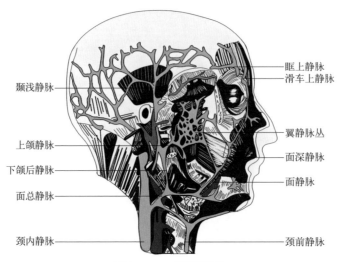

图 2-2-10　颌面部静脉

颞浅静脉

眶上静脉
滑车上静脉

翼静脉丛

面深静脉

面静脉

上颌静脉

下颌后静脉

面总静脉

颈内静脉

颈前静脉

（四）淋巴

口腔、颌面、颈部的淋巴结和淋巴管较为丰富，共同组成口腔的防御系统，淋巴结表面包有致密的结缔组织被膜，有营养淋巴结的血管、神经及淋巴输入管、输出管进出。淋巴结主要功能是产生淋巴细胞、滤过淋巴液并参与机体的免疫反应。正常情况下，淋巴结与软组织硬度相似，一般不易触及。当淋巴结所收纳的区域内有炎症时，淋巴结就会肿大并伴有疼痛。如系肿瘤侵及，淋巴结多呈无痛性肿大，质地由软变硬，逐渐固定并可被触及，不过也有无法摸到淋巴结的情况。口腔颌面部原发恶性肿瘤，大多沿淋巴道转移，因而，掌握淋巴结的所在部位、收集范围及淋巴液流向，特别是淋巴结的状态，对炎症或肿瘤的诊断与治疗以及预后的判断均具有重要的临床意义。

第三节　口腔黏膜

口腔黏膜由上皮及上皮下的结缔组织组成，两者由富含中性蛋白多糖、呈波纹形的基底膜连接。在胚层来源和组织学特点上，前者相当于皮肤的表皮，后者相当于皮肤的真皮。

一、结构

（一）上皮层

口腔黏膜根据部位的不同可分为角化复层鳞状上皮和非角化复层鳞状上皮

两型。由深层至表层共分为四层：基底层、棘层、颗粒层及角化层。

1. 基底层

基底层位于上皮层的最深面，是一层立方形或矮柱状细胞，借基底膜与固有层结缔组织相连。基底细胞和邻近的棘层细胞有增殖能力，其主要功能是通过细胞的分裂增殖补充表层脱落的上皮细胞，因此称为生发层。但并非所有的基底层细胞均有此功能。

2. 棘层

棘层细胞位于基底层表面，细胞体积大，呈多边形，细胞之间通过桥粒结构彼此相连，在细胞桥粒之间具有迂回盘曲的腔隙，称为面间管，而上皮细胞可通过面间管进行物质交换。棘层细胞胞质内含有一种具有特征性意义的细胞器，为电子致密的卵圆形颗粒，称为膜被颗粒或称为 Odland 颗粒。这些颗粒由厚约 10nm 的界膜包被，内有致密板层和透明板层。致密板层厚约 3nm，透明板层厚约 5.5nm，两者交替排列。颗粒的形成和所含物质尚未被完全知晓，已知其中含双极磷脂、糖蛋白和溶酶体酶。棘层细胞是上皮中蛋白质合成最活跃的细胞层。

3. 颗粒层

颗粒层位于棘细胞浅层，一般由 2～3 层扁平细胞组成，胞质内含有嗜碱性透明角质颗粒，染色深。电镜下见近角化层的颗粒层细胞内张力细丝致密并且与透明角质颗粒关系密切。颗粒层细胞核及细胞器有退化倾向，膜被颗粒增多，并沿细胞膜内聚集与膜融合，将其内容物排入细胞间隙，有助于细胞间的黏合。

4. 角化层

角化层在上皮的最表层，为角质化的细胞，胞核及细胞器消失，呈扁平六角形鳞状，细胞内充满嗜酸性角质。如果细胞核消失，称为正角化；细胞核存在而发生皱缩的，称为不全角化。

（二）基底膜

基底膜为上皮层与固有层结缔组织连接处，两者间的交界面并非呈直线，而是固有层结缔组织形成许多乳头状突起，上皮深面形成许多上皮嵴，两者紧密镶嵌在一起。该处是由上皮呈钉状向下伸出与固有层结缔组织呈乳头状向上突出而形成的不规则的交错面，这种交错面，由于扩大了上皮与结缔组织的连接，使基底膜区上皮组织的面积较浅层上皮表面积大。因而，有利于分散上皮表面所承受的机械压力，从而起到良好的支持作用。

（三）固有层

固有层为致密的结缔组织，由细胞成分、纤维成分及基质构成，可分为乳头层和网状层两个部分。固有层对上皮层起到支持、营养等作用。

（四）黏膜下层

黏膜下层为疏松结缔组织，内含腺体、血管、淋巴管、神经及脂肪组织等，主要分布在被覆黏膜，而牙龈、硬腭的大部分区域及舌背无黏膜下层。黏膜下层为固有层提供营养及支持作用。

二、功能

（一）屏障功能

口腔黏膜防御屏障包括理化屏障及黏膜表面和黏膜内的免疫屏障。

1. 理化屏障

完整的黏膜上皮是阻止异物、微生物进入深层组织的天然物理屏障。此外，前述基底膜复合物又构成了有选择通透性的大分子物质滤过性屏障。此外，口腔黏膜上皮内还存在一种上皮内屏障，主要由上皮细胞成熟过程中排入细胞间隙的膜被颗粒组成。在角化的口腔上皮，膜被颗粒与细胞膜连接，伸长形成一系列平行的板层结构。在非角化的口腔上皮，膜被颗粒以一种密集非层状中心轴的形式循环排列。膜被颗粒主要含中性脂及一些极性脂，可能参与了非角化区上皮间隙屏障的形成，构成了黏膜的化学屏障。

除了黏膜自身的理化屏障外，黏膜表面唾液所发挥的机械冲洗作用，也增强了口腔黏膜对外界刺激的屏障功能。

2. 免疫屏障

上皮内的淋巴细胞包括抑制性 T 细胞、辅助性 T 细胞等，在受到抗原刺激后发生增殖反应，产生淋巴因子，发挥免疫功能。分泌型免疫球蛋白是最重要的免疫球蛋白，它能保留在上皮细胞或细菌表面，成为一种"抗菌涂层"，具有很强的抗菌作用和消化水解酶的蛋白降解作用，且不需要补体活化，不引起组织细胞溶解，不增加局部损伤。

除了黏膜内的免疫屏障，在黏膜表面，唾液中的黏蛋白具有非免疫保护作用。黏蛋白形成一层薄的、具黏弹性的膜覆盖于整个口腔黏膜的表面，起着润滑保护作用，并阻止外源性的酸、降解酶进入黏膜内。唾液中的乳铁蛋白具有与铁结合的高活性，与细菌争夺生存依赖的必需元素——铁，从而发挥抗菌作用。唾液中的溶菌酶是一种具有溶解细菌细胞壁糖脂的酶，它可解聚链球菌的链，使其生长潜力下降。

（二）感觉功能

口腔黏膜对痛觉、触觉和温度觉具有敏锐的感觉功能，同时，因为舌背轮廓乳头及菌状乳头存在味觉感受器——味蕾，所以还有味觉功能，该功能是全身任何其他组织细胞都不具有的。在一定的程度上，感觉功能可以视为保护作用，因为口腔黏膜上的感受器启动了吞咽、呕吐、恶心反射和唾液的分泌。另外，口腔黏膜上还具有渴觉感受器，在调控口渴机制中发挥重要作用。

（三）其他功能

除上述功能外，口腔黏膜还具有温度调节及分泌的功能。人类口腔黏膜没有皮肤的汗腺、毛发等附件，所以，在温度调节方面的作用较小。位于口腔黏膜下的小唾液腺具有分泌唾液的功能，从而起到润滑、消化、保护等作用。

第四节　牙位的记录

一、牙列分区

牙列形态规则、整齐，每个牙在牙槽骨内有其特定的位置，牙齿紧密邻接，在咀嚼运动中可以互相支持、传导和分散咀嚼压力，提高咀嚼效能，同时也有利于牙齿稳固；还可以避免食物嵌塞，保护牙龈乳头。

牙列可分为恒牙列、乳牙列和混合牙列。

1. 恒牙列

全部由恒牙组成。完整的上、下颌恒牙列左右成对，分别包含 14～16 颗牙。因上颌切牙较宽，下颌切牙较窄，下颌前磨牙向舌侧倾斜程度大于上颌前磨牙，故上颌牙列宽且长于下颌牙列。单个牙移位一般不影响牙弓形态，但是多个牙移位会导致牙弓不规则或者不对称。据统计，中国人上颌恒牙列宽约 55mm，长约 50mm；下颌恒牙列宽约 52mm，长约 41mm（不含第三磨牙）。

2. 乳牙列

全部由乳牙组成。完整的上、下颌乳牙列左右成对，分别包含 10 颗乳牙。乳牙列较恒牙列短小，长度约 47mm。但其宽、长比大于恒牙列，形态更似半圆形。

3. 混合牙列

由乳牙和恒牙组成。在不同阶段牙齿数量略有差异。混合牙列期牙列宽度和长度的变化较为复杂，特别是下颌牙弓段。因牙齿萌出和替换的影响，混合牙列期常出现生理性、暂时性的错𬌗与病理性错𬌗并存的状况，个别成人会出现乳牙滞留或恒牙缺失。

二、临床牙位记录方法

临床工作中，为便于记录和描述，将每个牙采用一定的格式、符号、数字表述，称牙位记录。目前常用记录方式有以下四种。

（一）部位记录法

是目前临床常用的牙位记录法，以"十"符号将牙弓分为四个区。"—"符号区分上下，"｜"符号区分左右。⌐代表患者的右上区，称为 A 区；⌐代表患者的左上区，称为 B 区；⌐代表患者的右下区，称为 C 区；⌐代表患者的左下区，称为 D 区。恒牙的临床牙位用阿拉伯数字"1～8"记录恒牙的中切牙至第三磨牙，例：⌐ 表示右上颌第二前磨牙（图 2-4-1），乳牙则用罗马数字 Ⅰ～Ⅴ记录乳中切牙至第二乳磨牙，例：⌐ 表示右上颌乳尖牙（图 2-4-2）。

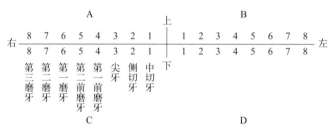

图 2-4-1　恒牙牙位部位记录法

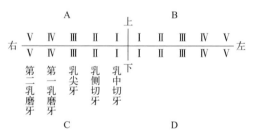

图 2-4-2　乳牙牙位部位记录法

（二）国际牙科联合会系统（FDI）

FDI 采用两位数记录牙位。十位数代表牙所在的区域象限，以及区分乳牙和恒牙。数字"1～4"表示恒牙分区；"5～8"表示乳牙分区。"1"表示恒牙右上区，"2"表示恒牙左上区，"3"表示恒牙左下区，"4"表示恒牙右下区，"5"表示乳牙右上区，"6"表示乳牙左上区，"7"表示乳牙左下区，"8"表示乳牙右下区。例如：#26 表示左上颌第一磨牙，#47 表示右下颌第二磨牙（图 2-4-3）；#85 表示右下颌第二乳磨牙，#62 表示左上颌乳侧切牙（图 2-4-4）。

```
              上
右  18 17 16 15 14 13 12 11 │ 21 22 23 24 25 26 27 28  左
    48 47 46 45 44 43 42 41 │ 31 32 33 34 35 36 37 38
    第 第 第 第 尖 侧 中 下
    三 二 一 二 牙 切 切
    磨 磨 磨 前   牙 牙
    牙 牙 牙 磨
            牙
```

图 2-4-3　恒牙国际牙科联合会系统记录法

```
              上
右  55 54 53 52 51 │ 61 62 63 64 65  左
    85 84 83 82 81 │ 71 72 73 74 75
    第  第  乳 乳 乳 下
    二  一  尖 侧 中
    乳  乳  牙 切 切
    磨  磨    牙 牙
    牙  牙
```

图 2-4-4　乳牙国际牙科联合会系统记录法

（三）通用编号系统

采用该记录法记录牙位时，每牙均有固定编号。恒牙用阿拉伯数字"1～32"表述，自右侧上颌第三磨牙起，编为 #1，按顺时针方向依次编号至右侧下颌第三磨牙，编号为 #32，例如：#5 表示右上颌第一前磨牙，#23 表示左下颌侧切牙（图 2-4-5）。乳牙用英文字母"A～T"表述，编号规律同恒牙，从 A 编至 T（图 2-4-6）。

```
              上
右  1  2  3  4  5  6  7  8 │ 9  10 11 12 13 14 15 16  左
    32 31 30 29 28 27 26 25 │ 24 23 22 21 20 19 18 17
    第 第 第 第 尖 侧 中 下
    三 二 一 二 牙 切 切
    磨 磨 磨 前   牙 牙
    牙 牙 牙 磨
            牙
```

图 2-4-5　恒牙通用编号系统记录法

```
              上
右  A  B  C  D  E │ F  G  H  I  J  左
    T  S  R  Q  P │ O  N  M  L  K
    第  第  乳 乳 乳 下
    二  一  尖 侧 中
    乳  乳  牙 切 切
    磨  磨    牙 牙
    牙  牙
```

图 2-4-6　乳牙通用编号系统记录法

（四）Palmer 记录系统

该记录系统分区方法与部位记录法的牙弓分区一致，恒牙记录方法同部位记录法，用数字"1～8"表述分别代表恒牙中切牙至第三磨牙，例：⌐1 表示右上颌第一前磨牙（图 2-4-7）；乳牙用英文"A～E"表述，分别代表乳中切牙至第二乳磨牙，例：Ꜩ 表示右上颌第一乳磨牙（图 2-4-8）。

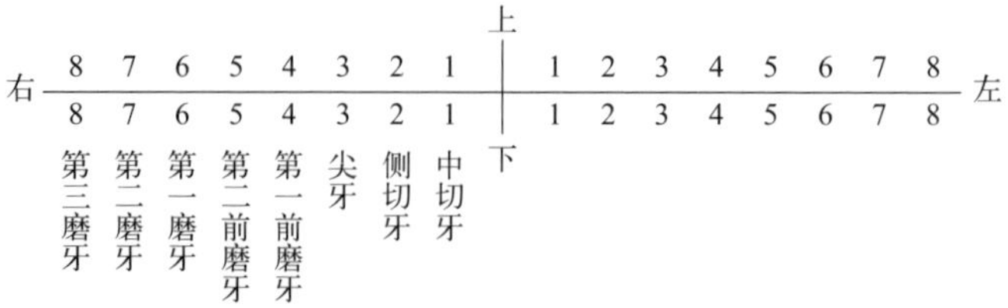

上
右 ── 8 7 6 5 4 3 2 1 │ 1 2 3 4 5 6 7 8 ── 左
　　 8 7 6 5 4 3 2 1 │ 1 2 3 4 5 6 7 8
下
第三磨牙　第二磨牙　第一磨牙　第二前磨牙　第一前磨牙　尖牙　侧切牙　中切牙

图 2-4-7　恒牙 Palmer 记录系统记录法

上
右 ── E D C B A │ A B C D E ── 左
　　 E D C B A │ A B C D E
下
第二乳磨牙　第一乳磨牙　乳尖牙　乳侧切牙　乳中切牙

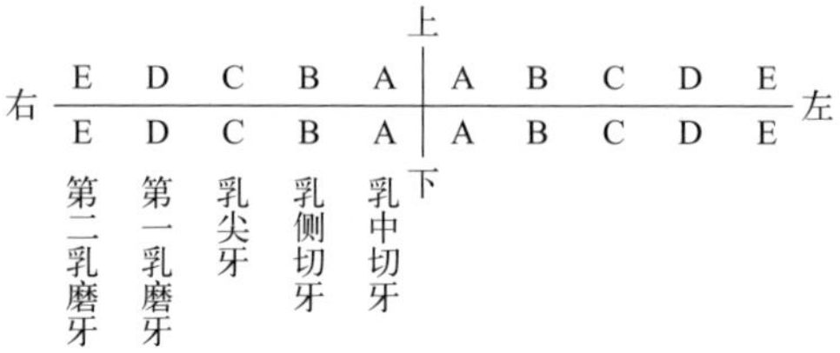

图 2-4-8　乳牙 Palmer 记录系统记录法

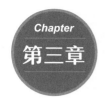

第三章 口腔基本检查

第一节 口腔检查前准备

口腔检查是正确诊断口腔疾病的重要方法与手段，检查前需要详细询问病史，既要认真检查局部病变，也要有全局观念。在口腔检查前，护士应配合医生准备检查时所需要的物品等。

（一）检查前准备流程（表 3-1-1）

表 3-1-1　检查前准备流程

步骤	检查前准备	图示	操作要点
1	诊室		清洁、整齐、安静、充足的光线，温度及湿度适宜
2	设备		合理摆放设备、器械及材料，摆放原则以方便医生及助手操作为宜
3	常用检查器械		口腔器械盘：探针、口镜、镊子、一次性器械盘

步骤	检查前准备	图示	操作要点
4	患者准备（体位）		检查上颌时，下殆面与地面呈 45°～60°角；检查下颌时，下殆面与地面大致平行

（二）口腔检查常用器械

1. 口镜

（1）结构　口镜分为口镜头、口镜颈与口镜柄，分为塑料材质和金属材质两种。可以利用反光与影像作用观察无法直视的部位，例如牙齿远中面、舌腭面等。平面镜反映真实影像，凹面镜可以使局部影像放大。

（2）作用　通过口镜聚集光线增强视野照明，操作时可牵拉唇、颊及推压舌体，金属口镜柄可以叩诊牙齿。

2. 镊子

（1）结构　一般为金属器械，分为工作头与镊柄两部分。

（2）作用　夹持棉球、纱布、器械等，常用于夹持牙齿，检测牙齿松动度，触诊牙龈。

3. 探针

（1）结构　有两个尖端的工作端，一端呈弧形，另一端呈尖角形。

（2）作用　用于检查牙体点、隙、龋洞及牙体，也可用于检查黏膜的感觉功能。

第二节　口腔检查

一、口腔一般检查

（1）问诊　询问患者既往病史、过敏史，疾病发生、发展的过程，目前的症状，是否有过治疗等。

（2）视诊　根据病史，了解患者的精神状态。应首先检查患者主诉部位，再检查牙齿的数量、形态、颜色、位置，牙萌出情况，口腔黏膜及牙周状况。

（3）探诊　利用探针检查牙齿、牙周等，确定病变、部位及范围等。

（4）叩诊　利用平头口镜或镊子末端轻叩牙齿，先叩正常牙，与患牙作对比，观察患者反应，根尖炎及牙周炎的患者均有不同程度的叩击痛。

（5）触诊（扪诊）　用手指扪诊可疑病变部位，了解病变的硬度、范围、形状及活动度等。

（6）咬诊　通过让可疑患牙进行咬合，检查根尖牙周膜是否存在炎症、创伤，牙齿的咬合接触关系，以及𬌗干扰和早接触点的部位。

咬诊检查有 3 种方法：空咬法、咬实物法、咬合纸法。

牙齿活动度检查：主要检查牙周膜和牙槽骨健康状况。

二、口腔专科检查

1. 颞下颌关节检查

主要检查关节运动及功能是否正常。常用的方法是医师站在患者的前方，将双手的示指及中指的腹面分别贴放于两侧耳屏前髁突的外侧面，或用两手的小指末端放在两侧的外耳道内，以拇指放在颧骨部固定，请患者做开闭口及侧方、前伸运动，以触知髁突运动是否协调，有无杂音、滑动情况，并观察下颌运动是否正中或向一侧偏斜等。要特别注意杂音出现的时间、性质、数量，再用手指触诊髁突前后方、下颌切迹及各咀嚼肌群的肌肉等，若有压痛，可作为关节病的诊断依据。如翼外肌痉挛的患者在耳屏前髁突外侧面的深层有压痛；关节后区损伤者其髁突后有压痛；患有夜磨牙症者，在触压咀嚼肌或颞肌时常有酸胀或痛感等。还应检查咬合关系是否正常，有无紊乱，有无早接触，牙齿的磨耗程度，正中关系位与正中颌位是否协调，正中接触是否平衡，义齿是否合适等。若有异常则可引起颞下颌关节运动不适或障碍。

2. 颌面部检查

主要用视诊和扪诊。视诊时，首先要注意观察患者面部表情，意识神态，颜面部皮肤色泽、弹性、皱纹，有无瘢痕、瘘口；颜面外形左右是否对称，比例是否协调，有无突出、凹陷、畸形、肿胀、包块等。面部器官与颌面部疾病关系密切，检查时应注意检查眼睑的活动及睑裂大小、瞳孔大小和对光反射；对外伤后有耳、鼻损伤者，应注意耳、鼻缺损的部位及缺损大小以及有无脑脊液耳漏、鼻漏。触诊时要按照颌面部分区由上到下、由外到里逐一触诊。注意病变的部位、形态、大小、表面特征、硬度、浸润范围、与邻近组织的关系、活动度，以及有无压痛、波动等；触诊骨组织应注意骨膨隆或肥厚的部位、骨面有无乒乓球感等。同样，淋巴结也可用触诊的方法检查，应注意淋巴的数目、大小、硬度、活动度、压痛等，这对判断肿瘤的转移具有重要的临床意义。

3. 涎腺的检查

主要是检查 3 对大涎腺，即检查腮腺、颌下腺和舌下腺。但是因为某些涎腺疾病是全身性的，所以也不可忽视对小涎腺的检查。检查的方法如下。

（1）视诊　主要观察腺体两侧是否对称，形态大小有无变化，导管开口处有无红肿、狭窄、瘢痕和分泌物情况，特别应注意分泌物的颜色、量和性质。

（2）触诊　检查腮腺的分泌情况，采用示指、中指和环指的指腹由后向前揉压腺体及导管，观察分泌物是否清亮，有无脓液或混浊、水样或黏稠样等。颌下腺和舌下腺的触诊要用双手触诊法，注意有无肿块及压痛。触诊导管时要了解是否有结石，导管的质地如何。

（3）探诊　涎腺的探诊主要检查导管是否狭窄。探查导管口时要选择适当的钝头探针或注射针，操作前必须确诊导管内无结石，动作要轻柔、耐心、认真，以免损伤导管乳头或使药物注入软组织中。

4. 张口度检查

张口度检查是用卡尺测量上下切牙之间的距离，也可以用手指宽度表示。张口受限常见于翼外肌痉挛，张口过大常见于翼外肌功能亢进。记录方法如下。

（1）轻度张口受限　上、下切牙牙缘间距可置入 2 横指，2～3cm。

（2）中度张口受限　上、下切牙切缘间距可置入 1 横指，1～2cm。

（3）重度张口受限　上、下切牙牙缘间距不足 1 横指。

（4）完全性张口受限　完全不能张口，也称牙关紧闭。

三、辅助检查

1. X 线检查

包括 X 线平片检查、X 线曲面体层检查及 X 线造影检查，用来协助诊断牙体、牙髓、根尖周组织、牙周及颌骨组织疾病。

2. 温度测试

温度测试包括冷、热刺激立即表现出短暂的疼痛。正常牙髓对 20～50℃ 的温度刺激无明显反应，但病变牙髓的温度耐受发生变化，即遇突然、明显的温度变化时（低于 10℃ 的冷刺激和高于 60℃ 的热刺激），不同状态的牙会诱发不同的反应：或敏感，或疼痛，或迟钝，或无反应。温度测试可帮助定位患牙及牙髓炎的诊断。

3. 牙髓活力测试

主要用于检查牙髓神经末梢对电刺激的反应，了解深龋的龋坏情况来确定治疗方案。

4. 实验室检查

是全面认识疾病的主要辅助手段，包括临床检验、生物化学检验、免疫学检验、细菌检验等，对颌面外科疾病的诊断、治疗及全身情况检测具有重要意义。

5. 穿刺检查

穿刺抽吸肿块内容物，通过鉴别其性质（囊液、脓液、血液），了解内容物的颜色、透明度等来进一步明确诊断。

6. 活体组织检查

获取局部病变组织，做病理切片检查，确定病变的性质、类型及分化程度，对诊断和治疗具有决定性意义。为了避免大出血等情况，血管瘤等一般不做活组织检查。

7. 其他检查

超声检查、CT、MRI 等各种检查，可根据病情及临床需要选择应用。

第四章 椅旁四手操作技术

椅旁四手操作技术是在世界工业技术不断发展及牙科设备、器械不断改革，在保护医师、护士的体力及健康的前提下逐步完善发展起来的国际标准化牙科治疗操作模式。即在口腔治疗的全过程中，医师、护士采取舒适的坐位，患者平卧在牙科综合治疗台上，医护双手（四只手）同时在口腔内进行操作，平稳而迅速地传递所用器械、材料，从而提高工作效率及质量。

1985年，Beach在BHOP的基础上提出了"pd"理论。"pd"意译为"固有感觉诱导"，其核心观点为"以人为中心，以零为概念，以感觉为基础"。这种操作原理通过人的本体感觉诱导，使人体的各个部位处于最自然、最舒适的状态。在这种姿势与体位下进行精细操作，既保护了医师免受不良姿势造成的损害，又保证了护士的工作效率，使治疗达到最大功效。目前，pd理论已成为指导口腔医师正确诊疗操作的理论体系，也是指导口腔设备及口腔器械设计的主导思想。

第一节 基本设施要求

基本设施要求（表 4-1-1）

表 4-1-1 椅旁四手操作技术基本设施要求

步骤	基本设施	图示	操作要点
1	诊区设计		面积约 9m²，明亮、整洁、安全、舒适
2	设备配备		口腔综合治疗椅，四手推车，医生和护士座椅，洗手池，气、水、雾三用喷枪，吸引器，治疗灯

第二节 体位要求

一、医护患体位指导（表4-2-1）

表4-2-1 椅旁四手操作技术医护患体位指导

步骤	体位	图示	操作要点
1	医生体位		医生位于患者右侧的医生工作区，平衡舒适的坐位，眼睛与患者口腔的连线与纵轴垂直线呈20°～30°
2	护士体位		座位高于医生10～15cm，双脚放在座位底盘脚踏上
3	患者体位		舒适的仰卧位，脊柱完全放松，头部位置舒适
4	灯光调节		灯光调节保证操作区域清晰的同时避免灯光照射到患者眼部，且避免出现医护手部的投射阴影。上颌操作时头托稍向后倾斜，灯光宜直接照射到平面上或调节至与地面约成90°角的位置，通过口镜反射照射在牙面上下颌区。诊疗时，抬起头托，使平面向前方倾斜，灯光宜调至与地面约成60°角的位置，直接照射在牙面上

二、医护患位置关系（表 4-2-2）

表 4-2-2 椅旁四手操作技术医护患位置关系

步骤	位置关系	图示	操作要点
1	医生工作区		时钟 7 ～ 12 点位，此区不能放置物品。上颌操作多选时钟 12 点位，左下颌操作多选时钟 10 ～ 11 点位，右下颌操作多选时钟 7 ～ 9 点位。最常用时钟 11 点位
2	静止区		时钟 12 ～ 2 点位，此区应放置护士器械台
3	护士工作区		时钟 2 ～ 4 点位，此区不能放置物品，便于在静止区器械柜内取所需器械、材料，又可接近传递区。时钟 3 点位最常用
4	传递区		时钟 4 ～ 7 点位，为传递器械和物品的区域，在这一区域内，靠近患者口腔的位置是医生和护士传递材料和器械的地方

三、身体动作分级

身体动作分为 5 级。

第一级：只涉及手指的动作。

第二级：涉及手指及手腕的动作。

第三级：涉及手指、手腕及手肘的动作。

第四级：涉及手指、手腕、手肘及手臂的动作。

第五级：涉及上身的转动动作。

动作分级的意义：如果医护在治疗过程中只涉及第一级和第二级别的动作，则更容易集中精神工作，长时间工作也不会感觉疲惫，治疗效率也明显提高，更重要的是可以大幅度地减少身体肌肉受损的机会。

原则上，医护人员在治疗操作的过程中应尽量减少或避免第四、五级别的动作。

第三节 器械的传递与交换

器械的传递是指医生在整个操作过程中不离开座椅，保持正确的姿势，在治疗操作中用到的所有设备、器械、耗材等均由护士拿取并传递给医生，这一过程须在四手操作的前提下进行。器械的交换是指医生在患者口中取出器械时，护士在传递新器械的同时，收回医生上一步治疗已使用过的器械的过程。器械的传递与交换基本原则是：在正确的时间、正确的位置传递正确的器械。

一、基本原则

（1）身体动作分级原则　护士在配合医生的诊疗时进行器械传递与交换只涉及第一级和第二级别的动作，尽量减少或避免第四、第五级别的动作。

（2）节力原则　护士在配合诊疗过程中，以付出最少的体力达到最大的工作效率。

（3）安全原则　在治疗过程中，不仅要保证患者的安全，而且同时也要保护医护人员的安全，做好必要的防护措施。不可在医生背后传递器械，也不可在患者头顶方向传递，以防器械突然掉落，致患者头面部出现危险。

二、传递与交换方法（表4-3-1、表4-3-2）

表4-3-1　器械的传递方法

步骤	传递方法	图示	操作要点
1	握笔式直接传递法		临床上最为常用，类似于平时执笔的方法，操作者用左手拇指、示指、中指握住器械非工作端末端送至传递区。工作端的方向由治疗位置决定，如图充填器的传递
2	掌-拇式传递法		临床上较为常见，使用手掌及拇指握住器械，较尖锐的一端通常面朝掌心内进行传递，如图传递剪刀
3	掌式握持传递法		掌式握持传递法最常用于高压注射器、牙钳等的传递。传递高压注射器时，护士右手以掌式握持方式握住注射针帽，医生握住针柄，直到感觉医生已握紧器械，护士才可以松手，同时取走针帽

表 4-3-2 器械的交换方法

步骤	交换方法	图示	操作要点
1	单手平行器械交换法		临床上最为常用。护士以左手拇指、示指及中指传递器械，再以环指和小指接住器械的非工作端，收回已用完的器械
2	双手器械交换法		一只手取回医生使用过的器械，另一只手传递待用器械，平行交换，禁止互相交叉碰撞

三、注意事项

（一）器械传递的注意事项

① 传递位置不可过高，避开患者面部。

② 传递钻针、根管锉等小器械时可使用收纳器具传递（清洁台），以防发生锐器伤。

③ 传递用物时应确认医生握持稳固后方可松手。

④ 交换过程中应避免污染及碰撞。

（二）器械交换的注意事项

① 治疗前，护士应提前了解此次治疗项目及治疗流程，在配合治疗中，准确、及时交换医生手中的器械。

② 器械交换过程中，护士应注意握持器械的位置及方法，保证器械在交换过程中无碰撞，无污染。

③ 器械交换应距离患者面部一定距离，忌在患者面部上方进行，在交换锐器时要分外注意，防止误伤患者。

④ 器械交换一般用于单根或者比较轻巧的器械，对于较大器械、需要双手传递的器械则不能使用器械交换技术，如牙钳、注射器等。

第四节　口腔吸引技术

一、定义和作用

口腔吸引技术是口腔四手操作中的必备技能，是一种医疗护理操作技术。通常指使用专门的吸引设备（如吸痰器）通过吸管或吸头，将患者口腔内的水、雾、碎屑、粉末及液体吸出，避免患者因口内液体过多刺激咽部引起呛咳，利于治疗的顺利进行，保持口腔清洁，保持医生操作视野的清晰，减少气溶胶；也可辅助牵拉、推开口内软组织。

二、吸引器的分类

1. 弱吸引器

① 塑料吸引器：可根据口腔的不同位置做相应的弯曲、塑形。

② 不锈钢吸引器：形状不能改变。

2. 强吸引器

根据材质不同，可分为半硬塑料和不锈钢。形态有直或中间有一定角度。

三、基本原则

① 协助医生保持视野清晰。

② 护士宜用右手握持吸引器，左手持三用枪或传递用物。

③ 吸引器的放置位置不可妨碍医生操作。

四、持握方法及在口内的三个基本位点（表 4-4-1）

表 4-4-1　吸引器的持握方法

步骤	握持方法	图示	操作要点
1	握笔式		护士在临床操作中，要根据不同需要、对抗阻力的大小、手术牙位选择合适的握持方法以及放置位点。在口腔操作过程中有三个常规放置的基本位点

步骤	握持方法	图示	操作要点
2	掌拇握式		① 上下颌前牙区域：吸引器管前端放在治疗牙的对侧面。 ② 右侧上下颌磨牙区域：将吸引器管前端置于舌侧，靠近治疗牙的舌面或治疗牙后面一颗牙上；治疗下颌牙时还可以推压舌体。 ③ 左侧上下颌磨牙区域：将吸引器管前端放置于颊侧，靠近治疗牙的颊面或治疗牙后面一颗牙上。此时，吸引器管还可以起到牵拉颊侧软组织的作用
3	反掌拇握式		

五、注意事项

① 可使用吸引器管协助医生牵拉患者口角，动作轻柔，吸引器前端不应紧贴黏膜，避免引起患者不适或黏膜水肿。

② 吸引器管斜面朝向牙列方向，以达到最大吸引效果。

③ 吸引器管与冷却水保持一定距离，避免冷却水被吸走。

④ 吸引器管不宜放入患者软腭、咽部等敏感区域，以免导致患者恶心。

⑤ 不应让患者闭嘴包住吸引器，以免造成吸引器内污水反流入口内。

第五章 口腔专科操作技术

Chapter

第一节　口腔材料调拌护理技术

一、口腔材料学概述

口腔材料学（science of dental materials）是将材料科学与口腔医学结合在一起的一门界面学科。主要内容包括口腔医学应用的各种人工材料的种类、性能特点、用途和应用中应当注意的事项。其内容丰富、知识广泛，不仅包括口腔医学的内容，还涉及物理学、化学、工程学、信息科学及生物医学基础与临床医学的内容。修复口腔颌面部软硬组织缺损或缺失的材料统称为口腔材料（dental materials），主要是人工合成的材料或其组合物，还包括制作修复过程中使用的一些辅助材料。

（一）口腔材料学的发展

口腔材料具有悠久的应用历史。口腔材料学作为一门独立的学科，是从 20 世纪开始形成的。1900 年以前只有极少数的人专门从事口腔材料的研究工作，而目前世界上已经有相当多的具备口腔医学、物理学、化学、工程学等专业知识，训练有素的专业人才从事这一领域的研究和教学工作。

我国口腔材料学的快速发展始于 20 世纪 70 年代末。20 世纪 80 年代中期，我国成立了全国性的口腔材料学组织——中华医学会口腔学会口腔材料学组；90 年代中期升级为中华口腔医学会口腔材料专业委员会。1995 年我国第一本供全国高等医药院校口腔医学专业用的教材《口腔材料学》在陈治清教授主编下出版发行，这标志着口腔材料学在我国口腔医学体系中的地位完全建立。

（二）口腔材料的分类

1. 按材料性质分类
分为有机高分子材料、无机非金属材料和金属材料三大类。

2. 按材料用途分类
分为修复材料和辅助材料。

① 修复材料：包括牙齿缺损充填修复材料、根管充填材料、义齿材料、口腔软硬组织粘接材料、口腔植入材料等。

② 辅助材料：包括印模材料、模型材料（包括蜡型材料）、铸造包埋材料、磨平抛光材料及其他辅助材料。

二、水门汀

水门汀（cement）是一类可凝固的黏性材料，凝固前具有一定的流动性和黏附性，凝固后具有一定的强度，可以充填修复牙齿缺损或者将修复体封固到牙齿上。水门汀在口腔临床主要用于粘固（luting）各种固定修复体、窝洞衬层（lining）或垫底（base）、乳牙和恒前牙缺损的充填修复、根管充填等。

临床常用的水门汀有磷酸锌水门汀（zinc phosphate cement）、氧化锌丁香酚水门汀（zinc oxide-eugenol cement，ZOE）、氢氧化钙水门汀（calcium hydroxide cement）、聚羧酸锌水门汀、玻璃离子水门汀（glass ionomer cements，GIC）和树脂水门汀。它们的主要用途见表 5-1-1。

表 5-1-1　临床常用的水门汀及其主要用途

水门汀	主要用途
磷酸锌水门汀	粘固修复体及正畸附件，中层垫底，乳牙修复
氧化锌丁香酚水门汀	深洞垫底，根管充填，粘固临时修复体，暂封，牙周敷料
氢氧化钙水门汀	深洞垫底，盖髓
聚羧酸锌水门汀	粘固修复体及正畸附件，垫底，乳牙修复，暂时修复
玻璃离子水门汀	粘固修复体及正畸附件，垫底，乳牙及恒前牙充填修复
树脂水门汀	粘固修复体及正畸附件

（一）磷酸锌水门汀

1. 组成

磷酸锌水门汀由粉剂和液剂两组分构成，其中粉剂中的主要成分是氧化锌、氧化镁、二氧化硅、氧化铋，液剂的主要成分是正磷酸、氧化铝、氧化锌、水料。

2. 性能

凝固时间一般为 2～5min，工作时间（工作时间是指粉、液调和后至调和物失去随意操作性的时间，通常在这段时间对水门汀进行操作）比凝固时间短。磷酸锌水门汀工作时间相对其他水门汀较长，在工作时间内其稠度增加较少，有利于粘固修复体时修复体的充分就位。磷酸锌水门汀粘固性能的粘接力相对其他水门汀较低，其力学性能具有较高的压缩强度，且强度增加较快，1h 后至少达到其终强度的 2/3。在使用磷酸锌水门汀对修复体进行充填或粘固时，其调和物早期的酸性可能刺激牙髓造成炎性反应。因此在使用其进行窝洞垫底时，若是深洞的情况，应当先用氧化锌丁香酚水门汀、氢氧化钙水门汀来进行洞衬。

3. 应用

磷酸锌水门汀可用于牙体缺损的暂时性和中期充填修复，粘固嵌体、冠、桥和正畸附件，还可用于深龋洞的间接垫底以及中龋洞的直接衬层及垫底，但是深龋洞不宜直接用该水门汀衬层及垫底。

本节操作主要用于深龋窝洞的间接垫底、中龋窝洞的直接垫底、暂时性充填及粘接固定修复体和正畸附件。

4. 磷酸锌水门汀调拌技术（表5-1-2）

表5-1-2　磷酸锌水门汀调拌技术流程

步骤	工作内容	图示	操作要点
一、护理评估			
1	患者评估		有无全身疾病、过敏史、家族史等；口腔卫生状况及卫生习惯；有无焦虑、恐惧等心理状态
2	环境评估		环境清洁、安全、宽敞、明亮；设备性能完好，用物放置合理；温度为23℃±1℃，湿度为50%±5%
3	自身评估		洗手，着装整洁，仪表端庄；无长指甲；戴口罩、手术帽
4	用物准备		用物准备齐全，有磷酸锌水门汀粉剂、磷酸锌水门汀液剂、取粉勺、酒精棉球罐、镊子罐、消毒玻璃板、金属调拌刀；摆放有序；在有效期之内

步骤	工作内容	图示	操作要点
二、操作步骤			
5	核对粉剂		再次核对磷酸锌水门汀粉剂的颜色及性状
6	取粉剂		用手轻拍瓶子的底部；右手持粉勺取一平勺粉，并放置于玻璃板上三分之一处；旋紧瓶盖，放回原位
7	核对液剂		再次核对磷酸锌水门汀液剂有无变色、沉淀或者絮状物
8	取液剂		核对磷酸锌水门汀液剂名称；滴取液体时，用拇指、示指和中指轻轻挤压瓶体，将液体滴于玻璃板下三分之一处，粉液间距约为 3～4cm。用纱布擦拭瓶口，旋紧瓶盖放回原位
9	调拌		左手固定玻璃板下端，右手持调拌刀，将粉逐次分为 3 份。将第一份粉剂加入液剂中，用旋转推开折叠的手法将粉液混合。充分碾压材料，确保粉液已充分混合且周围没有多余粉剂后，再加入下一份粉剂，以同样手法进行调拌。每次加粉后调拌时间均为 10s，直至粉剂都充分碾压调拌均匀。注意调拌时间为 60s 左右
10	调拌完成		当材料被调至所需性状后，将材料收拢起来，再用折叠法把材料中气泡排尽并收拢，随即及时传递给医生

步骤	工作内容	图示	操作要点
11	夹取棉球		用镊子夹取一个酒精棉球置于治疗巾右上方
12	用物整理		取一勺清水置于玻璃板中间位置，用调拌刀以旋转方式清洁玻璃板，用两把调拌刀相互刮除刀上多余材料，用之前镊子取出的酒精棉球擦干净调拌刀并放好，继续用绵球从上往下、从左至右依次擦拭玻璃板。将玻璃板盖好，整理用物，消毒备用

5. 质量要求

调拌好的材料应该均匀、细腻、无颗粒、无气泡、表面光亮。用于充填修复和衬层垫底时，面团状，以不粘器械为度；用于封洞，稠糊状，柔软有黏性；用于粘固，拉丝状，可牵拉成丝。

6. 注意事项

① 无菌观念：固定玻璃板时，手指不能超过玻璃板 1cm 污染玻璃板，取用药物时做到不跨越，注意无菌操作原则。

② 材料质量性状要求：使用量具取量粉、液，根据用途不同粉、液比例应准确。

③ 调拌时间：调拌时间控制在 60s，调拌时间过短会导致材料没有充分旋转混合，而调拌时间过长会使材料变干。过长过短都会影响材料的抗压和抗拉强度及粘接力度。

④ 每次加粉前应注意材料周围没有多余的粉剂，并且每一份粉都已经在规定时间内经过充分旋转折叠混合后，才能逐次加入下一份粉剂。

⑤ 在调拌的过程中，旋转碾磨需要达到 80~100 次/分。若旋转速度过慢，会影响材料的散热，最终影响成型材料调拌质量。

⑥ 用磷酸锌水门汀进行充填修复和衬层垫底时，要求调和物呈高稠度面团状，以便于充填，而且凝固后具有较高的强度，通常按粉液比为 3g/1mL 的比例进行混合。

⑦ 用于粘固时，要求调和物的稠度较小，流动性较好，便于修复体充分就位。虽然降低粉液比可以降低调和物稠度，但是也降低了水门汀凝固后的强度，

增加其水溶解度，因此，应当确保在可用于粘固的稠度下尽量提高粉液比。为此可以在较低温度的厚玻璃板上进行调和，由于温度低，调和物反应慢，稠度增加缓慢，可以多加一些粉剂，提高水门汀凝固后的强度。

⑧ 粘固修复体时，应在材料凝固后再除去修复体边缘溢出的材料，然后在暴露的水门汀表面涂上一层保护漆（varnish），防止水门汀在凝固初期接触水分而使其溶解度增加。

⑨ 磷酸锌水门汀凝固过程中放热，因此，调和时应将粉剂分次加入液体中进行混合，避免一次加入时产热过多而使水门汀凝固时间缩短。

⑩ 粉液使用完毕均应密封盖好，防止受潮而影响凝固时间和强度。

（二）氧化锌丁香酚水门汀

1. 种类与组成

氧化锌丁香酚水门汀是临床广泛应用的一种水门汀，大多数主要成分为氧化锌和丁香酚，也有一些不含丁香酚的氧化锌水门汀。

（1）种类　根据用途将氧化锌丁香酚水门汀分为四型：Ⅰ型为暂时粘固用水门汀，要求粘固强度不能太高，以便容易取下修复体；Ⅱ型为永久粘固用水门汀，要求粘固强度高，溶解率小；Ⅲ型为垫底和暂时充填用水门汀，要求有一定的强度；Ⅳ型为洞衬用水门汀。

（2）组成　根据组成，氧化锌丁香酚水门汀可分为普通型氧化锌丁香酚水门汀和增强型氧化锌丁香酚水门汀。

① 普通型氧化锌丁香酚水门汀即通常使用的氧化锌丁香酚水门汀，由粉剂和液剂组成。粉剂中的主要成分是氧化锌、松脂、硬脂酸、醋酸锌，液剂的主要成分是丁香油、橄榄油，是常用的垫底材料。

② 增强型氧化锌丁香酚水门汀主要包括：a.聚合物增强型氧化锌丁香酚水门汀，粉剂主要为氧化锌，添加少量的聚甲基丙烯酸甲酯粉末或者聚苯乙烯粉末作为增强填料，液剂与普通型相同；b.乙氧基苯甲酸增强型氧化锌丁香酚水门汀，粉剂主要由氧化锌及少量氧化铝组成，液剂是在普通型的液剂中加入约 60% 的邻 - 乙氧基苯甲酸（EBA）而构成。

2. 性能

凝固时间一般为 3～8min；粘接力主要是机械嵌合力，粘接强度较低；压缩强度不足以承受咀嚼压力，因此垫底时的厚度应小于 0.5mm；对牙髓刺激小，可促进修复性牙本质形成，对牙髓有安抚镇痛和防腐作用，用于可复性牙髓炎的安抚治疗；溶于水和唾液，长时间与唾液接触会发生崩解和破坏，因此不能用作永久性充填材料；永久粘固用氧化锌丁香酚水门汀 24h 水溶率应小于 1.5%。

3. 应用

氧化锌丁香酚水门汀常用作深洞洞衬及垫底材料，垫底时其上还需垫一层磷酸锌水门汀。也可用作间接盖髓剂，还可用于窝洞的暂封、根管充填及牙周术后的敷料。在口腔修复中还常作为暂时粘接剂使用。

必须注意，当采用复合树脂充填修复窝洞时，不要用含丁香酚的水门汀在其下衬层垫底；如果准备用树脂粘接剂或者树脂水门汀粘接永久性修复体时，不要用含丁香酚的水门汀粘固该牙齿的临时修复体，因为其在最终粘结过程中会抑制自粘结树脂粘固剂的聚合，而应选择无丁香酚的水门汀。如果准备用磷酸锌水门汀、聚羧酸锌水门汀、玻璃离子水门汀粘固永久性修复体，可用氧化锌丁香酚水门汀粘固该牙齿的临时修复体，因氧化锌丁香酚水门汀对基牙有安抚、镇痛作用，能够减轻基牙预备后的牙齿敏感。

本节操作主要用于深龋窝洞的洞衬、垫底，垫底时其上还需垫一层磷酸锌水门汀。

4. 氧化锌丁香酚水门汀调拌技术（表5-1-3）

表5-1-3　氧化锌丁香酚水门汀调拌技术流程

步骤	工作内容	图示	操作要点
一、护理评估			
1	患者评估	同表5-1-2	
2	环境评估		
3	自身评估		
4	用物准备		用物准备齐全，有氧化锌丁香酚水门汀粉剂、氧化锌丁香酚水门汀液剂、取粉勺、酒精棉球罐、镊子罐、消毒玻璃板、金属调拌刀；摆放有序；在有效期内
二、操作步骤			
5	核对粉剂		再次核对氧化锌丁香酚水门汀粉剂的颜色及性状

步骤	工作内容	图示	操作要点
6	取粉剂		用手轻拍瓶子的底部；右手持粉勺取一平勺粉置于玻璃板上 1/3 处；取粉后立即旋紧瓶盖，干燥保存，放回原位，防止粉剂吸潮
7	核对液剂		再次核对氧化锌丁香酚水门汀液剂有无变色、沉淀或者絮状物
8	取液剂		核对氧化锌丁香酚水门汀液剂名称；滴取液体时，用拇指、示指和中指轻轻挤压瓶体，将液体滴于玻璃板下 1/3 处，粉液间距约为 3～4cm。用纱布擦拭瓶口，旋紧瓶盖放回原位
9	调拌		按照比例取适量的粉和液分别置于清洁干燥的玻璃板上，将粉加入液中，采用旋转调和法进行调和。首次加入全部粉末的 1/2，第二次加入 1/4，第三次为余下的 1/4，用调拌刀将粉末逐次加入液体中并平放于玻璃板上顺一个方向旋转调拌，使粉液混合均匀，呈面团状，调拌时间一般不超过 60s
10	调拌完成		当材料被调至所需性状后，将材料收拢起来，再用折叠法把材料中气泡排尽并收拢，随即及时传递给医生
11	夹取棉球	同表 5-2-1	
12	用物整理		

5. 质量要求

参见磷酸锌水门汀调拌的相关内容。

6. 注意事项

①～④参见磷酸锌水门汀调拌的相关内容。

⑤ 如果调拌时温度过高，湿度过大，则加快固化。

⑥ 调拌中若没有充分散热，则材料容易变干。

⑦ 由于丁香酚剂有阻止聚合作用，因此其不能与树脂类材料、树脂改型、玻璃离子水门汀直接接触。

（三）氢氧化钙水门汀

1. 组成

氢氧化钙水门汀一般为双糊剂型，由基质糊剂和催化糊剂构成。基质糊剂主要是氢氧化钙、氧化锌、硬脂酸锌、乙基对甲苯磺酰胺，催化糊剂主要是二氧化钛、钨酸钙、水杨酸单乙二醇酯。氢氧化钙是材料的活性成分，为碱性，具有杀菌和促进修复性牙本质形成的作用；氧化锌具有弱收敛和消毒作用；二氧化钛为惰性填料；硬脂酸锌是固化反应加速剂；钨酸钙具有 X 线阻射能力。

2. 性能

固化时间一般 3～5min，潮湿环境可加速固化，在口腔内几秒钟即可固化；强度较低，多用于低强度的垫底，不能太厚，垫底时还需要做二层垫底；可溶于水和唾液；因含有强碱性的氢氧化钙，可中和酸性炎性产物，具有较强的抗菌、抑菌作用，并且有助于龋坏牙本质的再矿化；当直接覆盖暴露的牙髓时，可以加速继发性牙本质和牙本质桥的形成，促进洞底钙化。它还具有中和酸和防止酸及其他物质侵入的屏障功能，从而保护牙髓。氢氧化钙还具有促进根尖周骨缺损愈合的功能，用于诱导根尖封闭，具有很好的疗效。有些配方含有碘仿，具有良好的防腐、除臭、减少渗出的作用，可用于脓性渗出性根管感染。氢氧化钙凝固后水溶解性较大，容易被组织溶解吸收，可能影响其封闭性能。该材料具有射线阻射性，便于检查。

3. 应用

由于氢氧化钙水门汀机械性能较差，弹性模量低，不能用于支撑较大承力区的修复体，必须有坚实的牙本质支持或高强度的垫底材料支持，临床主要用于深龋护髓和直接或间接盖髓。其抗菌性使其可用于龋坏牙本质的间接盖髓，其上再用高强度垫底材料充填。此外，氢氧化钙糊剂还可作为根尖尚未发育完成的年轻恒牙的暂时性根管充填材料，促进根尖的发育。洞底有氢氧化钙水门汀时，对洞壁进行酸蚀或涂洞漆时应小心，以防破坏氢氧化钙水门汀。单糊剂氢氧化钙封闭剂一般用作根管暂时性充填，起到消毒、消炎作用。

4. 氢氧化钙水门汀调拌技术（表 5-1-4）

表 5-1-4　氢氧化钙水门汀调拌技术流程

步骤	工作内容	图示	操作要点
一、护理评估			
1	患者评估		
2	环境评估	同表 5-1-2	
3	自身评估		
4	用物准备		用物准备齐全，有氢氧化钙水门汀粉剂、氢氧化钙水门汀液剂、酒精棉球罐、镊子罐、消毒玻璃板、取粉勺、金属调拌刀；摆放有序；在有效期内
二、操作步骤			
5	核对粉剂		再次核对氢氧化钙水门汀粉剂颜色及性状
6	取粉剂		用手轻拍瓶子的底部；右手持粉勺取一平勺粉置于玻璃板上 1/3 处；取粉后立即旋紧瓶盖，干燥保存，放回原位，防止粉剂吸潮
7	核对液剂		再次核对氢氧化钙水门汀液剂有无变色、沉淀或者絮状物
8	取液剂		核对氢氧化钙水门汀液剂名称，滴取液体时，用拇指、示指和中指轻轻挤压瓶体，将液体滴于玻璃板下 1/3 处，粉液间距约为 3～4cm。用纱布擦拭瓶口，旋紧瓶盖放回原位

步骤	工作内容	图示	操作要点
9	调拌		按说明书取粉液剂置于玻璃板上。一手握持玻璃板另一手用调拌刀将其调拌均匀。双糊剂调和比例（体积）为1:1，为加快凝固速度，可事先将调拌刀弄湿，但是不要加过多的水，以免凝固太快
10	调拌完成		当材料被调至所需性状后，将材料收拢起来，再用折叠法把材料中气泡排尽并收拢，及时传递给医生
11	夹取棉球	同表 5-2-1	
12	用物整理		

5. 质量要求

调拌好的材料应该均匀、细腻、无颗粒、无气泡。

6. 注意事项

① 、②同磷酸锌水门汀调拌。

③ 双糊剂型 1:1（体积）。

④ 调拌刀潮湿可加快凝固速度。

⑤ 盖髓盖在暴露的牙髓上，不能有凝血块。

⑥ 盖髓后用氧化锌丁香酚水门汀暂时封闭。

（四）玻璃离子水门汀

1. 种类与组成

玻璃离子水门汀是在聚羧酸锌水门汀的基础上发展起来的，通过氟铝硅酸盐玻璃粉与聚丙烯酸反应，生成以离子交联的聚合体为基质的一类水门汀。该类水门汀固化后具有较高的强度、释氟能力、半透明性及对牙体组织有良好的粘接性，是龋洞充填、固定修复粘固的常用材料之一。

（1）种类　根据用途，临床使用的玻璃离子水门汀分为粘固用水门汀、充填修复用水门汀、洞衬垫底用水门汀、桩核用水门汀、粘接正畸附件的水门汀和窝沟封闭用水门汀。

（2）组成　玻璃离子水门汀充填材料由粉剂和液剂组成。粉剂主要成分为硅铝氟玻璃、聚丙烯酸；而液剂主要成分为聚丙烯酸、蒸馏水。

2. 应用

适用于受力不大的恒牙Ⅲ、Ⅴ类洞及楔状缺损的永久性充填修复，尤其适用于易发龋患者的牙齿修复；乳牙所有窝洞的充填修复；恒牙所有窝洞的暂时性或者短期充填修复。还主要用于冠、桥及正畸附件的粘固以及窝洞的垫底和衬层。一些玻璃离子水门汀还可用于封闭窝沟点隙。应当注意，不同用途需要不同性能的玻璃离子水。

光固化玻璃离子水门汀具有较好的美学性能及含有树脂成分，适用于前牙的充填修复及与复合树脂联用作充填修复。金属增强玻璃离子水门汀的强度和耐磨性明显高于传统玻璃离子水门汀，可用于制作桩核及Ⅰ类洞修复。

本节操作主要用于恒牙非功能区Ⅰ、Ⅱ类龋洞修复；恒牙功能区Ⅰ、Ⅱ类龋洞修复时中间或深垫底；Ⅳ龋洞和根面的修复；乳牙的Ⅰ、Ⅱ类龋洞修复。

3. 玻璃离子水门汀调拌技术（表5-1-5）

表 5-1-5 玻璃水门汀调拌技术流程

步骤	工作内容	图示	操作要点
一、护理评估			
1	患者评估	同表 5-1-2	
2	环境评估		
3	自身评估		
4	用物准备		用物准备齐全，有纱布罐、酒精棉球罐、镊子罐、玻璃离子液剂、玻璃离子粉剂、调拌纸板、塑料调拌刀、量勺；摆放有序；在有效期内
二、操作步骤			
5	核对粉剂		再次核对玻璃离子水门汀颜色及性状

步骤	工作内容	图示	操作要点
6	取粉		用手轻拍瓶子的底部，用专业量勺取一平勺粉剂放置于纸板上端，旋紧瓶盖，放回原位
7	核对液剂		核对玻璃离子水门汀液剂有无变色沉淀或者絮状物
8	取液		滴取液体时，用拇指、示指和中指轻轻挤压瓶体，垂直滴一滴液剂于调拌纸上，与粉距离 1 ~ 2cm。用纱布擦拭瓶口，旋紧瓶盖放回原位
9	调拌		先将第一份粉加入液体中并用旋转研磨法调拌材料，使材料充分混合调匀，调拌时间 10s。再逐次加入粉剂同样用旋转研磨法调拌材料，待材料再次充分调匀后折叠挤压排出气泡，调拌时间共计 30s
10	调拌完成		调拌完成后，将材料快速收拢成面团状，随即传递给医生进行窝洞充填
11	夹取棉球	同表 5-1-2	
12	清洁调拌刀		丢弃已用调拌纸，用 75% 酒精棉球清洁调拌刀，分类收集，清洗消毒，整理操作区域

4. 质量要求

① 调拌材料均匀、细腻、无颗粒、无气泡，表面光亮，呈面团状，不粘调拌刀；

② 调拌手法熟练、有序，动作协调敏捷，保持工作区域整洁；

③ 调拌过程无污染。

5. 注意事项

① 粉液型产品应当按照说明书推荐的粉液比准确取量，不当的粉液比将降低材料的性能且容易在口腔环境中发生分解。

② 准确判断患者的洞型大小。

③ 粉液应先取粉，后取液，一旦量取好粉、液，应当尽快调和，以免液剂中水分挥发。

④ 取粉方法用手轻拍瓶底，不要震荡和倒置。通常作充填修复时粉液比为3∶1（质量比），作粘固时粉液比为1.25∶1～1.5∶1（质量比）。粉液放置距离：1～2cm。

⑤ 将粉液放置于清洁、干燥的纸板上，用树脂调拌刀进行调和，金属调拌刀会导致调和物颜色变灰。

⑥ 调拌方法：旋转研磨、折叠挤压。

⑦ 调拌刀工作端前1/2至1/3紧贴调拌纸板，使调拌刀和调拌纸板充分接触，其角度不大于50°。

⑧ 调拌时间30s。

⑨ 调和后应立即使用，如果发现调和物失去光泽，则应弃之，重新调拌。

⑩ 传统玻璃离子水门汀充填后表面需要涂防护漆或凡士林。

三、藻酸盐印模材料

藻酸盐印模材料（alginate impression materials）有两种剂型，即粉剂型和糊剂型，前者使用时与水调和，后者与胶结剂半水硫酸钙混合使用。目前临床普遍使用粉剂型。

（一）藻酸盐印模材料（粉剂）

1. 组成

藻酸盐印模材料（粉剂）主要成分是藻酸盐、硅藻土、二水硫酸钙、磷酸钠、氟钛酸钾、调味剂、色素。

2. 性能

藻酸盐印模材料本质上是一种天然藻酸盐大分子微粒分散于水中形成的

水胶体（hydrocolloid），因此又称为不可逆水胶体印模材料。常规凝固时间为2～4.5min，工作时间不少于80s；具有良好的柔软性；其凝固后尺寸稳定性较差（因此为获得准确的模型，应立即灌制石膏模型）；其压缩强度和撕裂强度较低。藻酸盐印模材料价格便宜，操作简便，凝固后具有适度的柔软性和弹性，被广泛应用于口腔临床。

3. 应用

通常用于制取正畸用印模、全口义齿及局部义齿用印模。

4. 藻酸盐印模材料调拌技术（表5-1-6）

表5-1-6　藻酸盐印模材料调拌技术流程

步骤	工作内容	图示	操作要点
一、护理评估			
1	患者评估	同表5-1-2	
2	环境评估		
3	自身评估		
4	用物准备		用物准备齐全，有藻酸盐粉剂印模材料、橡皮碗、量杯、纸巾、托盘、调拌刀；摆放有序；在有效期内
二、操作步骤			
5	传递口镜，传递托盘		左手传递口镜、右手传递托盘给医生，协助医生试托盘，教会患者配合方法
6	取藻酸盐材料		左手握住橡皮碗，右手用量勺取适量印模材料，放于橡皮碗内

步骤	工作内容	图示	操作要点
7	加入适量水		按说明书中水粉比的要求加入适量水
8	调拌		左手将橡皮碗握在掌心，右手握住调拌刀，将材料与水轻轻混匀，混合时不要将材料溅出橡皮碗。调拌刀按同一方向匀速搅动，一边调拌材料一边收刮材料，这样可使材料调拌均匀且不会存留在橡皮碗壁
9	排气		待材料调拌均匀后，用调拌刀在橡皮碗内反复对材料进行挤压、排气
10	调拌完成		材料调拌好后，先用调拌刀将材料在橡皮碗碗壁挤压形成条状，然后将条状材料由托盘远中端向近中端旋转盛入下颌托盘。同法再调拌上颌托盘所需材料。上上颌托盘时，先在碗壁将材料收成团状，再用调拌刀将形成的材料从托盘最高处由腭顶中央盛入，随后左右推入，完成盛入上颌托盘
11	操作完成后		材料凝固后，协助医生将托盘从患者口内取出。调节椅位，协助患者整理面容。垃圾分类处理，按消毒隔离原则清洗消毒备用，整理操作区域

5. 质量要求

调拌好的材料应均匀、细腻、无气泡。装入托盘时应均匀无缺隙、无浪费。

6. 注意事项

① 按照材料说明书推荐的比例取粉剂和混合用水。

② 材料调拌时的适宜温度在 22～25℃，可用水温控制。

③ 藻酸盐类印模材料的总工作时间，即临床上可操作时间为 60s。

④ 调拌器具应保持清洁、干燥，材料取用后应加盖密封存放以免材料潮解。

⑤ 印模从口腔取出后先用流动冷水冲洗 15s，再将印模表面血液、唾液、食物残渣冲掉，密闭保存送至倒模室，并按照产品说明要求进行消毒处理、灌注模型。

⑥ 印模制取完成后应立即进行石膏模型灌注，防止印模中的水分丢失而引起体积变化，从而影响石膏模型的精确度。

⑦ 灌模后 1h 去除印模。

（二）藻酸盐印模材料（糊剂）

目前临床普遍使用粉剂型，糊剂型本文不做详细介绍。

四、硅橡胶印模材料

加成型硅橡胶（addition silicone rubber）是一种高分子弹性印模材料。该材料弹性好、精确度高、体积变化小。本项操作主要指硅橡胶重体的调拌。

1. 性能

工作时间为 1.5～3min，口腔内凝固时间为 2～4min；它们受到材料的稠度、温度以及催化剂含量的影响。含硫化合物可使含铂催化剂中毒，影响加成型硅橡胶的凝固。乳胶手套硫化时所加的硫黄残留物能迁移至手套的表面，这些残留物在牙齿预备过程中以及放置压龈线时会转移到牙齿及相邻软组织表面；它们也可能在手工混合腻子型材料时被直接转移到材料中，导致受污染部位材料凝固迟缓或不能凝固。因此在混合前用清洁剂及水充分清洗手套，可使这种影响减至最小。聚乙烯手套无此影响。

其性能比缩合型更好，印模精确度高，固化后尺寸稳定性好。因反应后无产生副产物，故其体积变化、尺寸稳定性和印模的精确度优于缩合型硅橡胶。24h 尺寸变化为 0.1%。可于取模后一周内灌注模型，还可多次灌注模型。加成型硅橡胶印模上可电镀铜及银，形变恢复性好，抗撕裂强度中等。

此外，用甲基丙烯酸酯或复合树脂材料做的桩核，取印模前应当用酒精去除表面的未固化层，否则会影响加成型硅橡胶的固化。

2. 组成

主要是由聚甲基乙烯基硅氧烷、氯铂酸催化剂和含氢硅油交联剂等组成。

固基质糊剂（base paste）主要为带羟基及侧链基团的聚甲基乙烯基硅氧烷（polyvinylsiloxane），为线性大分子结构，可经加成反应（addition reaction）聚合，故称为乙烯基或加成型硅橡胶。有的含缓聚剂，可延长工作时间和固化时间。

催化剂糊剂（catalyst paste）主要含催化剂氯铂（氢）酸（chloroplatinic acid，H_2PtCl_6）和交联剂含氢硅油。

3. 应用

用于制取冠、桥、贴面、嵌体、各类义齿、咬合记录的印模及种植体印模。价贵，故不用于常规研究模型。

4. 硅橡胶印模材料调拌技术（表 5-1-7）

表 5-1-7　硅橡胶印模材料调拌技术流程

步骤	工作内容	图示	操作要点
一、护理评估			
1	患者评估		
2	环境评估	同表 5-1-2	
3	自身评估		
4	用物准备		用物准备齐全，有硅橡胶轻体自动混合枪、硅橡胶重体材料、自动混合枪口内注射头、计时器、纸巾、钢性托盘、量勺、口镜、调拌刀；摆放有序；在有效期内
二、操作步骤			
5	设置时间		将计时器时间设定为 3min30s
6	传递口镜，传递托盘		左手传递口镜、右手传递托盘给医生，并协助医生试托盘

步骤	工作内容	图示	操作要点
7	取出基质和催化剂		清洁双手，不戴手套或者戴 PVC 手套，用量勺取出等量基质和催化剂，用调拌刀切除多余材料，按 1∶1 的比例置于铺巾上，后盖上盖子
8	调拌		用双手指腹将基质和催化剂反复进行混合揉捏，直至材料混合均匀无花斑纹
9	调拌完成		将混合好的材料搓成条状放入托盘，用手指轻压出牙列形状并在工作区压出 6mm 浅凹，护士用自动混合枪将硅橡胶轻体注入工作区的牙体上。将托盘传递给医生
10	计时		启动计时器
11	取出托盘		材料凝固的过程中，应时刻注意观察患者的感受并给予相应的指导，减少患者的咽部不适。材料凝固后，协助医生将托盘从患者口中取出
12	操作完成后		用流动水冲洗印模，既可冲洗掉印模表面的污渍又可减少印模表面微生物。将印模封闭后静置 1h，再进行灌注。整理用物，消毒备用

5. 质量要求

材料均匀、细腻、无花斑纹。

6. 注意事项

① 严格按照厂商说明书要求比例调和，否则会缩短或者延长操作时间和固化时间。

② 取材料时不要更换量勺，颜色对应，避免造成基质与催化剂的污染。

③ 材料取用适量，不浪费，处理用物及时。

④ 材料在干燥阴凉处密封保存，储存温度在 5～25℃。

⑤ 调拌手法正确，动作熟练、有序。

⑥ 为避免油污和硫化物对硅橡胶印模材料聚合的影响；不可佩戴橡胶或乳胶手套，应戴 PVC 手套或硅橡胶印模材料厂家提供的手套来进行揉捏材料。

⑦ 护士用指腹揉捏材料，避免使用指尖或掌心，使材料在混合时受力均匀。

⑧ 硅橡胶有弹性记忆恢复时间，故印模制取后需静置 1h 后再进行石膏模型的灌注。

⑨ 模型消毒：浸于次氯酸钠液、碘仿、苯酚（石灰酸）、戊二醛中。若采用机器消毒，应按厂家说明进行。

五、聚醚橡胶印模材料

1. 组成

聚醚橡胶（polyether rubber）印模材料的主要成分为基质糊剂和催化糊剂，端基为环乙亚胺基的长链聚醚，同时也加入了少量的二氧化硅增强填料、增塑剂、颜料、香味剂等。催化剂的主要成分是烷基芳香磺酸酯、增强填料、增塑剂及颜料。其主要通过仪器调拌而成，是修复印模常用的材料。

2. 性能

该材料室温下工作时间为 2～3min，凝固时间为 5～6min；聚醚橡胶凝固后质地较硬，倒凹较大时取出印模较为困难；弹性较好，弹性恢复率在 98%～99%；尺寸稳定性较好；具有良好的亲水性，口腔软硬组织的润湿性较好，细节再现性好。聚醚橡胶印模不能长期存放在潮湿、多水的环境中，以免吸水后体积过度膨胀；撕裂强度较高；与石膏模型材料的配伍性较好。

3. 应用

用于制取正畸用印模、冠桥、贴面、嵌体、各种义齿及咬合记录的印模及种植体印模。

4. 聚醚橡胶印模材料调拌技术（表 5-1-8）

表 5-1-8　聚醚橡胶印模材料调拌技术流程

步骤	工作内容	图示	操作要点
一、护理评估			
1	患者评估		
2	环境评估	同表 5-1-2	
3	自身评估		
4	用物准备		用物准备齐全，有计时器、一次性聚醚混合头、聚醚印模材料、聚醚混合机、聚醚注射枪；摆放有序；在有效期内
二、操作步骤			
5	设置时间		将计时器时间设定为 4min
6	安装聚醚材料		安装双筒式聚醚材料。右手扭动开关，左手安装聚醚材料
7	安装一次性混合头		左手打开聚醚泵，右手旋转安装聚醚混合头

步骤	工作内容	图示	操作要点
8	材料注入专用聚醚注射枪内		左手按压开关，最初材料用纸巾接丢弃，随后右手将混合材料注入注射枪内
9	传递聚醚注射枪		持聚醚注射枪头端将柄端递给医生
10	材料注入托盘内		左手按压开关，将托盘置于聚醚混合头下方，托盘底部紧贴聚醚混合头，从非工作端向工作端缓慢旋转注入材料，右手旋转控制托盘，将混合材料注入托盘内
11	传递托盘		将托盘递给医生，在材料凝固的过程中，应时刻注意观察患者的感受并给予相应的指导，减少患者的咽部不适
12	操作完成		材料凝固后，协助医生将托盘从患者口内取出。调节椅位，协助患者整理面容。分类收集，清洗消毒备用，整理操作区域

5. 质量要求

混合好的材料应该均匀地注入托盘内，无间隙。

6. 注意事项

① 无菌观念：固定托盘的手指不能超过托盘内侧，取用物时做到不跨越，注意无菌操作原则。

② 材料注入聚醚混合枪内，根据患牙数量确定注入聚醚材料的量（新开一管的聚醚材料前端 2～3cm 弃掉）。

③ 注入材料时间速度要求：注入时应匀速，不间断。

六、自凝义齿基托树脂临时冠的制作技术（间接法）

自凝义齿基托树脂（self-curing denture base resin）临时冠的制作是指固定修复牙体预备完成，先取模、灌模，然后再用自凝树脂在石膏模型上制作临时冠的技术。临时冠是在牙体预备后至最终修复体完成前患者不能自由取戴的临时性修复体。

1. 应用

自凝树脂临时冠可以暂时恢复患者前牙美观或后牙部分咀嚼功能，能保护活髓牙不受冷热刺激，避免诱发继发性牙髓炎。

2. 自凝树脂临时冠制作操作技术流程（间接法，表 5-1-9）

表 5-1-9　自凝树脂临时冠制作操作技术流程

步骤	工作内容	图示	操作要点
一、护理评估			
1	患者评估		
2	环境评估	同表 5-1-2	
3	自身评估		
4	用物准备		用物准备齐全，有自凝牙托水、自凝造牙粉、分离剂、雕刻刀、棉签、调拌杯、调拌刀，若制作前牙临时冠须另备适合的牙面；摆放有序；在有效期内
二、操作步骤			
5	修整模型		用雕刻刀修整模型，刮除模型上的石膏小气泡

步骤	工作内容	图示	操作要点
6	涂分离剂		用棉签将分离剂均匀地涂布于模型上需要制作临时冠的区域内
7	取适量牙托粉		根据制作临时冠的牙位数量取适量造牙粉置于调拌杯内
8	取适量牙托水		根据制作临时冠的牙位数量取适量牙托水于调拌杯内。粉液比为2:1（重量比）或5:3（容量比）
9	调拌		用调拌刀混合均匀
10	静置		混合均匀后加盖静置，待材料至丝状期呈拉丝状后即可开始临时冠的制作
11	制作临时冠		取适量材料于模型基牙上，制作临时冠
12	修整		修整外形，切除基牙处多余的材料

步骤	工作内容	图示	操作要点
13	取下临时冠		待自凝树脂凝固后，将临时冠从模型上取下。修正、抛光，交予医生试戴
14	用物整理		清除调拌刀、雕刻刀和调拌杯内的多余材料，整理用物，消毒备用

3. 质量要求

临时冠美观，颈缘封闭完整且与基牙密合；临时冠邻接关系紧密接触，无松动。

4. 注意事项

① 自凝树脂由于聚合较快，在室温下，自凝树脂的可塑时间一般在混合完成后的 3.5～4.5min。

② 调磨前牙临时冠时，尽量磨除其颈部和邻面。避免对唇面进行磨除，以免影响临时冠的美观。

③ 选择在自凝树脂凝固的丝状期进行操作，如果在丝状前期操作，会因为自凝树脂流动性太大而不易进行基牙颈缘封闭；如果在丝状后期操作，会因为自凝树脂凝固过度不易与石膏模型贴合而造成基牙颈缘封闭不全。

④ 制作后牙临时冠时，可直接将塑料置于模型上。由于患者口腔内牙齿的磨耗程度基本一致，因此咬合面的高度确定应参照患者基牙的邻牙或基牙对侧同名牙的高度，切除基牙处多余的材料。

⑤ 用自凝树脂前应询问患者对该材料有无过敏史，以免发生意外。

七、胶囊装粘接（小蜜蜂）材料调拌技术

1. 组成

胶囊装粘接（小蜜蜂）材料的主要成分为粉、玻璃粉和液、二甲基丙烯酸磷酸甘油酯，通过仪器调拌而成。

2. 应用

用于陶瓷、复合树脂、金属 / 全瓷烤瓷 / 全瓷冠桥、金属 / 全瓷嵌体、高嵌体、金属 / 金属烤瓷 / 全瓷种植体上部结构，以及根管桩和螺纹钉的永久性粘接。

结合了传统水门汀和树脂粘接剂的优点，粘接力强，操作简便，应用范围广，几乎适用于所有的修复体粘接。特殊的自粘接和耐湿技术，省略了隔湿、酸蚀、前处理和粘接操作步骤，从而提高工作效率，有效减少患者术后敏感的发生；粘接力强，聚合收缩小。

3. 胶囊装粘接（小蜜蜂）材料调拌技术（表 5-1-10）

表 5-1-10　胶囊装粘接（小蜜蜂）材料调拌技术流程

步骤	工作内容	图示	操作要点
一、护理评估			
1	患者评估	同表 5-1-2	
2	环境评估		
3	自身评估		
4	用物准备		用物准备齐全，有小蜜蜂高频混合器、激活器、小蜜蜂输送器、光固化灯、胶囊装粘接（小蜜蜂）材料、小蜜蜂延长头；摆放有序；在有效期内
二、操作步骤			
5	核对		胶囊装粘接（小蜜蜂）材料有效期及包装是否完好
6	激活		将小蜜蜂胶囊插入激活器内，用力向下按激活器拉杆至完全停止，并保持 2～4s
7	混合		将小蜜蜂胶囊放在高频混合器内，设置"时间"项 15s，并启动

步骤	工作内容	图示	操作要点
8	连接输送头		连接专用延长头
9	安装输送器		安装输送器，随后按压输送器2~3次
10	传递输送器		握住输送头前端，医生接输送器握柄，随后传递光固化灯
11	用物整理		按照消毒隔离原则进行用物整理，垃圾分类处理，消毒湿纸巾擦拭输送器，整理操作区域

4. 质量要求

胶囊装粘接（小蜜蜂）材料包装完好，无破损，在有效期内。储存在15~25℃/59~77℉的环境里，使用前不要打开铝箔包装，以防吸潮而加速产品固化。

5. 注意事项

① 应使用不含丁香酚的临时粘固材料，使用含丁香酚的临时粘固材料在最终粘接过程中会抑制自粘接树脂粘固剂的聚合。

② 不应使用过氧化氢，因为其残余会影响产品的粘接和固化效果。

③ 当接触自然光或人工光源时，可能会比标示的时间更快聚合，因此在没有即刻混合前不要激活胶囊，混合后应立即使用；操作时避免强光照射。

④ 液体接触眼睛会造成眼睛严重损伤。佩戴护目镜可防止眼睛损伤。如果

接触到眼睛，请立即用大量水冲洗并就医。因粉末含过硫酸钠，对某些个体会引起过敏呼吸反应；已知对亚硫酸盐过敏的人群不适合使用本产品，因为其交叉反应会产生过硫酸钠。

⑤ 产品包含在某些个体中可能因皮肤接触而引起过敏的物质。尽可能减少与产品的接触以降低发生过敏反应的风险。尤其是避免接触未固化产品。如果接触到皮肤，以肥皂和水清洗。避免在丙烯酸酯过敏的患者当中使用此产品。

⑥ 如果发生长时间的接触口腔软组织情况，请用大量水冲洗。如果发生过敏反应，请根据需要就医诊治，如果需要的话，请除去该产品，并在未来禁止使用该产品。

⑦ 建议佩戴防护手套及采用不接触技术。丙烯酸酯可能穿透一般使用的手套。如果产品接触到手套，脱掉并丢弃手套，立即用肥皂和水洗手，然后再戴上新手套。

⑧ 如果发生过敏反应，请根据需要就医诊治。

第二节　口腔局部麻醉护理

一、概述

口腔局部麻醉（简称局麻）是指应用局部麻醉药物暂时阻断口腔颌面部特定区域内神经末梢和神经纤维的感觉传导，从而使该区域痛觉消失，以便进行牙科手术、诊断性操作或其他口腔治疗。常用于牙和牙槽骨手术、颌面部小手术和疼痛的治疗。局麻时患者意识清醒，是一种安全、简便、效果确切的麻醉方法，不适用于不合作的患者。

1. 适应证
（1）牙科手术包括拔牙、口腔小肿物切除、种植牙手术等。
（2）牙体牙髓病的治疗根管治疗、充填治疗等。
（3）牙周病治疗牙周袋清创术、牙周炎刮治术等。

2. 禁忌证
（1）对麻醉药物过敏的患者。
（2）患有严重心脏病、肝肾功能不全、癫痫等疾病的患者。
（3）妊娠期妇女，特别是妊娠初期的妇女。
（4）服用某些药物（如 β 受体阻滞剂、钙通道阻滞剂等）的患者。
（5）口腔局部感染严重的患者。

二、卡局式推注术

1. 卡局式推注术护理（表5-2-1）

表5-2-1 卡局式推注术护理

步骤	流程	图示	操作要点
一、护理评估			
1	患者评估		① 评估有无全身系统性疾病、过敏史、家族史等； ② 确认患者麻醉前有无进食； ③ 有无焦虑、恐惧等心理状态； ④ 为患者测量生命体征（必要时测血糖）； ⑤ 调节舒适体位，系好胸巾，清洁口腔； ⑥ 说明口腔无痛治疗的特点，取得信任和配合，签署治疗同意书
2	环境评估		① 环境清洁、宽敞、安全； ② 设备性能完好； ③ 调节牙椅光源，光线充足
3	自身评估		洗手、戴口罩、戴手术帽。着装整洁，仪表端庄，无长指甲
4	用物准备		
（1）	口腔一般检查材料		避污膜、一次性口腔器械盘（口镜、镊子、探针、棉球）、手套、吸唾管、一次性漱口杯、漱口液
（2）	常规用物		0.5% 碘伏、棉签、护目镜、三用枪

步骤	流程	图示	操作要点
（3）	遵医嘱准备麻醉药品和用物		卡局式注射器、卡局式注射器针头、心电监护仪、供氧设备、急救药品、输液架等，遵医嘱准备局麻药品阿替卡因肾上腺素注射液（必兰）

二、护理流程

步骤	流程	图示	操作要点
5	麻醉操作前术区消毒		① 嘱患者含漱口液漱口； ② 传递 0.5% 碘伏棉签进行术区消毒
6	麻醉操作中护理配合		护士将注射器传递给医生，待医生接稳后左手固定注射器，右手拔出针帽。注射麻药过程中关注患者的主诉，如：头痛、头晕、胸闷、恶心等，着重观察患者的神志、意识、面色、呼吸、有无抽搐等，发现异常，及时报告医生，配合处理
7	麻醉操作后护理配合		① 单手回套高压注射器针帽，左手固定针筒，右手持止血钳将针头部分取下，丢入锐器盒，防止针刺伤； ② 患者护理：为患者取下护目镜，调整牙椅，嘱患者漱口，传递纸巾、小镜子；行术后健康宣教
8	术后处置		① 整理用物：清点器械，分类处置消毒，物品归位； ② 牙椅消毒：按照从洁到污的处理原则，注意管道清洗消毒； ③ 弃去一次性物品，医疗垃圾分类处置

2. 健康宣教

（1）饮食方面在麻醉后 2h 内，尽可能避免进食和饮水，以免意外吞咽或咀嚼导致口腔伤口疼痛或感染。2h 后可逐渐进食软食和易于咀嚼的食物，避免食用过热或过冷的食物。

（2）口腔卫生方面在麻醉后的 2h 内，避免刷牙或用牙线，以免刺激伤口。24h 后，可以逐渐恢复正常的口腔卫生习惯。

（3）活动方面　在麻醉后的前 24h 内，避免剧烈运动和重物搬运，以免增加口腔出血和伤口疼痛的风险。

（4）药物方面按照医生的建议服用处方药物，如镇痛药、抗生素等。避免过度使用药物或自行更改药物用量和用药时间。

（5）观察方面密切关注伤口的情况，如出血、肿胀、疼痛和感染等症状。如有异常情况，及时向医生咨询和就诊。

三、计算机控制无痛局麻注射术

计算机控制的无痛局部麻醉注射术，也称为计算机辅助无痛局部麻醉注射术，是一种现代化的口腔局部麻醉技术，利用计算机技术辅助进行精确的注射。其手持部件的重量很轻，采用握笔式，相对于传统注射器增加了手感和可控性。局麻药的传送由计算机控制，以缓慢、均匀且低于患者疼痛阈值的速度注射，使患者在轻松无痛的状态下完成麻醉过程，目前已在临床中得到广泛应用。

（一）基本结构

口腔无痛局部麻醉（single tooth anesthesia，STA）主要由微处理器调控的驱动装置、一次性注射器手柄和带有同期软管的脚踏控制器组成。

（二）工作原理

采用电脑微处理芯片控制麻醉药的流速、流量以及持续的压力，使麻醉药保持位于针头的前方，这样就意味着针头在注射穿行于人体组织时创造了一个麻醉通道，这样针头始终在患者已经被麻醉的区域中穿行，因此患者不会产生任何不适感，使患者在不知不觉中完成麻醉注射。

（三）操作流程

1. 计算机控制无痛局麻注射术护理（表 5-2-2）

2. 健康宣教

同卡局式推注术护理。

表 5-2-2　计算机控制无痛局麻注射术护理

步骤	流程	图示	操作要点
一、护理评估同卡局式推注术护理			
1	用物准备		
（1）	口腔一般检查材料		避污膜、一次性器械盘（口镜、镊子探针）、手套、吸唾管、漱口杯
（2）	常规用物		护目镜、三用枪、心电监护仪、STA
（3）	麻醉用物		局麻药阿替卡因肾上腺素注射液（必兰），核对药物名称、浓度、有效期
二、护理流程			
2	术区消毒		① 嘱患者含漱漱口液；② 传递 0.5% 碘伏棉签进行术区消毒
3	连接设备		连接各部分结构。连接电源线，开电源开关，等待设备自动校验
4	安装药筒		将药筒插入到药筒盒中，使药筒盒的插针紧密地插入到药筒的橡胶塞中。将软管从手柄的槽中拉出，根据需要将手柄折断变短。将针头帽插到 STA 任意一侧的手柄插槽中

步骤	流程	图示	操作要点
5	开始注射		踩住脚踏开始给药，松开脚踏停止给药／回吸
6	移除注射手柄		将注射手柄从口腔内移出，安放至手柄插槽中
7	术后护理		① 患者护理：取下护目镜，调整牙椅，嘱患者漱口，传递纸巾、小镜子 ② 交代术后医嘱
8	术后处置		① 整理用物：回收器械，分类处置，物品归位 ② 牙椅消毒：按照从洁到污的处理原则，注意管道清洗

（四）计算机控制无痛局麻注射仪的优点

计算机控制无痛局麻注射仪作为一种现代化的口腔局部麻醉技术，具有许多优点，包括：

（1）高精确性　计算机控制的注射仪可以通过电子控制和传感器监测实现高精确的定位、定深和注射速度，从而提供精准的局部麻醉注射。有助于减少注射误差，提高注射的准确性和可控性。

（2）减轻疼痛和不适　注射过程中的疼痛和不适是许多患者担忧的问题，而计算机控制的注射仪可以通过控制注射速度和实现精确停顿等方式，减轻患者在注射过程中的疼痛和不适感，提供更加舒适的局部麻醉体验。

（3）实时监测和反馈　计算机控制的注射仪通常配备了传感器，用于实时监测注射过程，包括注射速度、注射压力、注射量等参数，从而提供实时反馈给医生，帮助其进行调整和控制。有助于确保注射过程安全、有效，并达到麻醉效果的最佳化。

（4）稳定性和可重复性　计算机控制的注射仪可以实现稳定的注射速度和量，减少了人为因素的干预，从而提高注射的可重复性和稳定性，有助于保持一致的麻醉效果，减少了患者之间的差异性。

（5）提高手术效果和患者满意度　精确的局部麻醉注射可以提高手术或治疗的效果，减少了术中疼痛和不适，提高了手术质量。同时，由于减少了患者在注射过程中的疼痛和不适，提高了患者的满意度以及对口腔治疗的接受度。

四、局麻并发症

口腔局部麻醉是一种常见的临床操作，用于在口腔内进行手术、修复、拔牙等治疗。尽管口腔局部麻醉通常是安全的，但在一些情况下，可能会发生一些并发症。以下是口腔局部麻醉可能的一些并发症。

（1）晕厥　是由于一过性中枢缺血缺氧导致的突发性、暂时性的意识丧失。表现为早期有胸闷、心慌、头晕、面色或口唇苍白、四肢厥冷、全身冷汗等症状，进而可出现心率减慢，血压下降，甚至短暂的意识丧失。晕厥是局麻中最多见的并发症。

（2）过敏反应　见第六章第三节。

（3）神经损伤　在口腔局部麻醉过程中，神经损伤是一种罕见但潜在的并发症。这可能会导致感觉或运动功能的丧失，如舌神经、下颌神经或耳颞神经的损伤，导致舌部或口腔的短暂或持久性麻木、感觉异常或咀嚼困难。

（4）血肿和组织损伤　在注射过程中刺破血管，导致组织内出血。多见于上牙槽后神经阻滞麻醉时，刺破翼静脉丛。偶见眶下神经阻滞麻醉，刺入眶下管，刺破眶下动、静脉；局部浸润麻醉时刺破小血管。血肿的临床表现开始为局部迅速肿胀，无疼痛，皮肤或黏膜出现紫红色瘀斑，数天后转变为黄绿色，最后吸收消失。

（5）感染　任何侵入性操作都有可能引入细菌，导致口腔局部感染的发生。这可能包括口腔麻醉时使用的注射器、针头或局部麻醉药物本身。感染可能导致局部疼痛、肿胀、发热、脓液形成等症状，需要适时治疗。

（6）中毒　即在单位时间内进入血液循环的局麻药量超过分解速度，使血液中药物浓度升高，出现中毒表现。临床表现可分为兴奋型与抑制型两类。兴奋型表现为烦躁不安、话多、颤抖、气急、多汗、血压升高，重者出现发绀、全身抽搐；抑制型表现为上述症状不明显，但迅速出现脉搏细弱、血压下降、神志不清及呼吸和心搏停止。

（7）暂时性面瘫　一般见于下牙槽神经经口内阻滞麻醉时，由于注射部位过深，将麻醉药物注入腮腺内，麻醉面神经，导致暂时性面瘫。注射后数分钟，患者感觉面部活动异常，注射侧眼睑不能闭合，口角下垂。

第三节　术野隔离技术

牙齿位于潮湿的口腔环境中，唾液中含有大量的微生物。在牙体和牙髓治疗过程中，能有效地将术区与口腔环境隔离，阻止唾液及微生物污染术区，是牙体修复和根管治疗成功的基本保证。

在牙体修复和牙髓治疗过程中，术区的隔离方法包括简易隔离技术、橡皮障隔离技术。简易隔离法是利用棉卷或棉球以及吸唾管置于唾液腺开口处以及被操作患牙的颊（唇）舌侧，将术区与唾液隔离的技术。橡皮障隔离技术是应用橡皮障系统以提供干燥、清洁术野的技术。其中橡皮障隔离技术是目前临床上使用较多的技术。

橡皮障隔离技术是利用橡皮障的弹性，打孔后套在牙齿颈部作为屏障，使接受治疗的牙冠与口腔隔离。

橡皮障隔离技术的优点：在口腔操作中，有术区隔湿及控制感染两方面作用，能有效防止误吞误吸，保护软组织，隔离刺激，提高安全性；能维持清晰的视野，便于医生操作，减少了软组织及口腔内液体的干扰，提高治疗效率。

（一）橡皮障的组成（表5-3-1）

表5-3-1　橡皮障的组成

步骤	基本组成	图示	特点或功能
1	橡皮障布		橡皮障主体部分，有不同颜色、厚度、尺寸，颜色可根据需要选择。橡皮障不宜长时间保存，老化的橡皮障布易撕裂

步骤	基本组成	图示	特点或功能
2	橡皮障打孔器		用于橡皮障布打孔，使障布能够套在要隔离的牙齿上，一般由一个硬质的打孔盘和打孔针组成
3	橡皮障夹钳		用于撑开橡皮障夹，由柄、喙和中央定位器组成。其喙部可以放入橡皮障夹翼部的孔中撑开夹子，手柄中部有定位装置可以将障夹保持在撑开的状态，以利于握持和安装，并且方便在手间传递
4	橡皮障支架		用于撑开并固定橡皮障布。有 U 型或环型两种样式，前者更为常用，周围有小钉突用来固定橡皮障布，外形有一定的弯曲度以与面部外形相适应。材质有金属或塑料两种
5	橡皮障夹		用于夹持牙颈部，由两个夹臂和中间的弓部组成。常用于固定橡皮障布，还可牵拉橡皮障布和下方软组织
6	辅助工具		① 水门汀充填器：用于将橡皮障布从橡皮障夹的翼部翻转至翼下，多颗牙隔离时，有时还需将隔离牙颈部的橡皮障布边缘翻转至龈沟内 ② 剪刀 ③ 牙线：可以在安装前检查邻面接触情况，在安装过程中帮助橡皮障布通过邻牙间的接触点，还能用于辅助固位 ④ 楔线：可通过邻牙间接触点到达接触点下方，利用其弹性辅助或单独用于固定橡皮障布

（二）橡皮障的安装

临床上主要有四种安装方法，包括翼法、弓法、橡皮障布优先法和橡皮障夹优先法，临床上常用翼法。以下以翼法（表 5-3-2）进行介绍。

表 5-3-2　橡皮障的安装（翼法）

步骤	流程	图示	操作要点
一、术前准备			
1	患者沟通		告知患者安装橡皮障时和安装后不能说话、漱口，以及可能会有短暂的不适，取得患者的理解和配合
2	术区准备		结合治疗需要和患者口腔条件选择固位牙的牙位和数目，使得术野隔离后可以达到视野清晰、固位牢靠的目的
3	物品准备		打孔器、橡皮障夹钳、橡皮障夹、橡皮障布、钝头器械、面弓、剪刀、牙线、楔线
二、橡皮障安装（翼法）			
4	安装前准备（固位牙）		有利于橡皮障在牙颈部的贴合度，保证封闭质量，包括牙面清洁、制作假壁、局部麻醉
5	安装前准备（橡皮障布的选择）		厚度选择：一般选择中等厚度的障布。 大小选择：能够遮盖整个口腔。 颜色选择：临床上常选用绿色或蓝色
6	橡皮障的安装		选择有翼的橡皮障夹，在口外将障夹的翼套入橡皮障布的孔；用橡皮障夹钳撑开橡皮障夹，将其与橡皮障布一同安放到隔离牙的颈部；用钝头器械（水门汀充填器扁头）将两翼上方的橡皮障布翻下

步骤	流程	图示	操作要点
7	橡皮障弓的安装	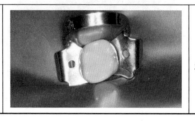	先固定对角线
三、橡皮障的拆除			
8	单颗牙齿		先用橡皮障夹钳取下橡皮障夹，再将支架和障布一并取下

（三）橡皮障隔离技术的注意事项

（1）异常萌出的第三磨牙、残根等情况可能会导致无法使用橡皮障隔离技术或使用难度增大。

（2）在安装橡皮障时或安装完毕后，一定注意切勿遮挡患者鼻孔，以免影响患者呼吸。

（3）在安装橡皮障之前，建议在橡皮障夹的翼孔中用牙线栓系，防止障夹在使用中折断，导致患者误吞误吸。

第六章　口腔门诊医疗急救技能

第一节　误吞和误吸

一、定义

误吞是指在口腔门诊医疗过程中可能会发生的异物进入口咽、喉咽或消化道的现象；误吸则是异物进入声门以下气道内的现象。这些异物包括口腔门诊医疗常用小器械，如根管锉、扩大针、车针和种植体愈合帽等；常用的修复体，如活动义齿、嵌体和烤瓷冠等；还有拔出的牙齿或牙根等。

二、原因

口腔门诊医疗过程中，患者在牙椅上处于仰卧位且张口时间长，因紧张、焦虑或疼痛等原因导致头部突然转动，或操作者的失误，均可导致口腔门诊常用小器械、修复体或牙齿、牙根等物品的脱落，从而造成患者的误吞或误吸。

三、临床表现

根据异物的形状、大小以及停留的位置，患者的临床表现各有不同。按异物停留的位置，一般分为口咽异物、喉咽异物、食管异物、胃肠道异物以及气管异物。

（1）口咽异物　异物常存在于扁桃体窝和舌根部。若异物形状较规整，非针刺状，患者症状多为局部的异物感，吞咽时症状加重；若异物为针刺状，则较容易刺入周围组织，症状多为咽部刺痛感，吞咽时加重；有时也会因异物的形状和刺入部位不同而有差异，但患者一般能够指出异物感或刺痛感所在具体位置。

（2）喉咽异物　异物常停留于会厌谷、梨状窝或声门，患者的症状因异物形状和嵌顿位置而有所差异。当异物位于会厌谷和梨状窝，若异物的形状比较规整，非针刺状，则患者的症状多为异物感；若异物的形状不规则，或呈针刺状，则患者的症状多为刺痛感，上述症状在吞咽时均会加重。当异物位于声门，患者则会出现呛咳、发音困难，严重时甚至会发生呼吸困难和窒息。

（3）食管异物　异物常停留或嵌顿于食管第二狭窄处，患者可出现进食异物感、梗阻感、吞咽困难或胸骨后疼痛感，严重时异物会刺破食管，造成食管穿孔、食管瘘、纵隔脓肿，穿破大血管甚至会危及生命。

（4）胃肠道异物　异物进入胃部并向肠道蠕动，症状一般因异物的大小和形状而不同。若异物较小，形态规则，异物可随肠道排出体外，患者一般无明显症状；若异物较大，形态不规则，异物在随胃肠道蠕动的过程中易造成黏膜损伤，患者常有腹痛或大便带血等症状，严重时可有恶心、呕吐等症状。

（5）气管异物　异物常容易进入右侧主支气管，异物进入气管后，患者一般会先出现剧烈咳嗽的症状，接着可能会出现呼吸困难及喘鸣；若异物停留的时间较长，患者可能会出现疼痛及咯血症状；若异物进入一侧主支气管，患者会出现肺气肿、肺不张等支气管阻塞症状，严重时可能会并发支气管炎、肺炎甚至肺脓肿，最终进一步加重患者的呼吸困难。

四、急救护理

（一）病情评估

1. 病史

了解患者误吞或误吸的异物是什么物品，异物的形状和大小，以及误吞、误吸的过程等。

2. 临床表现

评估异物停留的位置、形状、大小；疼痛部位、性质及伴随症状；是否伴有呼吸困难及吞咽困难等异物刺激症状。

3. 辅助检查

根据患者的临床表现可初步评估异物所在的位置，拍摄 X 线片确定异物位置，有助于精准诊断和指导治疗。

4. 心理

误吞、误吸多为突然发生，患者通常没有任何的心理准备，因此此类现象发生后，患者多精神紧张、恐惧和焦虑。正确评估患者的心理和情绪变化并进行安抚，有助于治疗。

（二）护理措施

1. 急救前准备

（1）心理护理　当发生误吞、误吸现象，在立即采取急救措施的同时，应做好安抚患者的工作，减轻患者因误吞、误吸和异物刺激引起的高度紧张、焦虑和恐惧情绪，引导患者积极配合治疗，向患者及其家属交代注意事项及治疗过程中的配合方式，引导患者积极配合治疗。

（2）用物准备　遵医嘱准备相关物品，如间接喉镜、纤维或电子喉镜、食管镜、纤维或电子支气管镜、压舌板、镊子、纱布以及异物钳等。

2.急救措施

（1）口咽异物　若发现异物停留在口咽部，且异物形状较规整，非尖刺状，应立即引导患者将异物自主咳出或吐出；若异物的形状不规整，或呈尖刺状，刺入组织内，则应立即准备异物钳和无菌辅料等物品，并调整好灯光，在安抚患者的同时协助医生将异物快速取出，密切观察患者生命体征，必要时给予心电监测及血氧饱和度监测。

（2）喉咽异物　若发现异物已经进入喉咽部，则护理人员应尽量安抚好患者，同时协助医生，将患者转入耳鼻咽喉头颈外科专科门诊进行急救。

（3）食管异物　若发现异物已经进入食管，则应做好安抚患者情绪的工作，协助患者完善食管CT检测，明确异物形状和停留位置，同时根据异物所在位置，将患者转入耳鼻咽喉头颈外科、消化内科或心胸外科进行急救。

（4）胃肠道异物　若发现异物已经进入胃肠道，则应做好安抚患者情绪的工作，协助其完善胃肠道CT，明确异物形状和停留位置，将患者转入普外科进行急救。

（5）气管异物　若患者出现呛咳、呼吸困难或窒息等症状，表明异物很可能已经进入气管，护理人员应缓解患者的紧张和焦虑情绪，并协助医生明确异物的形状。若异物形状较规整，非尖刺状，则立即对患者行海姆立克急救；若异物形状不规整，或存在尖刺状，则应立即联系耳鼻咽喉头颈外科、麻醉科和呼吸内科的医生，将患者送至手术室进行急救，必要时开放静脉通道，备好抢救仪器和药品。

知识链接——海姆立克急救法（图 6-1-1）：适用于气道异物的患者。

　　若患者是清醒状态：患者应站着或坐着，医护人员或救护人员从患者的背后抱住其腹部，其中一只手呈握拳状态，并将拇指的一侧放在患者的腹部，位置位于脐上两横指；另一只手则握住呈握拳状态的手，快速地向内上方，呈冲击性地压迫患者的腹部。不断反复地有节奏、有力度地进行，最终通过形成气流将异物冲出。而患者此时应该尽力配合救护人员，呈低头张口状态，方便异物从口中吐出。

　　若患者是昏迷状态：医护人员或救护人员首先应将患者摆至仰卧位，同时患者呈张口状态，然后救护人员将双腿分开，横跨患者跪着，并将双腿膝盖置于患者大腿外侧的地面或床面上，双手叠放于患者腹部，位于脐之上两横指处，手掌根部顶住患者的腹部，快速地向前上方有节律地冲击患者腹部，连续冲击4～5次。

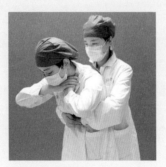

图 6-1-1　海姆立克急救法

3. 急救后护理

做好记录，安抚患者的情绪，做好解释工作，询问患者取出异物的感觉以及其他不适，并交代其他注意事项。做好环境清洁及物品整理。

（三）健康指导及预防措施

① 若发生误吞现象，切忌通过吞咽食物或强行使用手指挖取等方式，避免刺伤组织、大血管或造成穿孔等严重后果。

② 若异物进入气管，且异物形状较规整，非针刺状，立即行海姆立克急救法，同时应立即联系专科进行手术治疗。

③ 禁止服用泻药等刺激性食物，避免因诱导肠道的剧烈蠕动而发生并发症。

④ 预防措施：治疗前嘱患者保持正确的体位。医生、护士在操作过程中动态关注患者，嘱患者有不适举手示意，避免说话。如扩挫器械滑落在口腔内，禁止用镊子夹取，告知患者不能闭口做吞咽动作，应让患者低头迅速吐出异物。做好小器械管理，规范使用橡皮障，制订应急预案并熟练掌握。

第二节　晕厥

一、定义

晕厥是由于大脑供血不足引起短暂性意识丧失的一种状态。具有突然发作、一过性、可自行恢复、不留后遗症等特点。通常将晕厥分为神经介导的反射性晕厥、体位性低血压性晕厥和心源性晕厥三大类。神经介导的反射性晕厥是口腔门诊诊疗中最常见的晕厥，年轻者多见，女性多于男性，也可见于年老体弱者。

二、原因

晕厥的原因主要包括疾病因素、物理因素、环境因素和自身因素。口腔门诊医疗最常见的神经介导的反射性晕厥，主要与患者在特殊医疗环境下受到的各种不良刺激以及患者的精神紧张相关。

（一）疾病因素

（1）神经介质的反射性晕厥　包括血管迷走性晕厥、情境性晕厥、颈动脉窦性晕厥和不典型晕厥等，均可引起人体心率减慢、血压降低，最终导致大脑供血不足。

（2）体位性低血压性晕厥　包括原发性自主功能衰竭、继发性自主功能衰竭以及血容量不足等。原发性自主功能衰竭包括多系统萎缩、单纯自主神经功能衰竭和路易体痴呆；继发性自主功能衰竭则多见于糖尿病、尿毒症、脊髓损伤和淀粉样变性；而血容量不足则多由出血、腹泻或呕吐等所致。

（3）心源性衰竭　包括心律失常性晕厥和器质性心血管疾病性晕厥。心律失常性晕厥包括心动过缓、心动过速和遗传性心律失常综合征；器质性血管疾病性晕厥的常见疾病则包括急性心肌缺血 / 梗死、心包疾病和心脏瓣膜病等。

（二）物理因素

（1）出血　医疗过程中的操作、注射器或手术刀等导致患者口腔出血。

（2）声音　医疗过程中治疗器械以及牙科机器的高速转动导致的声音。

（3）疼痛　医疗过程中注射、穿刺及手术等均可引起患者疼痛。

（三）环境因素

主要是指口腔门诊医疗诊室内拥挤、高温、通风不良或异味等不良环境。

（四）自身因素

患者在就诊的时候过度的情绪紧张、恐惧、焦虑，以及长时间的站立、饥饿、低血糖、过度劳累或体位的瞬间改变，均可导致患者发生神经介导的反射性晕厥。

三、临床表现

患者会出现头晕、视物模糊、四肢无力、恶心、烦躁、黑矇及听力下降等症状，这是晕厥发生的前兆。在发生晕厥时，患者会意识丧失，突然倒地，心率减慢，血压下降，伴有出冷汗、面色苍白、四肢发凉等症状。上述症状持续数秒或数分钟后可自行缓解，患者可以恢复正常，无明显后遗症，但有的患者在半小时内可能还会有全身乏力感。

四、急救护理

（一）病情评估

1. 病史

询问患者及家属之前是否有过晕厥病史，了解患者发生晕厥前诊疗过程中的情况，比如患者的情绪变化、体位变化、饮食情况、声音或疼痛等的刺激以及诊室的整体环境等。

2. 临床表现

监测患者的生命体征，根据患者的临床表现可初步评估患者发生晕厥的前兆，有助于提早预防并进行干预。

3. 心理

口腔门诊的患者发生的晕厥多为神经介导的反射性晕厥，多与患者受到的不良刺激、长时间站立、过度劳累或虚弱等因素有关，患者往往都存在着较大的情绪变化。因此，若能够正确评估患者发生晕厥的原因，对患者恢复意识、防止晕厥的再次发生以及继发性的创伤具有至关重要的作用。

4. 潜在的并发症

患者发生晕厥，多为一个突发的情况，往往没有任何保护措施。因此，患者晕厥时的突然倒地易导致继发性创伤的发生，如头部、四肢等其他部位发生的创伤；若患者发生晕厥时存在呕吐现象，则呕吐物极易导致患者发生误吸甚至窒息的可能，因此一旦发现呕吐，应立即将呕吐物清洗干净。

（二）护理措施

1. 急救前准备

（1）心理护理　当发生晕厥现象，在立即采取应急措施的同时，应做好安抚家属的工作，减轻患者和家属因晕厥刺激引起的高度紧张和恐惧情绪，引导患者和家属积极配合治疗，从而取得最佳的治疗效果。

（2）物品准备　遵医嘱准备相关物品，如吸氧用物（一次性输氧管、棉签、氧气袋和弯盘）；血压计；清理呕吐物用物；无菌纱布和镊子等；纠正低血糖药品：葡萄糖口服溶液或葡萄糖注射液等；继发性创伤的消毒包扎用物：无菌纱布、0.5%碘伏和棉签等；纤维支气管镜检查用物：纤维支气管镜或电子支气管镜等。

2. 急救措施

（1）体位摆放　首先应协助患者及家属摆好体位，采取平卧位。在此过程中，应尽量做到动作的轻柔，避免患者的摔伤或不适引起继发性创伤。

（2）吸氧　患者出现晕厥，应立即予以吸氧处理。清理患者的双侧鼻腔，连接吸氧管，遵医嘱调节氧流量。在此操作过程中，应先仔细检查输氧管的通畅，避免输氧管的堵塞或弯折，而鼻导管插入双侧鼻孔的距离应在1cm左右。

（3）生命体征的监测　患者出现晕厥，应立即监测其生命体征，包括血压、脉搏和呼吸频率，同时注意其脸色、出汗等情况。随时向医生汇报患者生命体征的情况。一旦发现异常，立即报告医生，并协助医生采取紧急措施。

（4）呕吐物的清除　若晕厥的患者同时出现呕吐现象，应立即将患者的头偏向一侧，及时清除患者口腔的分泌物和呕吐物，保持患者呼吸道的通畅，避免出现误吸和窒息。

（5）低血糖的纠正　若患者发生晕厥是由于低血糖所致，则应立即遵医嘱予以口服葡萄糖溶液或者静脉注射葡萄糖注射液治疗。予以口服葡萄糖溶液时，应注意防止出现呛咳，避免误吸，同时监测患者的生命体征。

（6）继发性创伤的护理　晕厥患者的继发性创伤多是由于患者的突然意识丧失所致，多为头部磕伤或者撞击。若出现撞伤，应协助医生立即对伤口进行消毒、止血和包扎；若出现头部的撞击，待患者苏醒之后，应立即对患者进行评估，必要时可行颅脑CT检查。

3. 急救后护理

做好记录，安抚患者的情绪，做好解释工作，询问患者苏醒后的感觉以及是否存在其他不适，并交代患者其他注意事项。做好环境清洁及物品整理。

（三）健康指导及预防措施

① 若患者的意识恢复后，仍感到疲惫、虚弱或乏力，则应告知患者及其家属注意休息，避免剧烈的活动和刺激；若患者想要行走，则嘱咐家属做好搀扶，避免再次摔倒。

② 若患者既往有晕厥病史或诱导晕厥的病因较明显，则在口腔门诊诊疗过程中，患者应主动告知该病史，而医护人员则应提前做好准备，减少诊室人群聚集，诊疗过程中尽量避免诱发因素。

③ 对长期站立、饥饿或有明确糖尿病、高血压病病史的患者，开始医疗前，应嘱患者候诊时避免长期站立，进行能量补充以及避免空腹，可随身携带食物，在患者出现晕厥的前驱症状时立即食用，尽量避免晕厥的发生。

④ 预防措施：控制诊室内就诊人员，注意诊室内空气流通；治疗前仔细询问相关病史，嘱患者避免诱发晕厥的因素；诊疗过程中医生、护士动态关注患者，嘱患者若有不适请举手示意；制订应急预案并熟练掌握。

第三节　局部麻醉药物过敏

一、定义

局部麻醉药物过敏是指口腔门诊医疗过程中患者局部注射麻醉药后的几分钟或一个小时内，出现的一系列过敏反应，通常为Ⅰ型过敏反应，即速发型过敏反应。过敏反应是免疫系统在短时间内快速启动的过程，可出现呼吸、循环等多系统的表现，严重者可发生休克。

二、原因

局部麻醉药物中的多种成分，如局部麻醉剂、血管收缩剂和防腐剂均可引起过敏反应。酯类局部麻醉药物导致的过敏反应更为常见，如普鲁卡因、丙氧卡因、丁卡因和相关复合剂；而酰胺类局部麻醉药物引起的过敏反应则比较罕见；也有可能是患者自身就属于易过敏体质，对各类麻醉药物都较为敏感。

三、临床表现

（一）按过敏程度分类

（1）轻度过敏表现　患者一般会出现局部或全身的皮肤潮红，伴红疹或红斑等，部分患者可能还会出现皮肤瘙痒、心率过快等症状。

（2）重度过敏表现　患者可能会出现气道黏膜水肿、气道痉挛甚至呼吸困难等症状，部分严重的患者可能会出现血压骤降、循环衰竭、心搏呼吸骤停、意识障碍甚至昏迷等过敏性休克症状。

（二）不同系统的症状

（1）皮肤症状　患者一般会出现皮肤的弥漫性潮红、水肿等症状，有时候会出现皮肤瘙痒、荨麻疹和皮肤的麻木感等。

（2）呼吸系统症状　过敏症状较严重的患者会出现喉头水肿、气管痉挛、声音嘶哑甚至呼吸困难等症状，同时患者可伴有胸闷、气促、哮喘等症状。呼吸困难是患者病情迅速恶化的征象，严重者甚至危及生命。患者出现呼吸困难也是过敏性休克的特点。

（3）循环系统症状　患者一般会有心悸、冷汗、面色苍白甚至畏寒或寒战等症状，若患者出现过敏性休克，则会出现脉搏细弱、血压下降等症状。

（4）消化系统症状　患者可能会出现腹痛、腹泻、恶心、呕吐等症状，严重的时候可能会出现便血等症状。

（5）神经系统症状　患者会出现头晕、头痛、烦躁不安或神志淡漠，严重者可能会出现大小便失禁、抽搐、嗜睡甚至昏迷等症状。

四、急救护理

（一）病情评估

1. 病史

询问患者及家属之前是否有过敏病史，了解患者在诊疗过程中使用局部麻醉药的具体情况。

2. 临床表现

监测患者的生命体征，根据患者的临床表现可评估发生过敏的严重程度，有助于下一步诊断和急救治疗的开展。

3. 心理

口腔门诊的患者发生的局部麻醉药过敏现象多在短时间内迅速进展。一般的患者会快速出现皮肤的潮红和瘙痒等不适，严重的患者会出现血压下降甚至意识障碍，患者往往都毫无心理准备，精神极度紧张，甚至出现严重的焦虑和恐惧情绪。因此，若能够正确评估患者发生过敏的原因，对安抚患者的情绪、防止过敏反应的进一步加重具有至关重要的作用。

（二）护理措施

1. 急救前准备

（1）心理护理　应做好安抚工作，减轻患者和家属的高度紧张和恐惧情绪，引导他们积极配合治疗，从而取得最佳的治疗效果。

（2）物品准备　抢救车处于备用状态，同时备好心电监护仪。

2. 急救措施

原则：迅速判断，协助医生查找病因，立即脱离过敏原，并就地抢救。

（1）脱离过敏原，就地抢救　当患者使用局部麻醉药出现过敏症状时，应立即停止使用局部麻醉药，并协助医生立即迅速地就地施行抢救措施，给予中至高流量吸氧，保持呼吸畅通，注意保暖。

（2）体位的摆放　应协助医生帮患者摆好体位，采取平卧位，迅速松解患者的衣领，应尽量做到动作的轻柔，避免患者的摔伤或不适引起继发性创伤。

（3）生命体征的监测　立即监测患者的生命体征，包括血压、脉搏和呼吸频率，同时应注意其脸色、出汗等情况。连接心电监护仪，并随时向医生汇报患者生命体征的情况。一旦发现异常，立即报告医生，并协助医生采取紧急救治措施。

（4）抗过敏　一般可选用异丙嗪 25～50mg 或苯海拉明 40mg，予以肌内注射；也可予以 10% 葡萄糖酸钙注射液 10～20mL，稀释后缓慢静脉注射。

若出现严重的过敏性休克，应迅速及时就地抢救，除上述操作外，还需进行如下急救措施：

① 肾上腺素：立即予肌注 0.1% 肾上腺素注射液，成人 0.5mL，小儿 0.020～0.025mL/kg；亦在原来注射药物处肌注，减少致敏药物的吸收，同时又具有抗过敏作用。若患者症状不缓解，10～15min 后可重复注射，直至脱离危险期。

② 糖皮质激素：予以地塞米松 10～20mg、甲泼尼松 80～120mg，或琥珀酸氢化可的松 200～500mg 静脉注射或静脉滴注。

③ 血管活性药物：常用的药物为多巴胺，必要时可使用去甲肾上腺素，对升高血压具有很好的作用。

④ 补充血容量以改善微循环：过敏性休克的患者一般无绝对血容量的减少，因此应避免过多地输入液体，因为输液量过多时易发生肺水肿。在使用血管活性药物情况下，输入晶体液即可，必要时监测中心静脉压。

⑤ 其他：若患者出现窒息，应立即行气管插管或气管切开术，心搏骤停时立即行心肺复苏。

（5）呕吐物的清除　若过敏的患者同时出现呕吐现象，应立即将患者的头偏向一侧，及时清除其口腔的分泌物和呕吐物，保持呼吸道的通畅，避免其出现误吸和窒息，特别是过敏后意识丧失者。

3. 急救后护理

做好记录，安抚患者和家属的情绪，做好解释工作。过敏症状缓解或休克患者成功抢救后，应立即转入专科病房。密切监测患者的生命体征，防止病情的再一次发作。询问患者是否存在其他不适，并交代患者其他注意事项。做好环境清洁及物品整理。

（三）健康指导及预防措施

① 患者的过敏症状恢复、意识恢复、过敏性休克症状改善后，应告知患者及其家属注意休息，避免剧烈活动。同时密切监测患者的生命体征，注意可能存在的后续并发症，并应继续予以治疗，直至症状的完全消失。

② 若患者既往有药物或食物过敏病史，则在口腔门诊医疗过程中，患者应主动告知该病史，而医护人员则应避免使用该类药物；若此前无此类药物的过敏病史，则在明确致敏的局部麻醉药之后，应告知患者及家属，在此后的就医过程中，避免使用此类药物，以避免再次发生过敏。

③ 预防措施：治疗前仔细询问相关病史，避免使用致敏药物；诊疗过程中医生、护士应动态关注患者，嘱患者若有不适应及时举手示意；提前备好抢救车，配备急救药物和心电监护仪，必要时配备除颤仪；制订应急预案并熟练掌握。

第四节　口腔出血

一、定义

口腔出血是指口腔颌面部病变、外伤或医疗过程中操作导致血管损伤而出现的急症，是口腔门诊最常见的急症之一，若处理不及时，会引起不良后果，严重时甚至危及生命。

二、原因

口腔颌面部血运丰富，病变和损伤易导致急性出血，常见的原因有：

（1）损伤性出血　外伤或者门诊医疗过程中操作损伤口腔颌面部的软组织或硬组织，或医疗过程中创面止血不彻底，均可导致患者出血。

（2）病变性出血　多见于口腔颌面部肿瘤患者，肿瘤破裂或恶性肿瘤侵犯周围组织和血管均可导致出血，尤以血管瘤破裂或恶性肿瘤侵袭血管导致出血最常见。

三、临床表现

1. 按损伤血管分类

（1）动脉性出血　损伤动脉血管所致，喷射状，呈鲜红色，出血量大，易找到出血部位，有时可见动脉波动样节律。

（2）静脉性出血　损伤静脉血管所致，汹涌状，呈暗红色，出血量相比动脉出血较少，可找到出血部位。

（3）毛细血管性出血　损伤毛细血管所致，渗出状，呈暗红色或紫红色，出血量少，出血部位较难找到。

2. 按出血时间和原因分类

（1）原发性出血　损伤或外伤导致的组织出血或医疗过程中止血不彻底导致术后出血，多发生于 24h 之内。如拔牙后 24h 之内，患者吐出压迫棉球仍有较多新鲜血液，或由于患者吸吮、用力漱口、刷牙等行为均可刺激拔牙创面出血，均属于原发性出血。

（2）继发性出血　继发于其他疾病的出血，如肿瘤、血管瘤或凝血功能障碍等疾病；或完成医疗操作后 24h 或数天的出血，多与创面感染有关。均属于继发性出血。

四、急救护理

（一）病情评估

1. 病史

询问患者出血的时间，判断出血的量，了解患者出血的原因，创伤的过程或存在的原发病变，如是否存在肿瘤或血液疾病病史。

2. 临床表现

监测患者的生命体征，根据患者的临床表现可评估患者发生出血的严重程度，有助于下一步开展诊断和急救治疗。

3. 心理

口腔门诊的患者发生的出血都集中于口腔颌面部，血管较丰富，出血量一般都较多，且发生较迅速，患者多无任何心理准备，当出血发生时，患者多精神紧张并有严重焦虑和恐惧；同时患者担心自己的容貌受损，进而产生悲观心理。若为肿瘤患者的出血，患者本身就因肿瘤的发生而存在心理的不安和焦虑，并容易对生活和自己失去信心。因此，若能够正确评估患者发生出血的原因，对安抚患者的情绪、防止出血的进一步加重具有至关重要的作用。

（二）护理措施

1. 急救前准备

（1）心理护理　应做好安抚工作，减轻患者和家属因出血症状引起的高度紧张和恐惧情绪，引导患者和家属积极配合治疗，从而取得最佳的治疗效果。

（2）患者准备

① 询问病史：向患者及其家属询问相关病史，了解患者之前是否发生过类似出血症状，了解患者创伤发生的过程，了解出血的时间和出血量，询问是否存在口腔颌面部肿瘤，是否存在血液病病史等情况。

② 患者体位：监测患者的生命体征，将患者放置于牙科治疗椅上，向患者和家属交代注意事项及治疗过程中的配合方式。若口腔内出血量较大较急，应嘱患者低头，避免血液后流至呼吸道内而引起窒息。

③ 物品准备：遵医嘱准备相关物品，如剪刀和镊子，用于去除多余的毛发和探查伤口；生理盐水、冲洗器和吸唾管用于创面的清创；碘伏和棉球则用于创面的消毒；无菌纱布、绷带以及三角巾用于伤口或出血点的包扎、填塞和压迫；

止血钳用于止血；缝合针和缝合线用于伤口的缝合和结扎等。此外若患者出现失血性休克，则应准备一次性输氧管、棉签、氧气袋和弯盘，用于患者的吸氧；血压计用于监测患者的血压；输液器、0.9% 氯化钠注射液（生理盐水）或 5% 葡萄糖注射液，用于为患者建立静脉通道；心电监护仪用于监测患者的生命体征。

④ 药品准备：主要准备针对失血性休克、心搏骤停的药物，比如 0.1% 肾上腺素；此外还有右旋糖酐 -40，用于为患者补充血容量；多巴胺用于为患者升血压等等。

2. 急救措施

（1）创伤导致的出血　根据止血方法的不同分为三类止血法，护理人员在此过程中应协助医生做好止血工作。

① 包扎止血：在此过程中，护理人员首先通过传递镊子和剪刀，协助医生去除出血位置的毛发，同时安抚患者；接着用冲洗器抽取生理盐水并递给医生，协助医生清洗创口，反复多次，并用纱布清洁以维护好视野的清晰；然后用镊子将消毒棉球递给医生，对创口进行消毒处理，注意遵守无菌操作的原则；最后将无菌纱布、敷料和适合创口大小的绷带递给医生，对创口进行包扎。

② 填塞止血：护理人员密切监测患者的生命体征，同时将镊子传递给医生，协助医生检查创口；接着将无菌纱布或棉垫和绷带快速传递给医生，对创口进行填塞止血，此过程中应注意填塞压迫的力度和角度，避免压迫气管导致患者窒息。

③ 结扎止血：首先护理人员将镊子递给医生，协助医生检查创口，并密切监视患者的生命体征，安抚患者，同时用纱布清洁局部创面以维持视野的清晰；接着将止血钳递给医生，协助医生进行止血；然后将带线的缝合针递给医生，协助医生对创口进行缝合并打结；最后用镊子夹住碘伏棉球并传递给医生，协助对创面的再次消毒清理。

（2）肿瘤或血液病引起的出血　若为肿瘤破裂或侵犯血管引起的出血，出血量一般比较大，应协助医生明确患者肿瘤病史和出血位置，同时安抚患者，主要采取压迫止血法，然后迅速转至专科病房或手术室治疗；若为血液系统疾病引起的患者凝血功能异常导致的出血，则需协助医生明确病史和出血点，在安抚患者的同时，采取压迫止血法，然后迅速联系血液科，及时转至专科进行治疗。

（3）失血性休克

① 静脉通道的建立：迅速建立 2 条以上静脉通路，周围静脉萎陷穿刺困难时，可行中心静脉置管。

② 体位：取休克体位，头和躯干抬高 20°～30°，下肢抬高 15°～20°。

③ 病情观察：连接心电监护仪，监测生命体征。注意观察患者意识、面色、肢端温度及色泽等情况。

④ 改善缺氧，保持呼吸道通畅：给氧，氧流量 6～8L/min 为宜。

⑤ 血容量的补充：若患者出现休克、循环衰竭的症状时，应遵医嘱迅速补充血容量，可先迅速输入生理盐水或者平衡盐溶液，必要时予以输血。

⑥ 止血：在补充血容量的同时，应积极止血；一般情况下应在休克基本纠正后，进行根本的止血。但是，对于一般难以控制的出血，应该补充血容量的同时，进行止血手术。

⑦ 血管活性药物的使用：若患者出现休克、低血容量时，应遵医嘱给予多巴胺 20mg+5% 葡萄糖注射液 200～300mL，采用静脉泵泵入。在此过程中，应根据患者血压情况而调整多巴胺的给药速度。

⑧ 心肺复苏：当患者因失血性休克出现心搏骤停时，应立即协助医生对患者进行心肺复苏，同时肌注 0.1% 肾上腺素注射液 0.5～1mg、补充血容量等支持治疗。

3. 急救后护理

做好记录，安抚患者和家属，做好解释工作。止血成功或休克患者成功抢救后，应立即转入专科病房。密切监测患者的生命体征，防止再一次发作。询问患者是否存在其他不适，交代其他注意事项。做好环境清洁及物品整理。

（三）健康指导及预防措施

① 若患者的失血性休克症状改善后，应告知患者及其家属注意休息，避免剧烈活动。同时密切监测患者生命体征，注意可能存在的后续并发症，并应继续予治疗，直至症状完全消失。

② 若患者口腔颌面部的出血为创伤性，在充分止血后，应嘱咐患者在 24h 内注射破伤风抗毒素，以防止其他并发症的发生。

③ 既往有口腔颌面部肿瘤或血液病等病史，在口腔门诊医疗过程中，患者应主动告知该病史，而医护人员则应在医疗过程中积极采取干预措施，在做好止血的同时，积极联系专科进行原发病的治疗。

④ 加强心理护理和指导，特别是肿瘤患者和颌面部创伤的患者，引导患者正确面对肿瘤和颌面部创伤可能造成的面容影响，提升患者的自信心和乐观情绪。

⑤ 嘱咐患者及家属按时换药和复诊，注意和避免感染的可能性，同时鼓励患者应尽早进行口腔颌面部的相关功能康复的锻炼。

⑥ 预防措施：治疗前仔细询问相关病史，寻找原发病并积极止血；诊疗过程中医生、护士应动态关注患者，嘱患者若有不适请及时举手示意；提前备好抢救车，急救药物和心电监护仪，必要时配备除颤仪；与输血科建立绿色通道；制订应急预案并熟练掌握。

第七章 口腔医院感染管理与控制

Chapter

第一节 口腔医院感染的概述

医院感染严重影响患者健康及医疗安全，医院感染暴发事件给行业带来很多损失和教训，是医疗卫生领域的重大风险之一。为加强医院感染管理，有效预防和控制医院感染，提高医疗安全，国家卫生健康委员会根据《传染病防治法》《医疗机构管理条例》《突发公共卫生事件应急条例》等法律、行政法规，陆续制订了《医院感染管理办法》、《医院感染暴发控制指南》、《医院隔离技术标准》（WS/T 311—2023）、《医疗机构消毒技术规范》（WS/T 367—2012）等一系列规范、标准。

口腔作为呼吸道、消化道的结合部，既是机体与外界交流的重要窗口，也是疾病传播的重要途径。提高医院感染防控能力，消除医院感染隐患，降低医院感染危害，保障医疗质量安全和保护医务人员自身安全具有重要意义。

一、基本知识

医院感染（hospital infection）又称医院获得性感染（hospital-acquired infection）。《医院感染管理办法》中对"医院感染"的定义是：住院患者在医院内获得的感染，包括在住院期间发生的感染和在医院内获得出院后发生的感染；但不包括住院前已开始或者入院时已处于潜伏期的感染。医院工作人员在医院内获得的感染也属于医院感染。医源性感染（iatrogenic infection）在《传染病防治法》中的解释为：在医学服务中，因病原体传播引起的感染。

口腔是人体细菌最多的器官之一，拥有一个复杂完整的生态系统。口腔与消化道、呼吸道相连，与外界连接，解剖结构复杂。正常情况下，口腔中的细菌共生、竞争和拮抗，保持菌群之间的相对平衡和宿主之间的动态平衡。而在某些情况下，如外源性病原体入侵、个体免疫能力下降、自然屏障的缺陷与破坏等，致病微生物将通过不同的传播途径进行传播，从而发生感染事件。传染病的三要素为传染源、传播途径、易感人群，口腔医院感染的传染源和易感人群均为就诊患者和医务人员，而传播途径主要分为以下三种：

1. 接触传播

接触传播是医院感染病原微生物的常见传播方式，分为直接接触传播和间接接触传播。直接接触传播是指传染源（定植者）与易感者之间未经任何外界因素造成的传播，通常是微生物在传染源或者定植者至易感者物理转移，或者是两名患者之间的传播。如口腔医务人员与带有病原体的血液、体液接触，或者感染的血液、唾液等体液直接飞溅至破损的皮肤黏膜等。

间接接触传播是指易感者与污染的中间物发生接触，如易感者接触污染的敷料、器械或其他物品，或者医务人员污染且未清洁的手、手套等。在口腔诊疗过程中，通过手机、供水系统、口腔材料等媒介传播病原微生物也属于间接接触传播。高速手机通过压缩空气推动涡轮，带动车针高速旋转。而当手机停止转动的那瞬间，由于涡轮的惯性会将进气管抽空成负压状态，这个负压会将患者口腔中的唾液、血液、细菌、病毒等污染物回吸入手机，污染口腔综合治疗台的气路，水路也会因回吸被污染。三用枪水路也会产生类似虹吸现象，将患者口腔中的微量细菌吸入水路，细菌在水路定植后可导致病原体的传播。

口腔综合治疗台长时间静置后，细菌容易在狭窄的供水管腔中沉积，有利于生物膜的形成。当细菌繁殖到一定水平时，生物膜可向水中释放游离菌，可持续释放病原体传播。当水路中长有生物膜时，即便供水使用无菌用水，出水仍能够冲出部分的浮游菌，从而进入下一个患者口腔内部，造成病原微生物的传播。

口腔材料、印模等可因不规范的操作、未严格进行消毒等原因被污染，造成患者之间交叉感染，或医务人员发生职业暴露事件，造成病原体的感染。

2. 空气传播

空气传播是指病原体从传染源排出后，通过空气侵入新的易感宿主所经历的全过程。呼吸道的病原体存在于呼吸道黏膜表面的黏液中或纤毛上皮细胞的碎片里，当患者或者携带者呼气、咳嗽、打喷嚏时，病原微生物从患者体内排出，可侵入新的宿主。口腔诊疗需经口操作，且较多喷溅性操作，大大增加了经空气传播病原微生物的风险。经空气传播的传染病一般呈季节性升高，多见于冬春季节；传播易于实现，病例可连续发生，传播迅速、广泛；在未经免疫预防的人群中，发病可呈现周期性升高，而免疫力持久的疾病，则以儿童多见；发病与人口密集程度、居住条件等有关。

3. 飞沫传播

病原微生物不仅可通过空气传播，也可以通过飞沫进行传播，飞沫的直径一般在 $5\sim100\mu m$。飞沫通常在接触到物体表面或其他人的口鼻部后，就会迅速失去活性，但是在特定的环境条件下，比如高温、高湿度或者缺乏通风条件，飞沫可以在空气中悬浮较长时间，从而增加感染的风险。飞沫可在空气中悬浮并短暂停留，导致近距离传播；飞沫在空气悬浮过程中失去水分变成含有蛋白质和病原体的核，飞沫核以气溶胶的形式远距离传播；含有病原体的较大飞沫散落至地面或物体表面，干燥为飞沫核，带有病原体的尘埃飞扬可造成传播；诊疗操作中使用洁牙机等器械可产生气雾，唾液、牙菌斑中的病原体可结合气、水等形成气溶胶，在空气中长时间悬浮导致病原体的传播。

二、口腔操作的特点

（1）口腔诊室环境特殊　口腔诊室集检查、诊断、治疗为一体，口腔门诊患者多、病史隐蔽、患者流动性大。近年来，我国居民社会经济水平快速提高，居民口腔健康意识也随之提升，口腔诊疗需求持续增加，口腔医疗机构的潜在患者人群不断扩大。前往口腔科就诊的患者病史隐蔽，其传染病、慢性病等病史隐蔽，且流动性大，发生感染事件无法准确溯源确认其感染情况。

（2）口腔诊疗器械特殊　口腔诊疗器械种类多、体积小、精细、结构复杂、使用频繁、难以清洗、对消毒灭菌要求高。口腔医学不同亚专科使用的诊疗器械不同，且诊疗器械种类繁多、不同亚专科的器械无法交换使用，如正畸科使用的细切、正畸钳等器械和牙周科使用的洁牙手柄、洁牙机头等不可用于其他亚专科。部分诊疗器械如牙科手机、拔牙钳等，需要穿透软组织、接触骨、进入或接触血液或其他无菌组织，这类器械进行灭菌处理，消毒灭菌处理难度大。

（3）治疗药物特殊　口腔治疗，如根管治疗操作，需共同使用、反复拿取安抚镇痛药，窝洞消毒、盖髓、干髓、根管消毒药物和树脂填充材料等，易造成污染，成为传播媒介。

（4）治疗过程特殊　绝大多数操作在口腔内部进行，定植微生物较多，且需要穿透软组织，接触骨，进入或接触血液等其他无菌组织，易发生感染；高速旋转的手机易产生大量气溶胶污染诊室环境；通风条件差，许多病原菌、真菌在空调设备迅速繁殖，增加医院感染机会。

三、口腔医院感染预防与控制原则

（1）避免接触患者的血液、体液和分泌物，包括标准预防、疫苗接种、空气消毒等措施；限制血液、唾液及分泌物扩散，包括使用一次性器械、治疗中使用橡皮障和负压抽吸系统、正确处理医疗废物等措施。

（2）严格执行消毒、灭菌工作的技术规范。医疗机构应严格加强医疗器械的消毒、灭菌工作。高度危险器械物品必须达到灭菌水平，如根管扩大器、牙科车针等可穿透软组织、接触骨、进入或接触血液或其他无菌组织的口腔器械；中度危险器械物品必须达到灭菌或高消毒水平，如牙科手机、口镜等与完整黏膜相接触，而不进入人体无菌组织、器官和血流，也不接触破损皮肤、破损黏膜的口腔器械；低度危险器械物品必须达到中、低水平消毒，如不接触患者口腔或间接接触患者口腔参与口腔诊疗服务，虽有微生物污染，但在一般情况下无害，只有受到一定量的病原微生物污染时才造成危害的口腔器械。各项医疗护理操作也需要严格遵守无菌操作原则，如执行手卫生制度等。

（3）严格执行隔离技术规范。隔离技术是防止病原体从患者或病原体携带者传给其他人群的一种保护性措施，根据不同的传播方式（接触传播、空气传播、飞沫传播和其他途径传播），结合实际制订相关的隔离措施。一种疾病可能有多种传播途径时，应在标准预防的基础上，采取相应传播途径的隔离与预防措施。

四、在口腔医院感染的预防与控制中的护理工作

护理工作与口腔医院感染控制关系紧密，以护理为主导的医院感染防控可以有效降低医院感染风险，如基于完善健全的护理管理体系，实现对医院感染的分级管理；加强护士医院感染预防与控制的专业培训，增强护士的医院感染管理意识；应用 PDCA 循环（plan-do-check-act，PDCA）等科学的护理质量管理方法，对医院感染管理中的质量问题进行精准改进；加强护士自我管理，提高护士自身安全防护能力。

（一）护理人员是口腔医院感染控制学科奠基者和主要实践者

1959 年 4 月，英国托贝医院任命了世界上第一位感控护士，主要负责识别与隔离传染病患者、监测感染数据、评估病区环境以及采集运送相关样本；随后，1963 年，美国斯坦福大学医院任命了首个感控护士，至此，护理实践拓展了新的专业领域——医院感染预防与控制。1970 年，英国感控护士协会（infection control nurses association，ICNA）成立。1972 年，感染控制与流行病学专业协会（association for professionals in infection control，APIC）建立，并于 1982 年发起第一次认证考试。1984 年第一届感控护士国际会议召开。1999 年，APIC 发布了感控人员专业实践标准，并分别于 2008 年、2016 年进行了更新。目前，APIC 已经成为全球最具影响力的感控专业学术组织，已有 15000 名全球会员，引领着全球感控专业实践的发展。

我国的感控工作起步虽然相对较晚，但护理人员同样是重要的发起者和奠基人，1986 年是中国感控元年，同年 4 月组成了包括卫生部医政司护理处处长在内的四人领导小组，成立医院感染监控协调小组，成立医院感染监控系统。当时的感控实践主要和消毒隔离有关，而消毒隔离的主要执行部门包括消毒供应中心及手术室，器械消毒灭菌、无菌技术操作等消毒隔离技术的执行人员主要为护

理人员，所以在最初建立的感控队伍中，护理专业的人员较多。1989 年中南大学湘雅医院成立医院感染监测管理培训基地。1992 年 4 月，中华护理学会在国内率先成立了医院感染管理专业委员会。截至 2015 年的调查显示，护理人员仍然是我国感控专职人员队伍中占比最高的专业人员，在医院感染管理专业实践中发挥着不可替代的重要作用。

2006 年，随着《医院感染管理办法》的颁布，标志着我国的医院感染管理工作进入了制度化、规范化的新阶段，《医院隔离技术规范》《医疗机构手卫生规范》等感控的标准发布，加速和促进了我国医院感染管理和实践的发展。同一时期，我国的专科护理实践和专科护士培养的探索和发展也取得了长足的进步，感控实践为基础护理实践和专科护理实践奠定了基础并提供了重要技术支撑，许多护理专家不仅活跃在专科护理学术领域，也因其专业实践在感控领域的造诣和影响活跃在感控专业领域，成为国家感控标准的起草和制订者。例如：《医院消毒供应中心》（WS 310—2016）、《软式内镜清洗消毒技术规范》（WS 507—2016）、《口腔器械消毒灭菌技术操作规范》（WS 506—2016）等。

随着医院感染管理的逐步规范，很多临床护士参与医院感染管理工作，担任兼职感控人员，作为感控科和科室管理者之间的桥梁、助手，在规范病区科室医院感染管理和实践方面发挥着重要作用，也为护理拓展了跨学科实践领域。

（二）规范良好的护理实践可降低口腔医院感染风险

随着口腔医院感染控制实践以及循证护理的发展，越来越多的护理管理者认识到护理实践对于口腔医院感染预防与控制的贡献，良好的护理实践可以有效降低患者发生医院感染的风险，例如规范的口腔护理、气道管理、静脉治疗均能降低感染的发生。这就要求护理人员要提高专业实践技能，用最佳实践来保证患者安全。早在 1994 年，美国护士协会就提出将医院感染作为评价护理质量的一项重要指标。同一时期，国内各医院护理管理工作中，将消毒及无菌物品合格率等医院感染评价标准纳入质量评价体系中。

护理在口腔医学感染预防与控制中发挥着不可替代的作用。通过加强环境管理、严格执行无菌操作、加强手卫生、规范口腔器械消毒、提高个人防护、加强培训与教育以及建立监测与评估机制等措施，可以有效降低口腔科医院的感染风险，保障患者和医护人员的健康安全。在口腔医院中采用规范化护理管理能有效提高护理管理工作的质量，并减少口腔院内感染发生率。规范化护理管理是现代科学管理的重要基础，在口腔医院中应用规范化护理管理能有效实现护理管理现代化，同时规范化护理管理能通过培训与实践有效提高医护人员的职业技能熟练水平，通过规范化护理管理，能有效避免护患纠纷的发生，进而提高患者对护理的满意度。因此，应高度重视护理工作在口腔医学感染预防与控制中的重要性，并不断完善相关制度和措施。

第二节 口腔医院感染控制程序与方法

医院感染不仅威胁患者的生命和健康，同时也影响医疗质量、延长患者住院时间、增加患者医疗费用，给患者、医院和国家造成巨大经济损失。而口腔诊疗操作过程中会产生大量水雾、飞沫及气溶胶，是医院感染管理的重点和难点。本节将从标准预防、环境卫生、职业暴露讲述口腔医疗机构的感染防控。

一、口腔诊室布局流程

（1）口腔诊室的布局 口腔诊室的设计布局是保障医患双方健康与安全的重要环节。合理的布局可以避免洁污区域交叉，保证患者就诊流程规范可靠，医护人员操作治疗安全放心。诊疗区域应布局合理，按功能设置独立分区。每个诊疗单位相对独立，环境整洁，通风良好。为保证医师容易接触边台，减少无关区域的接触，每台诊疗椅至少应保持 300cm×300cm 的空间，隔断高度 ≥ 140cm，边台距诊疗椅扶手 66cm，按四手/六手操作布局设计。诊疗室不宜设置多台椅位，诊疗室的储物柜、地板及墙壁的装修应充分考虑能够简单快捷地进行清洁及消毒。每一台诊疗椅位应设一个洗手池，使用非手动触摸开关，干手、洗手设施配备齐全。

（2）消毒供应室的布局 口腔医疗机构应设置单独的器械处理区域用于口腔器械清洗、消毒、灭菌工作，应与口腔诊疗服务的范围和工作量相匹配，布局符合医院感染预防与控制的要求。区域内分为回收清洗、保养包装及灭菌、物品存放四个区域。工作量少的口腔门诊可不设物品存放区，消毒灭菌后将物品直接放于器械储存车内。回收清洗区与保养包装及灭菌区间应有物理屏障。工作流程设计应由污到洁，装饰材料应耐水、易清洁，并按照所配设备预留水、电、气等管线。

（3）X线诊断设备区的布局 X线诊断设备是口腔医疗机构的重要仪器。用于安装X线诊断设备的射线屏蔽室应按照防辐射要求设计施工，射线屏蔽室不能泄漏X线。X线设备操作人员须经当地疾病预防控制部门岗前培训，获得上岗资格证方可操作设备。X线牙片机功率小，设备安装面积大于 $4m^2$；口腔曲面断层机、口腔CBCT机安装面积大于 $6m^2$。两台及以上设备不能共用一个房间。屏蔽室做射线防护，门和房间内六个面无缝隙全面覆盖。

二、标准预防

标准预防是认为所有患者均具有潜在传染性，其血液、体液、分泌物、排泄物均具有传染性，不论是否有明显的血迹污染或是否接触非完整的皮肤与黏膜，接触时必须采取标准防护措施，目的是做好双向防护，既要预防疾病由患者传至医务人员，也要防止疾病从医务人员传给患者。

医务人员在诊疗过程中做好标准预防能有效减少感染的发生，标准预防是针对医院所有患者和医务人员采取的一组预防感染措施，是贯穿整个诊疗过程中的、最基本的预防措施。

（一）标准预防的措施

1. 正确使用个人防护用品

医护人员正确穿戴个人防护用品，包括外科口罩、乳胶手套、工作服、工作帽等，同时医护人员有责任正确处置使用后的个人防护用品，具体使用及注意事项将在下文详细阐述。

2. 手卫生

医疗机构应当在不同区域配备手卫生设施（如洗手图、洗手液、手消毒剂等），医务人员应该严格执行手卫生，同时做好患者及家属的手卫生宣教工作，详见下文章节。

3. 安全使用锐器

医务人员防止发生锐器伤，锐器严禁采用手对手传递，使用后的锐器立即置入锐器盒，用单手法回盖注射器盖帽。一旦发生锐器伤，立即启动职业暴露应急预案，进行紧急处置，并实施追踪。

4. 安全注射

医务人员在对患者实施注射时，应保证对患者无害。医务人员应尽量避免操作风险，注射后的废弃物不应对环境和他人造成伤害。

5. 器械与设备消毒灭菌

严格执行《口腔器械消毒灭菌技术操作规范》（WS 506—2016）的要求，保障器械与设备的使用安全，详见第三节。

6. 环境清洁消毒

严格执行《医疗机构环境表面清洁与消毒管理规范》（WS/T 512—2016），按照要求对诊疗区域的物体表面和空气进行清洁与消毒处理。

7. 呼吸道卫生与咳嗽礼仪

医疗机构向来访者提供有关呼吸道卫生和咳嗽礼仪的指导或标识指引，如告知其正确覆盖口鼻进行呼吸道疾病源头控制并提供消毒用品。有条件时可在接待处进行物理隔离，如安装玻璃屏障等。

（二）标准预防的隔离措施

一种疾病可能有多重传播途径（如经接触、空气、飞沫传播等）时，应在标准预防的基础上，采取相应传播途径的隔离与预防。隔离病房应有隔离标志，并限制人员的出入，黄色为空气传播的隔离标识，粉色为飞沫传播的隔离标识，蓝色为接触传播的隔离标识。口腔诊室结构环境特殊，在检查时医护人员需与患者进行面对面的近距离接触，部分治疗所使用的工具在高速转动并且有水雾喷溅时，很容易将患者分泌物、唾液、血液向周围飞溅。因此口腔医疗机构应更加重视预防和隔离经空气和飞沫传播的传染病。

1. 接触传播的隔离与预防

接触经接触传播的疾病如肠道感染、多重耐药菌感染、皮肤感染等的患者，在标准预防的基础上，还应采用接触传播的隔离与预防。

（1）患者的隔离　限制患者活动范围；减少转运，如需要转运时，应采取有效措施，减少对其他患者、医务人员和环境表面的污染。

（2）医务人员的防护　接触隔离患者的血液、体液、分泌物、排泄物等物质时，应戴手套；离开隔离病室前、接触污染物品后应摘除手套，洗手和（或）手消毒。手上有伤口时应戴双层手套。进入隔离病室，从事可能污染工作服的操作时，应穿隔离衣；离开病室前，脱下隔离衣，按要求悬挂，每天更换、清洗与消毒；或使用一次性隔离衣，用后按医疗废物管理要求进行处置。接触甲类传染病应按要求穿脱防护服，离开病室前脱去防护服，防护服应按医疗废物管理要求进行处置。

2. 空气传播的隔离与预防

接触经空气传播的疾病，如肺结核、水痘等，在标准预防的基础上，还应采用空气传播的隔离与预防。

（1）患者的隔离　无条件收治时，应尽快转送至有条件收治呼吸道传染病的医疗机构进行收治，并注意转运过程中医务人员的防护。当患者病情容许时，应戴外科口罩，定期更换，并限制其活动范围，以及严格空气消毒。

（2）医务人员的防护　①口腔科患者非急症时在传染病疫情防控期间可延缓治疗，如急症紧急需求，口腔诊疗医务人员可在做好防护时进行救治。②应严格按照区域流程，在不同的区域穿戴不同的防护用品，离开时按要求摘脱，并正确处理使用后物品。③进入确诊或疑似传染病患者房间时，应戴帽子、医用防护口罩，穿防护服，进行可能产生喷溅的诊疗操作时，应戴护目镜或防护面罩。④当接触患者及其血液、体液、分泌物、排泄物等物质时应戴手套。

3. 飞沫传播的隔离与预防

接触经飞沫传播的疾病，如百日咳、白喉、流行性感冒、流行性腮腺炎、流行性脑脊髓膜炎等，在标准预防的基础上，还应采用飞沫传播的隔离与预防。

（1）患者的隔离　应减少患者转运，当需要转运时，医务人员应注意防护。患者病情允许时，应嘱患者戴外科口罩，并定期更换。应限制患者的活动范围。患者之间、患者与探视者之间相隔距离 1m 以上，探视者应戴外科口罩。加强通风或进行空气的消毒。

（2）医务人员的防护　同空气传播的①～③。必要时可将患者置于负压病房隔离，严格限制探视者，如需探视，探视者应正确穿戴个人防护用品，并遵守手卫生规定。

（三）个人防护用品的使用与注意事项

在口腔医疗机构使用的个人防护用品（personal protective equipment，PPE），主要包括手套、医用口罩、帽子、护目镜、面罩和防护服等。在特定的情况下，基于不同口腔诊疗操作的特点和病原体可能存在的传播模式，选择穿戴手套、口罩、护目镜等防护用品，以减少病原体的接触。在离开诊疗区域时，医务人员应摘掉所有的个人防护装备。

1. 手套

当手部发生轻微外伤，表皮上会有不能目测发现的细小裂口。任何擦伤、切口或轻微外伤都可以成为患者口腔中病毒和细菌等微生物的入口。手套有助于减少与微生物的接触，也可以减少医务人员职业暴露。为保护医务人员和患者，当可能与患者血液、血液污染的唾液或黏膜接触时，口腔医务人员必须戴医用手套。手套应达到《一次性使用灭菌橡胶外科手套》（GB/T 7543—2020）的标准。

脱手套时，不能因为手套完整而减少洗手或其他手卫生程序。戴手套不能取代常规的手卫生。在戴手套前和脱手套后必须执行手卫生。脱手套之后立即洗手，确保去除可能已经通过无法识别的小洞或不正确的摘除手套方式而渗透或污染手的潜在感染性物质。洗手等手卫生程序可以清除手部暂存菌，减少常居菌，使皮肤上的细菌水平达到最小化。

2. 口罩

当用高速涡轮手机割牙齿或用超声波洁牙时，血液、唾液和其他碎屑被雾化并从口腔中排出，形成气溶胶等携带病原微生物的微粒，将长时间在空气中飘浮，不易沉降，容易造成交叉感染。在环境科学中，空气动力学直径小于 $5\sim10\mu m$ 的小颗粒为气溶胶颗粒，可以跟随气流抵达声门下，直径 $>20\mu m$ 的颗粒遵循弹道轨迹，其沉降过程主要受重力影响，无法跟随气流传播到较远距离。

气溶胶能否有效传播某种疾病与诸多因素有关。在物理学层面，气溶胶的大小、环境温湿度、风速等诸多因素决定了气溶胶能否被易感者吸入并到达有效部位；在医学层面，病原体在环境中的存活时间、气溶胶的病毒载量、受体的分布、感染剂量等因素又决定被吸入的气溶胶能否最终引发感染。

在选择使用医用口罩时，应主要考虑口罩的防护效能以及佩戴舒适度。对于直径较大的颗粒，外科口罩可以通过物理屏障作用起到较好的防护效果；而对于颗粒较小的气溶胶颗粒，则需要 N95 及以上级别的口罩通过拦截撞击、静电吸引等多种方式起到防护效果。

口罩的防护效果不仅取决于细菌过滤效率、颗粒过滤效率和血液阻隔能力，也受口罩是否贴合面部、密合性是否良好等因素影响。口罩佩戴的舒适性主要取决于内层材料的透气性、柔软度以及是否含有刺激皮肤、导致皮肤过敏发炎的化学物质。根据不同的诊疗操作，应选择使用不同的口罩（表 7-2-1）。

表 7-2-1　我国医用口罩标准

种类	一次性使用医用口罩	医用外科口罩	医用防护口罩
标准名称	YY/T 0969—2013	YY 0469—2011	GB 19083—2010
细菌过滤效率（BFE）/%	≥ 95.0	≥ 95.0	—
颗粒过滤效率（PFE）/%	—	≥ 30.0	≥ 95.0(1级)，≥ 99.0(2级)，≥ 99.97（3级）
合成血液穿透 /mmHg	—	120	80
压力差（Δp）/（Pa/cm^2）	≤ 49	≤ 49	≤ 343.2
适用范围	进行无创、无体液喷溅的口腔诊疗操作，如口腔检查、取印模或技工室操作等	进行有创、无菌操作或有体液喷溅的操作时（如使用高速涡轮机、超声洁牙、种植、牙周手术、外科手术等）	为呼吸道传染病感染患者或疑似感染患者进行治疗时

N95 口罩是指对非油性颗粒的过滤效率 ≥ 95% 的口罩，并不等于医用防护口罩。医用防护口罩除对颗粒的过滤效率要达到 N95 要求外，还必须具有表面抗湿性能和合成血液阻隔能力。

口罩的防护效果不仅取决于口罩本身的效能，还取决于佩戴方式是否正确、佩戴时间是否恰当、被污染时是否及时更换等。佩戴口罩前，应先进行手卫生，检查口罩完整性及有效期。佩戴时，遵循以下步骤：将鼻夹侧朝上（或褶皱朝下）、深色面（或鼻夹侧）朝外置于面部；上下拉开褶皱，使口罩覆盖口、鼻及下颌；将双手指尖沿鼻夹由中间至两边慢慢向内按压，直至紧贴鼻梁；适当调整口罩，使口罩周边充分贴合面部。

一般情况下，口罩可佩戴 4h。但如果诊疗操作时喷溅产生量较大、导致口罩表面有可见污染或表面潮湿时，应立即更换。口罩使用结束后，应先脱去手套、进行手卫生，再按正确顺序摘去口罩，摘除口罩时避免接触口罩外侧污染面。将口罩丢弃到感染性医疗废物桶中，再次进行手卫生。

3.PPE 的选择

经空气传播的传染病流行或暴发时，应进行分级防护。在诊治疑似或确诊经空气传播疾病患者时，应在标准预防的基础上，根据疾病的传播途径采取空气隔离的防护措施。防护用品选用应按照分级防护的原则，具体要求详见表 7-2-2。

表 7-2-2　分级防护

防护级别	使用情况	防护用品									
		外科口罩	医用防护口罩	防护面屏或护目镜	手卫生	乳胶手套	工作服	隔离衣	防护服	工作帽	鞋套
一般防护	普通门（急）诊、普通病房医务人员	+	–	–	+	±	+				
一级防护	发热门诊与感染疾病科医务人员	+	–	–	+	+	+	+		+	–
二级防护	进入疑似或确诊经空气传播疾病患者安置地或为患者提供一般诊疗操作	–	+	±	+	+	+	±★	±★	+	+
三级防护	为疑似或确诊患者进行产生气溶胶操作时	–	+	+	+	+	+		+	+	+

注："+"为应穿戴的防护用品；"–"为不需穿戴的防护用品；"±"为根据工作需要穿戴的防护用品；"±★"为二级防护级别中，根据医疗机构的实际条件，选择穿隔离衣或防护服。

个人防护用品使用的具体要求和穿脱个人防护用品的流程与操作应遵循《医院隔离技术标准》（WS/T 311—2023）的要求，确保医用防护口罩在安全区域最后脱下。使用后的一次性个人防护用品应遵循《医疗废物管理条例》的要求处置；可重复使用的个人防护用品应清洗、消毒或灭菌后再用。

进入确诊或疑似空气传播疾病患者房间时，应佩戴医用防护口罩或呼吸器；根据暴露级别选戴帽子、手套、护目镜或防护面罩，穿隔离衣。应根据疫情防控需要，开展工作人员的症状监测，必要时应为高风险人群接种经空气传播疾病疫苗。

（四）手卫生

《医务人员手卫生规范》是医疗机构中医务人员手卫生的行动指南，规范了医务人员手卫生，为医疗机构管理手卫生提供了标准。手卫生为医务人员在从事职业活动过程中的洗手、卫生手消毒和外科手消毒的总称。

洗手是指医务人员用流动水和洗手液（肥皂）揉搓冲洗双手，去除手部皮肤污垢、碎屑和部分微生物的过程。卫生手消毒是指医务人员用手消毒剂揉搓双手，以减少手部暂居菌的过程。外科手消毒是指外科手术前医护人员用流动水和洗手液揉搓冲洗双手、前臂至上臂下 1/3，再用手消毒剂清除或者杀灭手部、前臂至上臂下 1/3 暂居菌和减少常居菌的过程。

手卫生是控制医院感染最简单、有效、经济的方法。其主要目的就是去除手部皮肤污垢和大部分暂居菌，切断通过手传播感染的途径，保护医务人员和患者，降低医院感染发生风险。手卫生的原则一是当手部有血液或其他体液等肉眼可见的污染时，应用肥皂（皂液）和流动水洗手；二是手部没有肉眼可见污染时，宜使用速干手消毒剂消毒双手代替洗手。

1. 手卫生的指征

（1）不同情况下，医务人员应选择洗手和（或）使用手消毒剂进行卫生手消毒

① 接触患者前。

② 清洁、无菌操作前，包括进行侵入性操作前。

③ 暴露患者体液风险后，包括接触患者黏膜、破损皮肤或伤口、血液、体液、分泌物、排泄物、伤口敷料等之后。

④ 接触患者后。

⑤ 接触患者周围环境后，包括接触患者周围的医疗相关器械、用具等物体表面后。

（2）以下情况医务人员应选择洗手

① 当手部有血液或其他体液等肉眼可见的污染时。

② 可能接触艰难梭菌、肠道病毒等对速干手消毒剂不敏感的病原微生物时。

（3）手部没有肉眼可见污染时，宜使用手消毒剂进行卫生手消毒。

（4）下列情况下医务人员应先洗手，然后进行卫生手消毒

① 接触传染病患者的血液、体液和分泌物以及被传染性病原微生物污染的物品后。

② 直接为传染病患者进行检查、治疗、护理或处理传染患者污物之后。

2. 手卫生的设施用品

（1）根据《医务人员手卫生规范》，手术室、口腔科、消毒供应中心、检验科等感染高风险部门和治疗室、换药室、注射室应配备非接触式水龙头。

（2）有条件的医疗机构在诊疗区域均宜配备非接触式水龙头。

（3）应配备洗手液（肥皂），并符合以下要求：盛放洗手液的容器宜为一次性使用；重复使用的洗手液容器应定期清洁与消毒；洗手液发生浑浊或变色等变质情况时及时更换，并清洁、消毒容器；使用的肥皂应保持清洁与干燥。

（4）应配备干手用品或设施。

（5）医务人员对选用的手消毒剂有良好的接受性。

（6）手消毒剂宜使用一次性包装。

3. 医务人员洗手方法

（1）一般洗手　在流动水下，淋湿双手。取适量洗手液（肥皂），均匀涂抹至整个手掌、手背、手指和指缝。认真揉搓双手至少 15s，注意清洗双手所有皮肤，包括指背、指尖和指缝，具体揉搓步骤为（步骤不分先后）：掌心相对，手指并拢，相互揉搓；手心对手背沿指缝相互揉搓，交换进行；掌心相对，双手交叉指缝相互揉搓；弯曲手指使关节在另一手掌心旋转揉搓，交换进行；右手握住左手大拇指旋转揉搓，交换进行；将五个手指尖并拢放在另一手掌心旋转揉搓，交换进行；在流动水下彻底冲净双手，擦干，取适量护手液护肤。擦干宜使用纸巾。

（2）外科冲洗手消毒方法　外科手消毒的原则是先洗手，后消毒；不同患者手术之间、手套破损或手被污染时，应重新进行外科手消毒。

按上述一般洗手的方法完成外科洗手；取适量的手消毒剂涂抹至双手的每个部位、前臂和上臂下 1/3，并认真揉搓 3～5min；在流动水下从指尖向手肘单一方向地冲净双手、前臂和上臂下 1/3，用经灭菌的布巾彻底擦干。冲洗水应符合 GB 5749 的规定。冲洗水的水质达不到要求时，手术人员在戴手套前，应用速干手消毒剂消毒双手；手消毒剂的取液量、揉搓时间及使用方法遵循产品的使用说明。

三、医院环境清洁消毒

在进行诊疗活动时，诊疗区域会被患者的血液、唾液或其他体液所污染，而细菌、病毒等微生物能在环境中长时间生存，并长时间保持传染性，所以需要采取正确的消毒程序处理环境，降低交叉感染的风险。

（一）环境物体表面

物体表面的清洁与消毒应当遵循以下原则：

（1）采取先清洁后消毒的湿式卫生清洁方式。

（2）以牙科诊疗单位为单位，由上至下、由里及外、由洁至污，有序进行清洁与消毒的系列操作。

（3）物体表面遇有患者体液、血液等污染时，应当随时进行污渍清洁与消毒。首先采用可吸附的材料将其清除，再根据污染的病原体特点选用适宜的消毒剂进行消毒。

（4）严禁将使用后或已被污染的擦拭布巾或地巾重复浸泡，包括浸泡在清洁用水、清洁剂和消毒剂内。

口腔诊疗环境物体表面可分为临床接触表面和非临床接触表面。临床接触表面是指口腔诊疗过程中产生的喷溅飞沫、气溶胶和医务人员手直接接触，造成污染的物体表面，包括牙科综合治疗台的调节开关、灯把手、操作台面、诊疗区内仪器设备表面、键盘、鼠标等。对于临床接触表面，应在每位患者治疗结束后使用合适的消毒剂进行擦拭消毒。

非临床接触表面是指水槽、墙壁、地面等。由于非临床接触表面造成感染传播的危险性较低。一般情况下，每日 2 次用清洁剂擦拭清洗，保持清洁即可。

有些结构复杂的如无影灯拉手、控制键按钮、电脑键盘等，由于其高频接触，并且反复使用化学消毒剂易导致设备老化，可采用屏障保护膜（如塑料薄膜、铝箔等）进行保护性隔污覆盖，并做到"一患一用一更换"。使用中遇有破损时，应将物体表面消毒后再覆盖新的屏障。不平整、易污染、难清洁的物体表面，如牙科手机、三用枪等也可使用上述屏障保护方法。而某些屏障保护套膜难以覆盖的物体表面，可采用消毒湿巾进行清洁与消毒。

（二）空气

口腔临床诊治操作中使用超声设备、高速牙科手机等动力器械，同时使用冷却水，会产生大量喷溅物，可含有血液、微生物、黏膜细胞、牙科材料、牙齿及牙结石碎片、唾液、诊疗用水等颗粒物，空气中含有大量包裹着微生物的飞沫、气溶胶等。因此，净化诊室空气是口腔科不可缺少的环境消毒措施，从而减少交叉感染。

诊室空气净化包括自然通风和（或）机械通风的方式，保证清洁的空气进入诊室，污染空气流通至室外。

诊室建筑设计时充分考虑自然通风设施，以满足自然通风的条件，并在工作时及时开窗通风。机械通风则是利用空调通风系统，结合过滤、洁净以及空气净化消毒技术，通过单位时间换气次数、通风效率、压力梯度等实现空气净化要求。也可使用空气消毒设备达到空气净化效果，根据诊室的空间体积和所采用的设备功率，合理配置空气消毒设备。非重大疫情防控期间或终末消毒时，不建议以喷洒空气消毒剂的方法进行空气消毒。

（三）诊疗用水

口腔综合治疗台是口腔医疗活动中最主要的技术设备，主要有口腔疾病治疗、排湿、清洗、干燥、提供清洁无菌的工作环境等功能。而诊疗用水需进入患者口腔，与患者的体液、血液等接触，因此需保障诊疗用水符合标准，在患者接受治疗时，不带入其他感染物质而避免感染事件发生。

目前我国尚未发布口腔诊疗用水管理的国家标准。为保障患者诊疗中的用水安全，参照中华人民共和国《生活饮用水卫生标准》（GB 5749—2022）有关内容，先后有吉林省《口腔诊疗用水管理规范》（DB 22/T 2714—2017）、天津市《口腔综合治疗台用水微生物标准》（DB 12/T 804—2018）、北京市《口腔综合治疗台水路消毒技术规范》（DB 11/T 1703—2019）和浙江省《牙椅水路系统清洗消毒技术规范》（DB 33/T 2307—2021），制订了口腔诊疗用水的地方标准。2023年，中国卫生监督协会组织专家制订了《口腔综合治疗台水路清洗消毒技术规范》，其中对口腔综合治疗台水路的管理、清洗消毒、监测及维护要求进行了规定，进一步规范了水路消毒相关具体措施。上述标准均明确了口腔综合治疗台用水的微生物指标（菌落总数应≤100CFU/mL），是口腔诊疗用水风险控制的核心点。

1. 口腔诊疗用水污染原因

首先，供水管腔十分狭窄，直径在1～2mm，水中的悬浮细菌与管壁距离短，容易沉积。水流速度在管腔中央相对较快，靠近管壁因为摩擦力，水流速度大大地减缓，甚至静止。再加上因为治疗时的水流时断时续，极易导致无机物或有机物沉积，细菌附着于管壁。其次，水路管道中的环境十分有利于细菌定植，进一步繁殖增长。最后，细菌繁殖增长，最终形成生物膜，当细菌繁殖到一定水平时，生物膜可向水中释放游离菌，成为水路污染的又一重要来源。

由于存在进水污染、手机回吸污染、管道污染等情况，管道产生了生物膜，而存在于生物膜中的致病菌可以随诊疗用水直接进入患者口内，另外牙科手机高速转动产生的飞沫、气溶胶及三用枪喷出的水气混合物，进入患者、医务人员呼吸道及黏膜，威胁患者及医务人员的安全。

2. 卫生管理要求

为保证口腔综合治疗台水路能符合上述标准，医疗机构须对水路进行定期消毒与持续处理，加强水路维护，定期进行诊疗用水微生物监测。

（1）定期消毒与持续处理　都应当选用对人体无害且与水路材质、诊疗器械兼容的消毒剂。消毒剂的选择应遵循低毒性、无异味、易降解，对水体感官性状无明显影响等原则。

诊疗用水应持续含有消毒因子，即诊疗用水进行持续处理，每季度监测诊疗用水消毒因子浓度并记录；不使用含消毒因子的水对独立储水器供水时，独立储水器及口腔综合治疗台水路宜每日进行清洁消毒或参照设备说明书；市政生活饮用水作为输入水时，宜选择外置水路消毒装置，并参照装置说明进行消毒。

（2）水路维护　每天诊疗开始前，应冲洗诊疗用水出水口至少30s；每次诊疗结束后，应冲洗与口腔器械相连的水管线至少30s；每次诊疗结束后，应冲洗吸唾管路；每天诊疗结束后，应清洗消毒吸唾管路，并清洗痰盂集污器及吸唾器的固体过滤网；每次诊疗结束后，应清洁消毒漱口水回收池。参照设备说明，清洗漱口水过滤网；水管线的外表面应至少每周清洁，遇污染及时清洁消毒。

（3）定期监测　医疗机构应对包括口腔综合治疗台牙科手机、三用喷枪、洁牙机和水杯注水器的相应出水口定期进行采样，并至少每季度采样 1 次，合理安排采样台数，保证每台每年至少采样 1 次。

四、职业暴露

医务人员职业暴露是指医务人员在从事诊疗、护理活动过程中接触有毒物质或传染病病原体从而引起健康损害或危及生命的一类职业暴露。口腔医务人员存在着感染血源性病原体的风险，包括乙型肝炎病毒、艾滋病病毒等。口腔诊疗活动中使用的锐器较多，包括车针、拔髓针、探针、镊子等，医务人员容易在工作中出现锐器伤。锐器伤是指医务人员在诊疗活动中，被血源性病原体或其他潜在污染性物质所污染的锐器刺伤、割伤，造成穿透皮肤或黏膜屏障的损伤，这种损伤具有潜在的感染血源性传染性疾病的风险。

（1）职业暴露预防　职业暴露防护遵循标准预防的原则。医疗机构医务人员发生的职业暴露主要为血源性病原体的职业暴露。对血源性病原体职业暴露风险的控制原则首先是消除风险，其次是工程控制、管理措施和行为控制，再次是个人防护和接触后的预防措施。

（2）职业暴露后处置　发生血源性病原体意外职业接触后应立即进行局部处理，包括：用肥皂液和流动水清洗被污染的皮肤，用生理盐水冲洗被污染的黏膜；如有伤口，应当由近心端向远心端轻轻挤压，避免挤压伤口局部，尽可能挤出损伤处的血液，再用肥皂水和流动水进行冲洗；受伤部位的伤口冲洗后，应当用消毒液，如用 70% 乙醇溶液或者 0.5% 聚维酮碘溶液进行消毒，并包扎伤口；被接触的黏膜，应当反复用生理盐水冲洗干净。

职业暴露完成应急处置后，应根据现有的相关信息评估被传染的风险，包括源患者的液体类型（例如血液、可见体液、其他潜在的感染性液体或组织和浓缩的病毒）和职业接触的类型（即经皮伤害、经黏膜或破损的皮肤及叮咬）。对已知的源患者进行乙肝病毒表面抗原、丙肝病毒抗体和艾滋病病毒检测；而对未知源患者，则要评估接触者被 HBV、HCV 或 HIV 感染的风险。根据感染的类型，采取相应的接触后预防措施。

（3）职业暴露上报　发生职业暴露后，应及时向医疗机构医院感染管理科等相关职能部门上报职业暴露事件，并填写职业暴露报告表。

医疗卫生机构应当对职业暴露情况进行登记，登记的内容包括：职业暴露发生的时间、地点及经过；暴露方式；暴露的具体部位及损伤程度；暴露源种类；处理方法及处理经过，是否实施预防性用药、首次用药时间等；定期检测及随访情况。由感染管理科完成后续的随访、追踪工作等。

具体操作流程可见图 7-2-1。

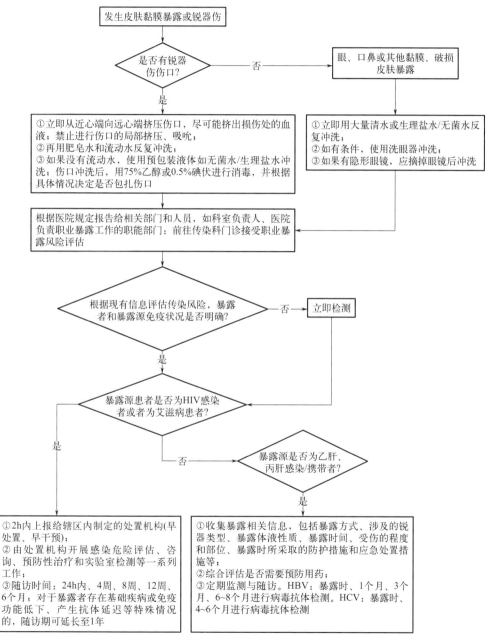

图 7-2-1 医务人员职业暴露处置流程

五、口腔医院感染预防与控制的思考

为提高口腔医院感染管理水平，国家相继出台了法律法规和国家标准等，但是我国口腔医院感染管理过程中仍然存在较多问题。比如较多口腔医务人员重视口腔操作，忽视口腔感染管理，缺乏感染管理知识；部分医疗机构建立没有设置专门的感染管理部门；口腔医疗服务机构中包括大量的个人口腔诊所，这些诊所在治疗环境、复用医疗器械消毒与使用方面有明显不规范，口腔疾病治疗过程中抗生素的使用多凭经验用药，较多口腔从业人员在感染控制方面仍然沿用传统方法与管理措施，没有及时更新医疗设备与管理方法。上述医院感染管理问题尚未得到合理监管，卫生行政部门、医疗机构等应提高对口腔感染控制的认识，提升医院感染控制水平，保障医疗安全和质量。

口腔感染控制工作离不开多学科的合作。比如在重大传染病流行期间，如何提高室内空气净化消毒效率，保证近距离接触的医患双方的安全，如何选取高效、对人体无害的消毒剂对诊疗用水进行持续消毒，如何进行口腔诊疗器械信息溯源等问题，均需要与公共卫生、化学、信息等学科进行多学科协作探讨新方法、新思路。总的来说，口腔专业医院感染管理工作任重道远，只有不断探索和研究，提出科学的解决办法，才能保障口腔患者的医疗安全。

第三节　口腔器械处理和灭菌的原则及技术

一、口腔器械处理的基本原则及技术

（一）口腔器械处理的基本原则

口腔器械的特点是种类多、精密、价格贵和形态材质各异。口腔器械使用频繁，被血液、黏膜、唾液、残屑等污染的可能性大，所以必须严格消毒灭菌。根据《口腔器械消毒灭菌技术操作规范》规定，口腔器械的处理基本原则：

（1）可复用口腔器械应"一人一用一消毒和（或）灭菌"。

（2）高度危险口腔器械应达到灭菌水平。

（3）中度危险口腔器械应达到灭菌水平或高水平消毒。

（4）低度危险口腔器械应达到中或低水平消毒。

口腔诊疗器械消毒、灭菌、储存要求见表 7-3-1。

（二）口腔器械处理的步骤

口腔器械的处理关系到医院的医疗质量及患者的健康。因此工作人员应严格

表 7-3-1　口腔器械危险程度分类与消毒、灭菌、储存要求

分类	口腔器械	灭菌	储存要求
高危器械	拔牙器械：拔牙钳、牙挺、牙龈分离器、牙根分离器、牙齿分离器、凿等 牙周器械：牙洁治器、刮治器、牙周探针、超声工作尖等 根管器具：根管扩大器、各类根管锉、各类根管扩孔钻、根管充填器等 手术器械：包括种植牙、牙周手术、牙槽外科手术用器械，种植牙用和拔牙用牙科手机等 其他器械：牙科车针、排龈器、刮匙、挖匙、电刀头等	灭菌	无菌保存
中危器械	检查器械：口镜、镊子、器械盘等 正畸用器械：正畸钳、带环推子、取带环钳子、金冠剪等 修复用器械：去冠器、拆冠钳、印模托盘、垂直距离测量尺等 各类充填器：银汞合金输送器 其他器械：牙科手机，卡局式注射器，研光器，吸唾器，用于舌、唇、颊的牵引器，三用枪头，成形器，开口器，金属反光板，拉钩，挂钩，口内 X 线片夹持器，橡皮障夹，橡皮障夹钳等	灭菌或高水平消毒	清洁保存
低危器械	调拌刀：模型雕刻刀、钢调拌刀、蜡刀等 其他器械：橡皮碗、橡皮障架、打孔器、牙锤、聚醚枪、卡尺、抛光布轮、技工钳等	中、低度水平消毒	清洁保存

遵守无菌观念，认真执行无菌操作流程，掌握各种口腔器械、医用物品的消毒标准，定期对其灭菌效果进行监测，降低因口腔诊疗器械消毒灭菌不规范引起的医院内感染的风险。口腔器械的处理步骤如下。

1. 回收

口腔器械使用后应与废弃物品分开放置，及时回收。口腔器械应根据不同器械材质、功能、消毒灭菌处理方法进行分类放置。具体如下：

（1）结构复杂不易清洗的口腔器械（如牙科小器械、刮匙等）宜保湿放置，保湿液可选择生活饮用水或酶类清洁剂。

（2）牙科手机、电动牙洁治器和电刀应初步去污，存放于干燥回收容器内。

（3）其他器械可选择专用回收容器放置。

回收容器每次使用后应进行清洗、消毒，保持干燥备用。

2. 清洗

器械预清洗方法有 2 种：手工清洗和机械清洗。机械清洗方法应遵循生产厂家的使用说明或指导手册。非电源口腔器械可选择机械清洗方法。带电源口腔器械、精密复杂口腔器械宜选择手工清洗。

（1）手工清洗刷洗操作应在水面下进行（水温 15～30℃），防止产生气溶胶；去除干涸的污渍宜先用酶清洁剂浸泡（图 7-3-1），浸泡时间和酶清洁剂使用液浓度参考生产厂家使用说明书，浸泡后再行刷洗或擦洗；管腔器械应用压力水

枪冲洗（图 7-3-2），可拆除部分应拆开后清洗。

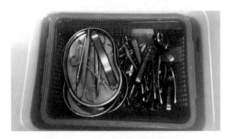
图 7-3-1　器械多酶溶液浸泡

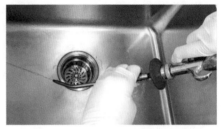
图 7-3-2　管腔器械高压水枪冲洗

（2）机械清洗

① 全自动热力清洗消毒机：适用于耐湿热物品的清洗和消毒，根据器械的形状和特性选择适宜的清洗盛装架，精细和锐利器械应固定放置。可拆卸器械清洗时应拆开清洗，器械轴结应充分打开。消毒温度与时间应符合《医院消毒供应中心 第 2 部分：清洗消毒及灭菌技术操作规范》（WS 310.2—2016）要求。应定期检查设备的清洗消毒效果。

② 超声清洗：超声清洗机（图 7-3-3）用于去除器械上的残留物，清洗时应该盖好超声清洗机盖子，防止产生气溶胶。应根据器械的不同材质选择相匹配的超声频率和时间。牙科小器械使用超声清洗时宜配备专用网篮。

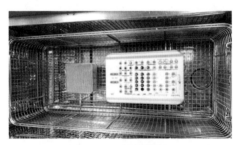
图 7-3-3　超声清洗机

3. 干燥

宜选用干燥设备对器械、器具进行干燥处理。根据器械、器具的材质选适宜的干燥温度。金属类干燥温度 70～90℃，塑料类干燥温度 65～75℃。无干燥设备和不耐热的器械、器具，可使用低纤维絮擦布进行干燥处理。

4. 检查与保养

目测或使用带光源放大镜对干燥后的口腔器械进行检查（图 7-3-4）。器械表面、螺旋结构处、关节处应无污渍、水渍等残留物质和锈斑。对清洗质量不合格的器械应重新处理，损坏或变形的器械应及时更换。牙科手机的注油保养见附录。

5. 包装

应根据器械特点和使用频率选择包装材料。低度、中度危险的口腔器械可不包装，消毒或灭菌后直接放入备用清洁容器内保存。牙科小器械宜选用牙科器械盒盛装（图 7-3-5）。

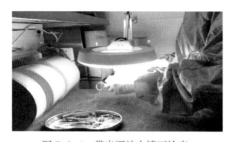

图 7-3-4　带光源放大镜下检查

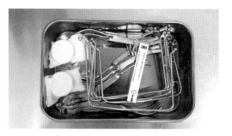

图 7-3-5　中、低危器械包装

封包要求如下：

（1）包外应有灭菌化学指示物（图 7-3-6），并标有物品名称、包装者、灭菌器编号、灭菌批次、灭菌日期及失效期，如只有 1 个灭菌器时可不标注灭菌器编号。

（2）口腔门诊手术包的包内、包外均应有化学指示物（图 7-3-7）。

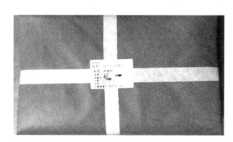

图 7-3-6　包外化学指示标

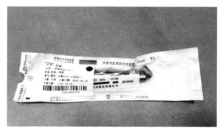

图 7-3-7　包外标记及包内指示卡

（3）纸塑袋包装时应密封完整，密封宽度＞6mm，包内器械距包装袋封口处＞2.5cm。纸袋包装时应密封完整（图 7-3-8）。

（4）医用热封机在每日使用前应检查参数的准确性（图 7-3-9）。

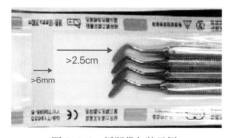

图 7-3-8　纸塑袋包装示例

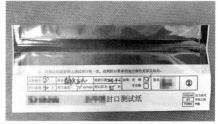

图 7-3-9　热封机封口测试

6. 灭菌

口腔器械应首选压力蒸汽灭菌。碳钢材质的器械宜选干热灭菌。其他灭菌方法应符合 WS 310.2—2016 的要求。

7. 监测

监测分为消毒监测和灭菌监测。

（1）消毒监测　分为湿热消毒和化学消毒。①湿热消毒：每次应监测温度、时间，并记录。②化学消毒：应根据消毒剂种类定期监测化学消毒剂的浓度、消毒时间，并记录。消毒效果监测：消毒后直接使用的物品宜至少每季度监测一次，监测方法及结果判读符合《医疗机构消毒技术规范》（WS/T 367—2012）的要求。

（2）灭菌监测　由于人的肉眼无法看到微生物的存在，因此灭菌监测显得尤为重要。且每个灭菌周期运行均应形成文件记录，文件记录应保存 3 年。

8. 消毒与灭菌物品放行

（1）消毒物品放行　机械热力消毒应检查额定参数（温度、时间），所得参数符合要求时，消毒物品方可放行。使用化学消毒剂消毒物品时应检查其消毒时间、浓度，符合《医疗机构消毒技术规范》（WS/T 367—2012）的要求时，物品方可放行。

（2）灭菌物品放行　每一灭菌周期结束后应检查所有物理参数、化学指示物，所得数据、指示物的显示与规定灭菌参数一致时，灭菌物品方可放行。

灭菌周期的各种监测或参数不合格时不应放行，应查找灭菌失败原因。重新调整后再进行物理、化学监测，合格后灭菌器方可再次使用，必要时做生物监测，并应记录全过程。

9. 器械储存

储存区应配备物品存放柜（架）或存放车，并应每周对其进行清洁消毒，灭菌物品和消毒物品应分开放置，并有明显标识；采用灭菌包装的无菌物品储存有效期见表 7-3-2。

表 7-3-2　包装材料无菌有效期

包装类型	纺织材料和牙科器械盒	一次性纸袋	一次性皱纹纸和医用无纺布	一次性纸塑袋
有效期 /d	7	30	180	180

裸露灭菌及一般容器包装的高度危险口腔器械灭菌后应立即使用，最长不超过 4h；中低度危险口腔器械消毒或灭菌后置于清洁干燥的容器内保存，保存时间不宜超过 7d。

二、灭菌的原则及技术

（一）灭菌方法

灭菌即杀灭或清除医疗器械和物品上一切微生物的处置。在口腔器械中，可复用器械（如中危或高危的器械），接触了患者的血液、唾液或黏膜组织，必须灭菌。

常见的灭菌形式有：高压蒸汽灭菌、干热灭菌法、不饱和化学蒸汽灭菌法（表 7-3-3）。选择灭菌方式时应考虑被灭菌物品的材料及包装材料的类型。虽大部分物品可耐高温，但有些塑料制品会遇热损坏，如塑料橡皮障支架、比色板等。对这类器械，可选择液体灭菌剂进行灭菌。

表 7-3-3　各种灭菌方法的优缺点

灭菌方式	优点	缺点
高压蒸汽灭菌	时间效率高 良好的渗透 处理材料范围广，且不破坏材料	会损坏一些热敏感器械 可能会使非不锈钢器械生锈 不能使用密闭容器 需要使用蒸馏水
不饱和化学气体	时间效率高 无腐蚀和生锈 蒸汽易穿透	器械处理前必须是干燥的 需要特别的溶液、通风要足够 不适合用于牙科手机
干热灭菌（静态空气）	无腐蚀或生锈 可以使用密闭容器 灭菌后器械干燥	时间长 不适合用于牙科手机 器械处理前必须是干燥的

1. 高压蒸汽灭菌

口腔器械首选高压蒸汽灭菌。利用高压蒸汽灭菌口腔器械，其原理为将水加热转换成蒸汽产生湿热以快速杀灭微生物。压力蒸汽灭菌器通常有 4 个循环：加热、灭菌、释压和干燥。当蒸汽充满灭菌仓时，冷空气被排出，压力上升，利用其产生的热量杀灭微生物。

由于不同的制造商提供的灭菌器的灭菌室大小、空气排空原理、蒸汽产生方式、干燥、温度显示、记录设备等都可能有所不同。一些制造商增加了预真空程序，可以在蒸汽进入前把空气从灭菌仓内排出。

小型压力蒸汽灭菌器自动控制型：由电加热产生蒸汽或外接蒸汽的自动控制，其灭菌室容积不超过 60L 的小型自动控制蒸汽灭菌器，简称为小型灭菌器。根据灭菌物品的危险程度、负载范围选择灭菌周期。小型灭菌器周期见表 7-3-4。

使用灭菌架摆放包装类灭菌物品，物品间应留有一定的间隙。

表 7-3-4　小型灭菌器灭菌周期

灭菌周期	灭菌负载范围
B 类灭菌周期	用于所有包装的和无包装的实心负载、A 类空腔负载和多孔渗透负载的灭菌
N 类灭菌周期	用于无包装的实心负载的灭菌
S 类灭菌周期	用于制造商规定的特殊灭菌物品，包括无包装实心负载和至少以下一种情况：多孔渗透性物品、小量多孔渗透性条状物、A 类空腔负载、B 类空腔负载、单层包装物品和多层包装物品

注：1. N 类灭菌周期不能用于牙科手机等管腔类器械的灭菌。

2. S 类灭菌周期应由生产厂家或供应商提供可灭菌口腔器械的类型、灭菌验证方法。灭菌物品不能超过该灭菌器的最大装载量。

包装特点：蒸汽灭菌的包装材料必须是多孔的，以利于蒸汽穿透进入器械内部。包装材料大多是多纤维材料，大部分由可塑封膜、纸袋、灭菌布类、器械盒等构成。硬质的无孔金属托盘、带盖的玻璃瓶和铝箔等会阻碍蒸汽进入其内部，不能用于高压蒸汽灭菌的包装。

2. 不饱和化学蒸汽灭菌

不饱和化学蒸汽灭菌与高压蒸汽灭菌十分相似，只是由化学混合剂（甲醛、酮、丙酮和水）代替水产生灭菌蒸汽。化学蒸汽灭菌最重要的优点是不污染、不钝化或腐蚀器械。但值得关注的是残留的化学蒸汽中含有甲醛、甲醇，在循环结束后释放出残留气体，会留下难闻的气体并刺激眼睛，所以需要充分地通风。

包装特点：标准的化学蒸汽灭菌包装包括纸塑袋、纸袋、灭菌布类和包装器械盒等。与高压蒸汽灭菌一样，密闭容器（如硬质金属器械盒和带盖玻璃瓶）和铝箔等会阻碍蒸汽接触内部器械，因此不能用于不饱和蒸汽灭菌。

3. 干热灭菌

干热灭菌器加热空气并把热量通过空气传递到器械。这种形式的灭菌比高压蒸汽灭菌和化学蒸汽灭菌需要的温度高。干热灭菌的温度为 160～180℃，不同厂商灭菌器的灭菌时间存在差别。适用于耐热、不耐湿、蒸汽或者气体不能穿透的物品，如玻璃和油剂、粉剂等的灭菌。其优点是如果器械放入前是充分干燥的，就不会生锈。现有的两种干热灭菌器是：静止空气灭菌器和加压空气灭菌器。

4. 环氧乙烷灭菌

环氧乙烷灭菌是在低温下操作，适用于不耐热、不耐湿的诊疗器械、器具和物品的灭菌，如塑料和橡胶等物品的灭菌。灭菌程序包括预热、预湿、抽真空、通入气体环氧乙烷达到预定浓度、维持灭菌时间、清除灭菌柜内环氧乙烷气体、解析灭菌物品内环氧乙烷的残留等过程，所以时间相对较长，环氧乙烷灭菌需要4～12h。

5. 液体化学灭菌剂

由于热力灭菌会损坏一些塑料制品，如橡皮障支架、比色板和 X 线持片夹等，所以必须使用液体灭菌剂进行灭菌，如 2%～3.4% 的戊二醛。戊二醛的灭菌所需时间是 10h，小于 10h 达不到灭菌效果。邻苯二甲醛消毒液，可杀灭肠道性致病菌和化脓性球菌、枯草杆菌黑色变种芽孢。适用于不耐热内镜等器械的高水平消毒。配合内镜清洗消毒机及用于与内镜清洗消毒机相同程序的手工清洗消毒对内镜进行高水平消毒。作用时间 5～12min。

（二）灭菌监测

现在使用的 3 种灭菌监测方法：物理检测、化学监测和生物监测。这 3 种方法功能不同，相互独立，必须协调使用才能保证灭菌效果。

1. 物理监测

物理监测通过观察灭菌器仪表上显示的参数评估循环压力、温度、时间。现有的灭菌器一般具备记录并打印出这些参数的功能。尽管这些数据不能确保灭菌效果，但不正确的读数显示则是灭菌器出现问题的第一信号。

2. 化学监测

需要使用在某些情况下会变色的热敏化学物质。化学监测的两种形式是过程指示卡和过程集成指示卡。

（1）过程指示卡　灭菌前放置在灭菌包的外部，不能测量暴露时间或压力，如高压蒸汽灭菌胶带（如化学指示胶带，图 7-3-10）或无菌包上的变色标记。过程指示卡，用于区分经过处理的和未经处理的灭菌包，可以避免发生使用未灭菌包的事故。

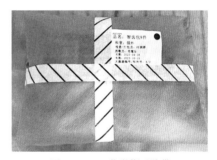

图 7-3-10　化学指示胶带

（2）过程集成指示卡（图 7-3-11）　放在器械包内的，它能反映压力、温度和时间。过程集成指示卡是多参数指示卡，所有灭菌因素综合显示。

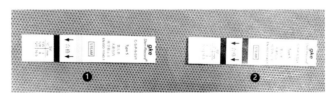

图 7-3-11　过程集成指示卡
①—未灭菌的指示卡；②—达到灭菌效果的指示卡

这两种指示卡是快速的、肉眼可见的灭菌监测。但它不能显示物品是否无菌，也不能替代生物监测。

3. 生物监测

也称芽孢监测，是唯一可以确定灭菌是否有效、是否有细菌，包括芽孢是否被灭活的监测方式。疾病控制与预防中心（centers for disease control and prevention，CDC），美国牙医协会（American dental association，ADA），美国牙科安全、无菌和预防组织（organization for safety, asepsis and prevention，OSAP)都推荐至少每周做一次生物监测。生物监测记录见图 7-3-12。

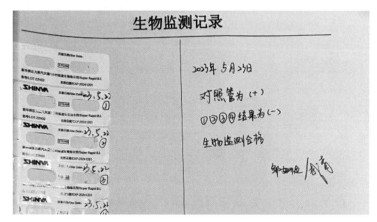

图 7-3-12　生物监测记录

第八章 口腔预防护理

口腔预防医学（preventive dentistry）是一门通过有组织的社会努力，达到预防口腔疾病、维护口腔健康及提高生命质量的科学与艺术。它将人群作为主要研究对象，应用生物学、环境医学、预防医学、临床医学及社会医学的理论，采用宏观与微观相结合的方法，对口腔健康及其影响因素、预防口腔疾病的措施和策略展开研究，旨在实现预防口腔疾病，促进口腔健康及提高生命质量的目的，是口腔医学的一门分支学科。

预防可以从疾病发展的任何阶段介入，这就形成了分级预防概念。根据介入疾病的不同阶段，可以将预防划分为 3 级。

一级预防（primary prevention） 又称为病因预防，是疾病发生前，针对致病因素所采取的根本性预防措施，如窝沟封闭、刷牙漱口、氟化物的使用、控制菌斑等。

二级预防（secondary prevention） 又称为临床前期预防，即在疾病的前期做好早发现、早诊断和早治疗的"三早"预防措施，如早期龋病充填、牙龈炎治疗等。

三级预防（tertiary prevention） 又称为临床预防，是针对已明确诊断的患者采取适时、有效的处置，防止病情恶化，促进功能恢复，预防并发症和后遗症，如牙列缺损和缺失的修复等。

第一节 龋病预防

一、龋病的评价指标

评价龋病的常用指数是龋失补指数。"龋"即已龋损尚未充填的牙，"失"指因龋丧失的牙，"补"为因龋已做充填的牙。龋、失、补指数是检查龋病时最常用的指数，该指数由 Klein 等人于 1938 年研究龋病分布时提出。

（1）恒牙龋失补指数 用龋、失、补牙数（decayed, missing, and filled teeth, DMFT）或龋、失、补牙面数（decayed, missing, and filled surface, DMFS）表示，

作为患者个人统计，是指龋、失、补牙数或牙面数之和。

（2）乳牙龋失补指数　乳牙龋失补指数用小写英文字母表示，乳牙龋失补牙数即 dmft，乳牙龋失补牙面数即 dmfs。在混合牙列中，也可用乳牙龋补牙数（dft）或乳牙失补牙面数即（dfs）说明乳牙的患龋情况。

（3）龋均和龋面均　龋均指受检人群中每人平均龋、失、补牙数，恒牙龋均数值范围为 0～32，乳牙为 0～20。龋面均指受检人群中每人平均龋、失、补牙面数。两个指数均反映龋病的严重程度。计算公式如下：

$$龋均 = \frac{龋、失、补牙数之和}{受检人数}$$

$$龋面均 = \frac{龋、失、补牙面数之和}{受检人数}$$

（4）患龋率和龋病发病率　患龋率是指在调查期间，某一人群中患龋病的频率，以百分率表示，主要用于龋病的流行病学研究。龋病发病率是指至少在 1 年时间内某人群新发生龋病的频率。此指标可以估计龋病流行强度，探索龋病的分布特点、发生因素以及评价预防措施的效果等。计算公式如下：

$$患龋率 = \frac{患龋人数}{受检人数} \times 100\%$$

$$龋病发生率 = \frac{发生新龋人数}{受检人数} \times 100\%$$

（5）评价根面龋的指数　根面龋常见于中老年人群。根面龋可以是有龋未充填、已充填无继发龋或已充填有继发龋的病损。为了方便检测，可使用根面龋补指数（decayed，filled roots，DF-root）描述。

二、预防方法

龋病的预防应采取综合的防治措施。其中一级预防，即针对病因的预防，从控制龋病的危险因素入手，是龋病预防的重点。具体叙述如下：

（一）菌斑控制

1. 机械方法

机械清除菌斑包括刷牙、使用牙线、牙间隙刷清洁牙齿等。目前牙刷的刷头种类繁多，但基本的功能原则是：最大限度地清除牙表面菌斑，减少对牙表面的磨损及牙龈损伤。

（1）刷牙　见本章第五节。

（2）牙线（dental floss） 是由多股平行排列的尼龙丝组成，也可用细丝或涤纶线制成。有含蜡或不含蜡牙线，也有含香料或含氟牙线，还有一种膨胀牙线（puffy floss），专用于清洁义齿桥体下的区域，包括桥基牙的邻面。使用牙线之前，应首先去除牙石，有深牙周袋的需要平整根面，有邻面充填体需要磨光悬突使之与牙齿的解剖外形一致，以免钩住牙线使牙线磨损而易拉断。

牙线的使用方法（图 8-1-1）：①取一段长约 30~40cm 长的牙线，通常是手指捏住牙线的一端，另一端到肘弯部。将牙线的两端合拢打 3 个结形成一个圆圈，或将这段牙线的两端各绕在左右手的中指上。然后用双手的示指和拇指将线圈绷紧，两指间距离 1.0~1.5cm。②对着镜子练习使用牙线，可以清楚地看到每个牙缝的方向。③先在上颌前牙使用牙线，正常情况下，相邻两颗牙紧密接触，牙线要前后做拉锯样动作但可通过邻面接触点，进入牙间隙到达龈缘下，不要过分向下加压，以免损伤牙龈。④将牙线紧贴一侧牙面的颈部，并呈 C 形包绕牙面，使牙线和牙面接触面积最大。⑤牙线紧贴牙面并进入龈缘以下，由龈沟向切方向移动，以刮除牙面上的菌斑，每个邻面重复 3~4 次。随即将牙线包绕该牙间隙中的另一侧牙面，重复上述动作。⑥将牙线从该牙间隙中取出，放入相邻的牙间隙中，重复④和⑤步骤。⑦清洁右侧上颌后牙时，用右手拇指及左手示指绷紧牙线，然后将牙线轻轻从𬌗面通过两牙之间的接触点，拇指在颊侧协助将面颊牵开。如接触点较紧不易通过时，可做颊舌向拉锯式动作，即可通过。⑧清洁左侧上颌后牙时转为左手拇指及右手示指执线，方法同上。⑨清洁所有下颌牙时，可由两手示指执线，将牙线轻轻通过接触点。如此按照一定的顺序，依次逐个将全口牙的邻面菌斑彻底清除，不要遗漏，包括最后一颗磨牙的远中面。每清洁一个区域的菌斑后，以清水漱口并漱净被刮下的菌斑。牙线对清除牙邻面的菌斑很有效，尤其对龈乳头无明显退缩的牙间隙最为适用。

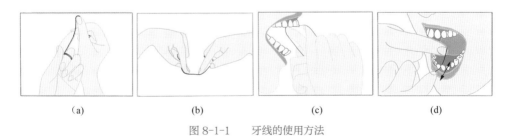

（a）　　　　　　　（b）　　　　　　　（c）　　　　　　　（d）

图 8-1-1　牙线的使用方法

（3）牙签 在龈乳头退缩或牙周治疗后牙间隙增大时，可用牙签（toothpick）清洁邻面和根分叉区。常用牙签有木质牙签、塑料签、橡胶牙签。木质牙签要有足够的硬度和韧性，避免折断；表面要光滑，没有毛刺，以免刺伤牙龈；横断面以扁圆形或三角形为佳。塑料牙签则根据牙间隙和龈乳头的解剖形态，设计成匕首形尖端，刀口圆钝且薄，易于进入牙间隙。橡胶牙签的尖端在塑料牙签的外面包裹一层有弹性的橡胶，避免刺伤牙龈。使用方法：将牙签以接近水平方向进入牙间隙，牙签尖端指向咬合面，侧面紧贴邻面牙颈部，做颊舌向里外拉动，清除邻面菌斑和嵌塞的食物，然后漱口。注意事项：①无龈乳头退缩者，不宜使用牙签；②使用牙签时动作要轻，勿将牙签强行压入健康的龈乳头区，以免损伤牙龈。

（4）牙间隙刷（interdental brush） 状似小型的试管刷，为单束毛刷（图8-1-2）。有粗细、大小之分，种类较多，有刷毛和持柄分开的，有刷毛和持柄固定的；刷毛和持柄固定在一起的牙间隙刷，其刷毛和持柄间呈各种角度，如直的、钝角的、圆弧弯曲的。牙间隙刷适用于牙龈退缩者，也可用于根分叉贯通病变的患牙。例如清除邻面菌斑与食物残渣，矫治器、固定修复体、种植牙、牙周夹板、间隙保持器以及其他常规牙刷难以达到的部位，前磨牙邻面凹陷处，不论牙线或牙刷都无法清洁，可选用形态适当的牙间隙刷清除根分叉、凹的根面、最后磨牙远中面等部位的菌斑。当牙排列不齐时，口腔内有复杂的修复体或牙龈萎缩、根分叉暴露时，可用特制的牙间隙刷清除邻间污垢，其效果优于牙线。对于牙邻面外形不规则或有凹面时，牙间隙刷较牙签更利于去除菌斑。

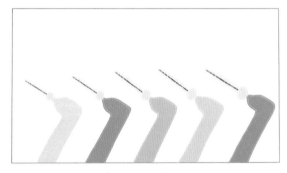

图8-1-2　牙间隙刷

2. 化学方法

应用有效的化学药物来抑制菌斑的形成或杀灭菌斑中的细菌是控制菌斑的另一条途径。化学制剂必须依靠一些载体，如含漱剂、牙膏、口香糖、牙周袋冲洗液、缓释装置等才能被传递到局部，起到控制菌斑的作用。下面介绍几种常用控制菌斑的化学制剂。

（1）氯己定　又称洗必泰（hibitane），化学名称为双氯苯双胍己烷，是二价阳离子表面活性剂。氯己定的作用机制主要是减少细菌在牙面的黏附和定植。氯己定主要用于局部含漱、涂擦和冲洗。常用剂型为0.12%或0.2%的含漱液。使用方法是每天早晚2次，每次10mL，在刷牙和使用牙线之后含漱1min，可减少

45%～61% 的菌斑，减少 27%～67% 龈炎的发生。氯己定溶液长期使用可能会出现牙面染色，味苦，轻度黏膜刺激等，应遵医嘱。

（2）酚类化合物　又称香精油（essential oils），主要为麝香草酚、薄荷醇和甲基水杨酸盐混合而成的抗菌制剂，常用作含漱液。每天 2 次使用含香精油的含漱液与不使用者相比，6 个月后可减少 28% 的菌斑，减少 16% 的龈炎的发生。

（3）季铵化合物　是一种阳离子表面活性剂，对革兰氏阳性菌有较强的杀灭作用。常用剂型为 0.05% 的含漱液，可抑制菌斑的形成和龈炎的发生。

（4）三氯羟苯醚（triclosan）　是一种广谱抗菌剂，主要用于牙膏、含漱液等。

3. 其他方法

（1）植物提取物　包括有黄芩、厚朴、五倍子、金银花、三颗针、两面针、三七及茶叶等，主要功能是抑制致龋菌，提取物多放入漱口剂及牙膏内使用。

（2）生物方法　主要指酶类，有特异性及非特异性酶。非特异性多是蛋白酶类，能破坏细菌细胞膜。特异性的有葡聚糖酶，用于溶解葡聚糖，减少菌斑在牙表面堆积，可放在牙膏中使用。目前产品主要是非特异性蛋白酶牙膏。

（3）抗菌斑附着剂　包括有茶多酚、甲壳胺等，这些物质除有弱的抑菌作用外，主要作用是阻止菌斑在牙表面附着。甲壳胺是氨基多糖类物质，有表面阳离子活性，可以吸附凝集口腔内细菌，阻止菌斑堆积，同时也有解吸附功能，使已附着牙面的菌斑脱落。一些无机离子如：氟、锌、镧有明显抗附着作用。茶多酚、甲壳胺可以放在含漱剂或牙膏内使用。

（4）替代疗法　是用致龋菌毒性因子缺陷株替代野生株定植于口腔的方法，以达到减少龋发生的作用。

（5）免疫方法　有主动免疫和被动免疫。主动免疫就是使用防龋疫苗，以特异性抗原作为防龋疫苗，使机体产生特异性抗体，中和致龋菌的毒性因子，使机体保持较长时间的预防作用。被动免疫就是用特异性抗原使动物或植物产生抗致龋菌抗体，将这些抗体提取出后制成某种形式的制剂，如漱口水、牙膏等，然后通过漱口、刷牙等形式作用于口腔致龋菌，从而获得防龋效果。

（二）控制糖的摄入和使用糖代用品

1. 控制糖的摄入

（1）糖的致龋性和含糖食品　蔗糖是致龋性最强的糖，但饮食中的果糖、麦芽糖等也具有一定的致龋性，而乳糖的致龋性较弱。从饮食中获取的糖，除了牛奶中的乳糖、水果及蔬菜中的糖（内源糖）外，还有一些外来糖即游离糖。这种分类在饮食建议中十分重要，因为乳糖和内源糖对牙健康的危害非常小，而游离糖才是使龋发生的主要致病因素。

（2）进食频率　许多研究表明每天食糖量的大小与龋的发生呈正相关。尤其在散居人群中每天食糖量与摄糖频率是密切相关的。因此，应建议龋易感者减少食糖量和摄糖频率，同时每次摄糖后应注意口腔的清洁。

（3）饮食中糖的来源　对于学龄儿童，2/3 的游离糖来源于零食、饮料和餐桌上的糖。在我国有些地区会更为严重，这也是口腔健康教育的重点。水果味的含糖饮料是口腔健康的最大危害，常常也是猛性龋的致病因素。零食和饮料的糖对牙有巨大的破坏作用。另外，也不能忽视奶制品中加入额外的糖，这也是导致儿童易患龋的原因。

（4）在预防龋方面的建议　最主要的建议就是减少摄取游离糖的量和频率。目前儿童、青少年甚至成年人中游离糖的摄取量高，这也是导致儿童乳牙患龋率居高不下、中老年人龋高发的原因。随着食物品种的大量增加，从食物选择的原则总体上讲，就是多食淀粉类食物、新鲜水果及蔬菜。

2. 使用糖代用品

蔗糖代用品有两类，一类为高甜度代用品：如天冬苯丙二肽酯（aspartame）、苯甲酸亚胺、环拉酸盐、甜叶菊糖，这些代用品比蔗糖甜 20～400 倍，有抑菌作用；另一类为低甜度代用品，如木糖醇（xylitol）、山梨醇（sorbitol）、甘露醇（mannitol）、麦芽糖（maltose）、异麦芽酮糖醇（isomaltitol）等，目前市场上的产品多为木糖醇。这些糖代用品低产酸，pH 下降少，动物实验证实致龋作用低。

（三）增强牙抗龋力

孕期和婴儿时期是乳牙的发育时期，因此不仅要注意孕妇在孕期的营养和保健，也应注意婴儿期婴儿的营养与保健，避免乳牙发育缺陷。婴幼儿时期及学龄前时期是恒牙的发育时期，因此要注意此时期儿童的营养和保健，避免恒牙发育缺陷。同时通过应用氟化物、窝沟封闭（详见第八章第六节）等措施，增加乳牙和恒牙的抗龋力。

1. 加强孕期及婴幼儿期保健

（1）孕期

① 注意口腔保健，对患有龋，尤其是活动性龋的孕妇应及时治疗；对患有龈炎、牙周炎的孕妇应及时治疗，并加强口腔卫生保健，防止早产儿、低出生体重儿的发生。因为早产和低出生体重容易导致乳牙的发育缺陷，出现牙釉质矿化不良和牙釉质发育不全，增加乳牙对龋的易感性。

② 注意孕期母亲的营养及全身健康，保证婴儿的全身及口腔的正常生长发育。

（2）婴幼儿时期　在乳牙未萌出到恒牙胚发育期（3 岁以内）应重视正确喂养及补钙，保持营养和膳食均衡，促使乳牙正常发育、萌出及恒牙正常发育，减少牙齿钙化不全及牙釉质发育不全的发生。尤其在婴幼儿时期，也要注意母亲、看护人的口腔卫生，积极治疗龋，避免这一时期口腔致龋菌对孩子的传播。

2. 加强儿童及青少年口腔保健

（1）在乳牙列时期、乳牙替换及恒牙萌出时期（5～12岁）应合理使用氟化物，增加乳牙的抗龋力，促使年轻恒牙钙化完全，增强年轻恒牙的抗腐蚀能力。

（2）对乳磨牙和恒磨牙进行颊、舌、𬌗面深窝沟的封闭，阻止菌斑滞留及减少龋病发生率。

（3）建立合理的饮食习惯，增强儿童咀嚼功能，促进颌骨发育，保证牙的正常替换，减少因牙替换异常而造成的牙列不齐。

（四）定期进行口腔健康检查，做到早发现早治疗

对于学龄前儿童建议每隔3～6个月进行一次定期口腔检查，对于学龄儿童应每隔6个月进行一次口腔检查，而成人则每隔6～12个月进行一次口腔检查。当然，对于龋易感者，建议缩短定期复查的时间。

第二节　牙周疾病预防

一、牙周疾病的评价指标

用于评价牙周病的指数较多，下面介绍几种常用的牙周病指数。

1. 简化口腔卫生指数

简化口腔卫生指数（oral hygiene index-simplified，OHI-S）包括简化软垢指数（debris index-simplified，DI-S）和简化牙石指数（calculus index-simplified，CI-S）。简化口腔卫生指数只选择、评价6个牙的牙面，即16、11、26、31的唇（颊）面，36、46的舌面。用于衡量个人口腔卫生的效果，但主要用于人群口腔卫生状况评价。

（1）检查方法　检查软垢以视诊为主，按标准记分。在软垢量少、视诊不可见时，可用探针，自牙切缘1/3向颈部轻刮。检查出软垢面积按标准记分。牙石检查时，将带刻度的钝头牙周探针轻轻插入牙远中面龈沟内，沿着龈沟向近中移动，根据牙颈部牙石的量记分。

（2）记分标准

① 软垢指数（DI-S）：

0 = 牙面上无软垢。

1 = 软垢覆盖面积占牙面 1/3 以下，或没有软垢但有面积不等的外来色素沉着。

2 = 软垢覆盖面积占牙面 1/3～2/3。

3 = 软垢覆盖面积占牙面 2/3 以上。

② 牙石指数（CI-S）：

0 = 龈上、龈下无结石。

1 = 龈上牙石覆盖面积占牙面 1/3 以下。

2 = 龈上牙石覆盖面积在牙面 1/3～2/3，或牙颈部有散在龈下牙石。

3 = 龈上牙石覆盖面积占牙面 2/3 以上，或牙颈部有连续而厚的龈下牙石。

2. 菌斑指数（plaque index，PLI）

只检查牙面菌斑的厚度，不计菌斑覆盖的面积，用于评价口腔卫生状况和衡量牙周病防治效果。

（1）检查方法　漱口后，吹干牙面。检查全口牙或所选择的几颗牙，每颗牙检查 4 个牙面，即近中颊面、正中颊面、远中颊面和舌面，按标准记分。

（2）记分标准

0 = 近龈缘区无菌斑。

1 = 龈缘区和邻近牙面有薄的菌斑，但视诊不可见，用探针可刮出菌斑。

2 = 龈沟内和（或）龈缘附近牙面可见中等量菌斑。

3 = 龈沟内或龈缘附近牙面有大量菌斑。

3. 牙龈指数（gingival index，GI）

只检查牙龈情况，观察牙龈颜色和质地改变，有无出血倾向，不考虑有无牙周袋及牙周袋的深度。

（1）检查方法　使用钝头牙周探针，采用视诊和探针的方法。检查全口牙或 6 颗指数牙。6 颗指数牙是 16、12、24、32、36、44，每颗牙检查唇（颊）侧的近中龈乳头、正中龈缘、远中龈乳头和舌（腭）侧正中龈缘。

（2）记分标准

0 = 牙龈正常。

1 = 牙龈有轻度炎症：牙龈的颜色呈轻度改变，并有轻度水肿，探诊不出血。

2 = 牙龈有中度炎症：牙龈色红，水肿光亮，探诊出血。

3 = 牙龈有重度炎症：牙龈明显红肿或有溃疡，有自动出血倾向。

4. 牙龈出血指数

1975 年由 Ainamo 和 Bay 提出，他们认为牙龈出血情况更能反映龈炎的活动状况。牙龈出血指数（gingival bleeding index，GBI）记分是探查后牙龈出血部位的数目占总的检查部位数目的百分比。

（1）检查方法　可以检查全口牙或只检查指数牙，采用视诊和探诊相结合的方法。使用牙周探针轻探牙龈，观察出血情况。每颗牙检查唇（颊）面的近中、正中、远中3点和舌（腭）面正中4个点。

（2）记分标准

0＝探诊后牙龈不出血。

1＝探诊后可见牙龈出血。

5. 龈沟出血指数

龈炎一般都有红肿现象，但龈沟出血则是龈炎活动期的表现，因此根据龈沟出血情况评价龈炎，更能反映龈炎的活动状况，即龈沟出血指数（sulcus bleeding index，SBI）。有学者提出了改良龈沟出血指数（modified sulcus bleeding index，mSBI），简化了计分标准，近年来应用越来越广泛。

（1）检查方法　可以检查全口牙或只检查部分牙，用视诊和探诊相结合的方法。所用探针为钝头牙周探针。观察牙龈颜色和形状，轻探龈沟，观察出血情况。每颗牙分近中、远中、颊（唇）侧和舌（腭）侧共4个检查部位记分，得分为4个部位分数的平均值。

（2）记分标准

① 龈沟出血指数（SBI）：

0＝龈缘和龈乳头外观健康，探诊龈沟后不出血。

1＝龈缘和龈乳头探诊出血，无颜色改变，无肿胀。

2＝龈缘和龈乳头探诊出血，有颜色改变，无肿胀。

3＝龈缘和龈乳头探诊出血，有颜色改变，有轻微肿胀。

4＝龈缘和龈乳头探诊出血，有颜色改变，肿胀明显。

5＝探诊出血，有自发性出血，有颜色改变，肿胀显著，有时有溃疡。

② 改良龈沟出血指数（mSBI）：

0＝探诊不出血。

1＝探诊后可见散在出血点。

2＝探诊后出血，在龈缘处汇流成一红线。

3＝探诊后大量出血。

6. 社区牙周指数

社区牙周指数（community periodontal index，CPI）反映牙周组织健康状况、牙周的治疗需要情况。CPI需借助特殊器械在规定的牙位上检查。世界卫生组织2013年出版的《口腔健康调查基本方法（第5版）》改良了CPI：检查全部存留牙齿，检查内容包括牙龈出血和牙周袋，分别记分。

（1）检查器械　WHO推荐使用CPI牙周探针，在探诊时不易刺伤牙龈出血而误诊为龈炎；用于探测牙龈沟或牙周袋的深度。

（2）检查项目　改良 CPI 检查内容为牙龈出血和牙周袋深度。

（3）检查方法　将 CPI 探针轻缓地插入龈沟或牙周袋内，探针与牙长轴平行，紧贴牙根。查看牙龈出血情况，并根据探针上的刻度观察牙周袋深度。未满 15 岁患者，为避免牙齿萌出过程中产生的假性牙周袋，只检查牙龈出血，不检查牙周袋深度。

（4）记分标准

① 牙龈出血记分：

0 = 牙龈组织健康。

1 = 探针后出血。

9 = 除外。

X = 牙齿缺失。

② 牙周袋记分：

0 = 袋深不超过 3mm。

1 = 袋深在 4～5mm。

2 = 袋深在 6mm 以上。

9 = 除外。

X = 牙齿缺失。

二、预防方法

（一）控制菌斑

牙菌斑生物膜是口腔中不能被水冲去或漱掉的细菌性斑块，是黏附于牙面的软而未矿化的细菌性群体，是口腔细菌生存、代谢和致病的基础。

1. 显示菌斑的方法

常用的菌斑显示剂有赤藓红、碱性品红、荧光素钠等制成的溶液或片剂。

（1）溶液使用方法

① 棉球涂布法：用小棉球蘸取菌斑显示液，涂布于全口牙的唇（颊）舌（腭）面，漱口 1min 后，牙面菌斑即可着色，显示为红色。

② 舌尖法或漱口法：将菌斑显示液滴在患者舌尖数滴，让其用舌尖舔至各牙面，或将菌斑显示液稀释后漱口，菌斑即可显示。

（2）片剂使用方法　将菌斑显示片咀嚼均匀，用舌尖舔至各牙面，然后漱口，即可显示菌斑。菌斑显示片的主要成分是荧光素二钠盐，使用前要询问过敏史，儿童要在家长监督下使用。

2. 菌斑控制的方法

详见本章第五节。

（二）口腔专业人员控制菌斑

菌斑控制是个人口腔保健的主要内容，但在清除菌斑时，牙的有些部位难以被清洁干净。一般建议每6~12个月进行一次口腔检查，由口腔专业人员采用预防性清洁术或龈上洁治术彻底去除牙石，清除菌斑。

1. 预防性清洁术

此术仅用于没有龈下牙石或牙周袋的牙龈健康者。口腔专业人员采用洁治和抛光技术去除牙冠上的菌斑、牙石及着色，操作方法如下：

① 用菌斑显示剂显示患者菌斑。

② 指导患者用牙刷清除难刷部位的菌斑。

③ 使用邻面清洁器或牙线清除邻面菌斑。

④ 若有龈上牙石，使用洁治器去除。

⑤ 用橡皮杯蘸抛光膏，清洁、抛光牙面。

2. 洁治术

洁治术是由口腔专业人员进行洁治磨光，去除龈上、龈下的菌斑和牙石的一种方法，是贯穿牙周病三级预防的措施。分为龈上洁治术和根面平整术两种方式，或分为手工器械洁治和超声波洁治两种方法。

3. 牙周维护治疗

通常把牙周病控制后的所有随访均称为牙周维护治疗。其内容包括针对已经完成牙周治疗的患者去除牙颈部、牙周袋区域的菌斑，洁治和抛光牙面，牙周评估，以及患者的菌斑控制效果评价。

（三）控制局部相关因素

局部不良因素影响牙周健康，去除不良因素是预防牙周病的重要手段。

（1）改善食物嵌塞　找出造成食物嵌塞的原因，采取相应的方法及时去除。

（2）调𬌗　因咬合创伤造成的牙周疾病应及时调𬌗，尽量减少创伤，促进愈合。

（3）破除不良习惯　减少吸烟、夜磨牙对牙周组织造成的损害。

（4）预防、矫治错𬌗畸形　因咬合不平衡导致牙周组织损伤，应预防和矫治错𬌗畸形。

（5）制作良好的修复体　如有牙体、牙列损伤和缺失，制作精良合理的修复体恢复功能是维持牙周健康的基础。

（四）提高宿主抵抗力

（1）通过有效的健康教育，提高人群维护牙周健康的积极性和主观能动性。

（2）提高宿主的防御能力，保持健康的生理和心理状态，控制局部和全身因素对牙周组织的影响。

（3）开展口腔卫生训练，正确使用口腔卫生用品和药物，清除牙菌斑和其他有害刺激，保持清洁的口腔环境，养成良好口腔卫生习惯。

第三节　特定人群的口腔保健

一、妊娠期妇女的口腔保健

1. 主要口腔健康问题

（1）妊娠期龈炎　一般于妊娠的第 2 个月出现并在出生后 3 个月达到高峰。严重者某些部位的牙龈还可出现瘤样增生，称为妊娠性牙龈瘤。不是所有的孕妇都发生，口腔卫生状况良好，没有局部刺激因素存在，一般不引起牙龈的炎症。

（2）龋病　主要与口腔卫生状况不良有关，妊娠期妇女是龋病的高风险人群。

（3）智齿冠周炎　由于生理、生活习惯的改变，机体抵抗力下降，容易导致智齿冠周炎症。

2. 口腔保健内容

妊娠期妇女口腔保健的重点在一级预防，强调孕前的口腔健康检查、治疗和妊娠期的口腔健康维护。

（1）提供口腔健康知识　口腔健康教育应针对妊娠女性易发生的口腔健康问题，重点强调牙周病与妊娠不良结局的关系。此外，孕妇还应学习有关婴幼儿喂养方式和哺乳姿势、婴幼儿口腔清洁方法、营养与口腔健康等相关知识。了解胎儿牙发育，乳牙生长发育、萌出时间、萌出时可能遇到的问题及婴幼儿早期龋危害等常识。

（2）加强口腔健康维护　孕妇应认真进行每日的口腔清洁维护。每次进食后漱口，早晚有效刷牙，使用牙线清除邻面的食物残渣和菌斑。

（3）注意膳食营养平衡　妊娠期日常膳食应多样化、精细搭配、三餐合理，摄取足够的蛋白质、脂肪、碳水化合物、维生素以及无机盐。应适当增加鱼、禽、蛋、瘦肉、海产品和奶类的摄入，多吃豆类、虾皮、绿叶菜；摄入含铁丰富的食物，摄入足量的维生素 C。

（4）避免不良刺激，慎重用药　任何不良刺激都会导致胎儿生长发育异常或胎儿畸形。没有任何一种药物对胎儿发育是绝对安全的，最好不用或少用药物，也应在医师指导下使用。妊娠 12 周内是药物致畸最敏感的时期。孕妇用药的原则是，能用一种药物就避免联合用药，严格限制用药时间和药物剂量。妊娠初期防止风疹之类的病毒感染，不使用镇静、催眠类药物。妊娠期嗜好烟酒将增加胎儿畸形危险，被动吸烟可使胎儿缺氧，引起胎儿发育畸形，因此要戒除不良习惯。

（5）口腔就诊时机　选择在孕中期（4～6 个月）治疗，这是相对安全期。妊娠期要尽量避免 X 线照射，最好避开妊娠期的前 3 个月。妊娠后发病早期应对症治疗，出现全身症状时，须在医师指导下，合理用药防止感染扩散。

二、婴幼儿期的口腔保健

（一）婴幼儿口腔健康问题

（1）奶瓶龋　也称为低龄儿童龋，是婴幼儿乳牙列最常见的问题。患龋原因是有的婴幼儿习惯于含奶瓶睡觉，好发年龄为 1～2 岁幼儿，好发部位是上颌乳前牙的唇面和邻面。

（2）乳牙外伤　多发生在 1.5～2.5 岁的幼儿。跌倒、碰撞会使乳牙受到损伤，前牙处于面部较为突出的部位更容易受伤。

（3）急性假膜性念珠菌性口炎　俗称鹅口疮或雪口病，是由白色念珠菌感染引起的口腔黏膜炎症。病因多由于奶具消毒不严格、母乳奶头不洁或哺喂者手指污染所致，也可由出生时经产道感染，或见于腹泻、使用广谱抗生素、营养不良、睡眠不足和免疫力低下的婴幼儿，新生儿和 6 个月以下的婴幼儿多见。

（4）乳牙早萌　较少见，有两种早萌现象，一种是指婴儿出生口腔内已萌出的牙，称为诞生牙；另一种是出生后 30 天内萌出的牙，称为新生牙。

（二）婴幼儿口腔保健方法

1. 避免致龋菌早期定植

致龋微生物的传播主要发生在乳牙萌出阶段，母亲口腔中很低水平的变异链球菌就足以传播到婴幼儿口腔。唾液是细菌传播的载体，父母通过亲吻、食物嚼碎喂孩子、把奶嘴或勺子放到自己口中试温后喂食等，均可造成致龋菌的传播。

2. 建立良好的口腔清洁习惯

（1）出生后至 6 个月　出生后即应建立口腔清洁习惯。每日为婴儿清洁口腔，在哺乳后或晚上睡前用手指缠上清洁纱布为婴儿清洁口腔。

（2）6 个月至 1 岁　牙萌出后，家长可以用手指缠上清洁干净纱布，蘸清水为孩子擦洗牙面、牙龈和腭部，清除黏附的食物残渣，使其逐渐适应每日的口腔护理。还可使用硅胶制成的牙齿训练器，清洁消毒后让婴儿放在口中咀嚼，促进颌骨和牙床发育。

（3）1～3岁　开始刷牙去除菌斑。儿童1.5岁左右乳磨牙开始萌出，可以用牙刷帮助孩子刷牙。家长站在儿童的后侧面，用一只手轻托孩子的下颌，头部稍向上抬，握住儿童的手和儿童一起刷牙。还可以让孩子坐在小板凳上，头后仰，靠在家长腿上来帮助刷牙。当儿童能漱口（约3岁）时可以使用牙膏刷牙，但一定要控制用量，每次用豌豆大小的量。目前，不建议3岁以下的儿童使用含氟牙膏。牙邻面有食物嵌塞时，建议在家长的帮助下使用牙线。

3. 采用正确喂养姿势

喂奶经常偏于一侧，则该侧面部受压，长期可导致面部双侧发育不对称。喂养时奶瓶不能紧压下颌或过高抬起，避免下颌过度前伸，造成下颌前突畸形。

4. 培养良好饮食习惯

给幼儿的食物应碎、软、细、烂、新鲜、清洁，并适当地增加一些粗糙的、富有纤维质的食物成分。要注意培养儿童建立良好的咀嚼习惯和吞咽习惯；切忌边吃边玩，使食物在口腔中长时间滞留不吞咽；应定时定量集中在一段时间内完成进食。除正餐外少喂甜食，特别是黏性甜食；睡前不吃零食和甜点；1岁以上应停止使用奶瓶喂养，不在夜间哺乳。

5. 预防低龄儿童龋

提倡母乳喂养，定时哺乳。破除含奶瓶入睡、牙齿萌出后喂夜奶、延长母乳或奶瓶喂养的时间、过多饮用含糖饮料等不良喂养习惯。零食应选择低致龋性食物，并及时清洁牙面或温开水漱口。

6. 预防乳牙外伤

应加强对儿童活动时的监护，防止意外跌倒和损伤。发生乳牙外伤后应及时带去医院就诊，避免不良结局。

7. 定期口腔检查

第一次口腔检查应在第一颗乳牙萌出后6个月内，最迟在12个月之前。

三、学龄前儿童的口腔保健

（一）常见口腔健康问题

（1）乳牙龋　3～6岁是儿童乳牙患龋的高峰期。乳牙龋的特点是进展快，早期自觉症状不明显，家长不易发现，严重龋损时可导致乳牙缺失。

（2）乳牙错𬌗畸形　3岁以上儿童如果长期有吮指、吐舌、咬下唇、口呼吸等不良习惯，容易造成上颌前突、牙弓狭窄、牙列拥挤和开𬌗等问题。

（3）乳牙外伤　可能造成面部软组织的损伤、牙冠折断或牙齿脱位，还有可能伤及恒牙胚，造成恒牙胚的发育异常。

（二）保健方法

1. 幼儿园口腔保健

（1）幼教老师培训　可以采取多种形式为幼教老师提供口腔保健的基本知识和口腔护理基本技能的培训和指导。

（2）儿童口腔保健　可组织儿童定期（最好每半年一次）口腔检查，并接受专业人员实施的局部用氟防龋措施。

（3）儿童良好习惯建立　幼教老师培养儿童良好的饮食习惯和口腔卫生习惯，包括以下两项。①饮食习惯：膳食要定时定量，定进餐次数，尽量减少餐间甜食摄入和次数，或选择致龋性低的食物。②口腔卫生习惯：餐后漱口，并教会儿童正确的刷牙方法。

（4）与家长沟通　与家长及时沟通和密切配合，共同关注和促进儿童的口腔健康；通过老师和家长的督促，帮助儿童形成良好的口腔卫生习惯。

2. 家庭口腔保健

（1）培养刷牙习惯　应教会 3～6 岁儿童正确的刷牙方法，并坚持每日帮助儿童认真、彻底地刷牙一次（最好是晚上），检查刷牙效果。3～6 岁儿童建议在家长的帮助下开始使用牙线。

（2）预防乳牙龋　乳牙龋会给儿童的局部和全身带来许多不良影响，早期治疗时间短、痛苦小，治疗效果好。对于窝沟较深的乳磨牙，要尽早进行窝沟封闭。每半年 1 次应用局部氟化物，可以有效地预防光滑面龋。

（3）预防错𬌗畸形　儿童时期的口腔不良习惯与错𬌗畸形的发生有密切关系，如有吮指、咬下唇、吐舌、口呼吸、偏侧咀嚼等不良习惯，需要充分重视。一旦出现牙齿排列不齐、咬合异常等应尽早检查，及早矫治。乳牙期最佳矫治年龄为 4～5 岁。

3. 预防牙外伤

家长应评估儿童的活动场所和运动项目，做好儿童的个人防护；在剧烈运动时应佩戴护齿器。

4. 定期口腔检查

学龄前儿童建议每 3～6 个月接受一次口腔健康检查，口腔疾病需要早发现、早诊断、早治疗。

四、学龄儿童口腔保健

（一）常见口腔健康问题

1. 第一恒磨牙龋

第一恒磨牙因其萌出早，矿化程度低，溶解度高，渗透性强，加之𬌗面的窝沟较深，食物残渣及菌斑不易清洁，极易发生窝沟龋。

2. 龈炎

龈炎包括单纯性龈炎、萌出性龈炎和青春期龈炎。单纯性龈炎以前牙为主，表现为龈缘和龈乳头红肿，易出血。青春期龈炎是菌斑引起的慢性龈炎，受内分泌的影响。如有牙齿排列不齐或佩戴正畸矫治器者，则菌斑不易去除，更易导致龈炎的发生。

3. 错𬌗畸形

牙列不齐、牙齿拥挤、上下颌的牙弓间𬌗关系异常、颌骨大小形态位置异常等。

4. 牙外伤

7～9岁学龄儿童是牙外伤的高峰期，以前牙为主。如果有上颌前突畸形，牙外伤风险增大。

（二）口腔保健方法

1. 学校口腔保健

（1）口腔健康教育的原则

① 与学生的普通教育同步：学校在对学生进行普通教学的同时，组织和开展一些促进学生口腔健康的活动，使学生在得到口腔健康知识的同时逐渐建立起口腔健康的观念。通过对不正确口腔行为的早期干预，达到预防口腔疾病发生的目的。

② 应纳入学校的卫生课程：在中小学校健康教育教材中增加口腔卫生知识，例如龋病、牙周病、错𬌗畸形的防治，前牙外伤和颌骨骨折预防等。

（2）口腔健康教育的方式

① 启发诱导式：应根据学生的心理特点，采取启发和诱导的方法，调动其自身的积极性。对刷牙的指导和口腔健康教育要有不断强化的过程，才能有效地巩固和提高学生的自我保健能力。

② 设立实习课程：通过口腔健康教育实习课的学习，相互或自我观察牙龈颜色与形态，了解正常牙质色和形态。通过影像资料或实物来讲解牙刷的选择、正确的刷牙方法和牙线的使用等。

③ 形式多样化：除课堂书本知识讲授外，可通过文字宣教，如图书、画册、各种报刊等，范围广泛，效果持久。电化教育是在教育教学过程中，运用投影、幻灯、录音、录像、广播、电影、电视、计算机等技术，传递教育信息，并对这一过程进行设计、研究和管理的一种教育形式。如影像、动画等，形象逼真，通俗易懂。艺术宣教如表演、说唱等。还可举办报告会、座谈会、专题讲座、知识竞赛等。也可借助微信、微博、手机 App 等新载体，拓展科普宣传的途径和方法。

④ 内容规范性：授课内容应具有科学性、专业性、准确性和规范性的特点，讲授形式可以根据学生的年龄特点，生活化和科普化，使学生易于接受。

2. 个人口腔保健

（1）保护好第一恒磨牙　采取积极主动的保护措施，对完全萌出达咬合平面，且𬌗面深窝沟的第一恒磨牙进行窝沟封闭是最佳的保护方法。

（2）预防龈炎　有效方法是刷牙，清除菌斑。有牙石者应及时请专业医师进行牙周洁治，邻面菌斑应在刷牙前或刷牙后配合使用牙线。

（3）科学合理摄入糖　控制摄糖的频率比控制摄糖的量更重要。含糖饮食一般建议在三餐中或餐前食用，要少食黏性大的含糖食品。睡前刷牙后不再吃甜食和加糖的奶类和饮料。

（4）防治错𬌗畸形　要及时治疗未到替牙期的乳牙龋损，及时拔除替牙期滞留的乳牙，尽早拔除多生牙；养成良好的饮食习惯，防止单侧咀嚼，以促进颌骨的正常发育。由于口腔不良习惯造成替牙列早期（6～9 岁）牙𬌗异常，提倡早期进行咬合诱导管理。较严重的错𬌗畸形，一般在 12～14 岁乳牙替换完成后开始矫治。有口腔不良习惯的要尽早戒除。

（5）预防牙外伤　学龄儿童在参加体育活动和游戏时，应穿胶底防滑鞋，在参加高强度、高风险运动时应戴头盔、牙托等护具；不要用牙齿咬过硬的东西，以免牙齿隐裂和崩裂。牙外伤后出现牙龈出血、牙折断、牙松动、牙移位时应立即到医院就诊。

五、老年人的口腔保健

（一）老年人口腔健康问题

1. 牙龈退缩和根面龋

牙龈退缩造成牙根暴露，牙颈部和根面极易发生龋损，导致根面龋的发生，并可伴发牙本质敏感。唾液分泌量减少，自洁作用差，可加重根面龋的进程。

2. 牙列缺损和缺失

龋病与牙周病是造成老年人牙缺失的主要原因。当失牙数占全口牙的 1/4 以上时就会影响口腔的正常功能，尤其是咀嚼功能。调查显示，全国 65～74 岁老年人有 47.7% 的人未能及时修复缺失牙。

3. 口腔黏膜病和口腔癌

老年人是口腔黏膜病的多发人群。随着年龄增加，口腔癌患病率上升，以男性居多。吸烟和饮酒是口腔癌的主要危险因素，其中，吸烟与口腔癌、口腔白斑、白色角化病、牙周病等 10 余种口腔疾病的发生密切相关。

4. 牙磨耗和楔状缺损

牙磨耗和楔状缺损与不正确的刷牙方法、咀嚼硬性食物及年龄的增加等诸多因素相关。长期严重的楔状缺损使牙颈部过薄，易造成牙折。牙严重磨耗变短，可使面部下 1/3 高度降低，长期还会出现颞下颌关节区疼痛等功能紊乱症状。

（二）老年人口腔保健方法

老年人口腔健康的目标是保留更多功能牙，维持正常口腔功能状态。

1. 增强自我口腔保健意识

要不断增强老年人自我口腔保健意识，帮助老年人树立正确的口腔健康观念，消除"人老掉牙"的旧观念。养成良好口腔卫生习惯，掌握科学的口腔保健方法，终身拥有一副健康的牙齿。

2. 保持个人口腔卫生

（1）刷牙与漱口　要选择适合自己口腔状况的牙刷。每天采用正确的刷牙方法刷牙，选用含氟牙膏。除每天早晚刷牙外，每餐后要坚持用清水漱口。

（2）间隙刷、牙线和牙签　由于老年人牙缝较宽、牙根暴露，应使用牙间隙刷、牙线和牙签清除存留在邻面及牙根面的食物残渣及菌斑。

3. 接受口腔卫生指导

（1）有针对性　要根据每个人的特点，如对口腔卫生的态度、动手能力、理解能力等，制订有针对性的口腔卫生指导计划。

（2）循序渐进　根据每个人原有的口腔卫生习惯、知识、态度和接受能力等，灵活地分次讲解相关内容。

（3）有评价　要有相应的客观指标来评价指导后的口腔卫生维护情况，如利用菌斑显示剂来观察刷牙前后菌斑的清除程度及效果。

4. 及时修复缺失牙

不论失牙多少，都应及时在正规医疗机构进行义齿修复。修复缺失牙一般在拔牙 2～3 个月后进行。餐后应摘下活动义齿，用清水或使用专门为义齿设计的清洁片、粉、液浸泡并刷洗干净；义齿久戴常有不适，引起口腔组织红肿、疼痛、溃疡，应定期由医师检查，及时处理或更换义齿。

5. 定期口腔检查

检查的内容包括龋病（尤其是根面龋）、牙周病、口腔黏膜状况等。残留的牙根如经常肿痛应尽早拔除，避免局部不良刺激。过度磨耗形成的锐利牙尖要及时磨除或调殆，以防对口腔软组织及颞下颌关节的损伤。口腔检查最好半年一次，一般至少也应 1 年检查一次。

六、残疾人的口腔保健

（一）残障人士的主要口腔健康问题

残障人士的主要口腔健康问题是龋病和牙周病。根据残疾的类型、年龄和残障程度，常出现多颗牙的龋损、牙髓炎和根尖病变、牙面软垢和菌斑堆积，牙龈炎症明显。

（二）残障人士的口腔保健方法

1. 残障儿童刷牙

不能自己刷牙的儿童需要在家长的帮助下刷牙。应根据具体情况，选择一种容易操作的舒适体位和姿势：①让儿童坐在椅子上，帮助者站在身后，用手稳住儿童头部，使其靠着椅背，可用枕头垫在头部，使其感觉舒适。让儿童的头稍向后仰起，按正常人的刷牙方法和顺序进行。如果必须控制患儿的手或身体活动，可用双腿协助完成。②让儿童躺在帮助者的腿上操作。③如果无法控制其活动，则需要两个人面对面，一人抱住儿童，另一人让其头部躺在肘部，帮助刷牙。对于张嘴困难的儿童，可用纱布缠上压舌板放在上下牙列之间，以方便操作。

2. 口腔保健用品的选择

（1）改装牙刷柄　改装市售牙刷的刷柄，使其容易握持。

（2）使用电动牙刷和冲牙器　适宜选择电动牙刷，可提高清洁效果。应注意防止把持不稳损伤口腔软组织，需要在家人的看护下完成。冲牙器是利用水流的作用把滞留在口腔内的大块食物碎屑冲走，是重症残障人士日常清洁口腔的一种辅助装置。

（3）牙线和牙间隙刷　部分残障人士也可以使用牙线、牙间隙刷进行口腔清洁。

3. 口腔保健服务

（1）口腔卫生指导　口腔专业人员和基层社区卫生服务人员应定期指导，耐心详细讲解口腔健康的重要性和口腔保健的方法。根据不同残疾类型采取多种形式，以掌握口腔卫生保健的具体方法为重点，亲属或护理人员应给予必要的帮助。

（2）应用氟化物　残障儿童可选择局部应用氟化物，如含氟牙膏、含氟漱口水，或由专业人员定期开展局部涂氟措施。

（3）尽早进行窝沟封闭　在磨牙完全萌出后，尤其是第一恒磨牙萌出后，对于牙面的深窝沟，要尽早实施窝沟封闭术，以防窝沟龋的发生。

（4）减少糖与甜食摄取　严格限制餐间甜食的摄入，要尽量避免摄取甜度大、黏性大的高致龋性食物，并减少碳酸饮料的摄入。

（5）定期口腔检查　口腔专业人员应定期为残障人士进行口腔检查，发现问题及时处理，并提供洁治、治疗、修复缺失牙等服务。应每半年到一年检查 1 次。

第四节　其他口腔疾病的预防

一、口腔癌

口腔癌狭义指发生于舌、口底、腭、牙龈、颊和牙槽黏膜的一种恶性肿瘤。口腔癌在全世界都有发现，不同地区发病率不同，以东南亚地区发病率最高。在我国，舌癌最为常见，其次是颊黏膜癌，其占口腔癌的 30.2%。另外，诸如腭癌和口底癌也占据一定比例，病例类型中以鳞状细胞癌居多，约达 80%。口腔癌的发生多由不良习惯、环境因素和生物因素所致。

口腔癌的发病率随年龄的增长而升高，男女都可以发生口腔癌，但男性明显高于女性，比例接近 2∶1。口腔癌在不同种族发病率不同。在新加坡，印度裔人口腔癌发病率高于华人和马来西亚人，这可能与咀嚼生烟草的习惯有关。

（一）发病危险因素

1. 不良生活方式

（1）吸烟　口腔癌的危险度与吸烟量、吸烟时间的长短呈正相关。吸烟量越多，吸烟时间越长，发生口腔癌的危险度越高。吸烟还可增加口腔癌复发的危险性。

（2）咀嚼槟榔　咀嚼对口腔黏膜的危害主要是槟榔碱、鞣质和亚硝胺等化学刺激和槟榔粗纤维的机械刺激。咀嚼槟榔与口腔黏膜的纤维性变呈正相关，也是口腔癌的危险因素之一。最常发生的部位是颊部，嚼槟榔者患颊癌的危险性是不嚼槟榔者的 7 倍。

（3）饮酒　饮酒量越大发生口腔癌的危险性越高。

以上几种危险因素在口腔癌的发生过程中具有协同作用，饮酒伴吸烟、饮酒伴口腔卫生差、饮酒伴咀嚼槟榔，均可导致患口腔癌的风险增加。

2. 环境因素

（1）光辐射（波长 320～400nm） 是皮肤癌的主要危险因素，长期强烈光照是引起唇癌的危险因素。唇癌多发生在下唇，患者有明显的职业特点，如农民与户外工作人员患病率高。

（2）核辐射 对人有致癌作用。可能是由于射线对人体易感细胞的作用，临床上常见癌症患者放射治疗后易引起黏膜表皮样癌和唾液腺癌。

（3）环境污染 也是口腔癌的致病因素，如高度工业化所造成的煤烟污染、纺织工业中的纤维刺激、土壤中的重金属。

口腔癌发病率一般用十万分之几来表示。

3. 生物因素

（1）感染 病毒、细菌感染与癌症有密切的关系。研究指出单纯疱疹病毒、EB 病毒和人乳头状瘤病毒与口腔癌发生有关。其中人乳头状瘤病毒（human papilloma virus，HPV）约有 200 种，HPV16 被认为与口腔癌的发生有关，尤其是与发生在口腔后部，如口咽、舌根、扁桃体及周边组织的癌症密切相关。在中国口腔癌患者中 HPV 的总感染率为 52%，HPV16 感染率为 42%，HPV16 感染与低年龄组口癌患病率增高有关。

此外，口腔菌群也被认为与口腔癌的发生有关。特别是牙周炎的口腔微生物菌群，如牙龈卟啉单胞菌、聚合梭杆菌、中间普雷沃菌等均有报道与口腔鳞状细胞癌的发生有关。

（2）慢性刺激与损伤 口腔卫生不良、尖锐牙尖及不良修复体的长期刺激，被认为是口腔癌危险因素之一。

4. 其他

口腔癌的致病因素是复杂的、综合的，它还与营养不良、缺乏运动、遗传、年龄、性别、种族、药物等有关系。

（二）预防

通过合理有效地控制危险因素，有些癌症是可以预防的；如果早期发现，有些肿瘤是可以治愈的；通过合理有效的治疗，癌症患者的生存质量是可以提高的。因此口腔癌的预防和早期发现是关键所在。

1. 口腔癌的分级预防

口腔癌的预防包括预防口腔癌的发生、预防口腔癌对邻近组织的侵袭、预防口腔癌的转移、预防因口腔癌丧失生命。口腔癌的一级预防包括消除和减少可能致癌的因素，防止口腔癌的发生；二级预防包括早发现、早诊断、早治疗，防止口腔癌的发展；三级预防主要是治疗后的康复，尽可能恢复咀嚼功能和美观。

2. 口腔癌的预防措施

（1）加强口腔健康教育　去除口腔癌的危险因素对口腔癌的预防至关重要，应戒除吸烟、过量饮酒、嚼槟榔等不良嗜好；注意对光辐射的防护，在直接日照下长时间工作，应采取适当遮阳以防止辐射；避免过热食物刺激口腔黏膜组织；避免口腔长期的不良刺激，及时调磨尖锐牙尖和义齿锐利边缘，防止对软组织反复刺激；并保持良好的口腔卫生。

（2）控制环境污染　无论是工作环境还是生活环境都应该注意控制污染，特别是公共场所禁止吸烟、保护水源，降低口腔癌的发病率和死亡率。

（3）定期口腔检查　癌症的形成是一个多阶段、多步骤的过程，它的疗效的关键在于早发现、早诊断、早治疗。如果能早期发现癌症，对提高患者5年生存率和生存质量具有极其重要的意义。因此强化口腔癌高危人群的定期检查，做好潜在恶性病变的阻断和逆转。另外提高公众对癌症早期体征的辨别，发现异常及时就医，有利于口腔癌的早期发现。如：①口腔内有2周以上未愈合的溃疡；②口腔黏膜有白色、红色和发暗的斑；③口腔与颈部有不明原因的肿胀和淋巴结肿大；④口腔内有不明原因的反复出血；⑤面部、口腔、咽部和颈部有不明原因的麻木与疼痛。

（4）自我口腔检查　除了到医院定期进行口腔检查外，还要学会自我检查的方法，以便早期发现，早期就医。自我口腔检查点位：①对头颈部进行对称性观察；②触摸面部、颈部，触摸疼痛与肿块；③上、下唇检查，触摸是否有肿块，观察是否有创伤；④牙龈与颊部进行触摸；⑤舌与口底触摸，触摸是否有异常肿块；⑥观察软腭与硬腭的颜色和形态。

3. 政策与措施

近年来，我国卫生行政部门协同其他部门制订了控烟限酒的政策，于2003年11月10日正式签署《WHO烟草控制框架公约》。该公约并于2006年1月9日生效。2011年5月1日《公共场所卫生管理条例实施细则》正式实施。细则指出室内公共场所禁止吸烟，室外公共场所设置的吸烟区不得位于行人必经通道上；公共场所不得设置自动售烟机；公共场所经营者应当开展吸烟危害健康的宣传，并配备专（兼）职人员对吸烟者进行劝阻。

二、口臭

口臭又称口腔异味（oral malodor，halitosis，bad breath）是指从口腔中发出的不良气味，是一种常见病，可有多种致病因素，是影响人们进行社会交往和造成心理障碍的原因之一。

（一）口臭的分类

口臭可由多种原因引起，如口腔和全身性疾病、不良生活习惯、饮食因素和心理因素等。口臭可分为真性口臭、假性口臭以及口臭恐症。

1. 生理性口臭

正常口腔的气味一般难以察觉，在基础代谢率低、唾液分泌减少、口腔自洁作用受限时，口腔中的食物残渣和脱落的上皮细胞易发生腐败而产生不良气味，通常睡眠后口腔易出现异味，但这种异味持续时间短，经口腔清洁后可很快消失。

2. 病理性口臭

病理性口臭是因疾病、病理状态所致的口臭，可分为口源性口臭和非口源性口臭。

（1）口源性口臭　口腔是口臭的主要来源，绝大部分口臭是由口腔局部因素引起的。口源性口臭占口臭的80%～90%，主要是厌氧菌引起。口臭气味的主要成分是硫化氢（H_2S）和甲硫醇（CH_3SH）。

龈炎、牙周病、龋病等口腔疾病及口腔卫生不良是口臭的常见病因；口腔恶性肿瘤会产生明显并持续加重的口臭；口腔干燥综合征时，由于唾液分泌及流速下降，清除细菌、腐败物能力下降，从而加重了口臭。

（2）非口源性口臭　包括呼吸道来源的口臭、血液携带来源的口臭以及某些食物引起的口臭等。另外，不良的生活习惯如吸烟、酗酒等也可引起口臭，女性月经期也可出现口臭。

（二）口臭产生的机制

1. 细菌的作用

口腔微生物的存在是口臭产生的必要条件。

2. 腐败作用

① 蛋白质腐败作用：口臭气味主要由口腔细菌对各类蛋白质的腐败作用所产生的挥发性硫化物（volatile sulfur compounds，VSCs）所导致。

② 腐败作用的影响因素：唾液HP、菌群组织、局部环境、唾液流速。

（三）口臭的检测方法

口臭的检测方法分为感官测定法、仪器检测法、细菌分析法。

（四）口臭与牙周病的关系

1. 牙周病患者伴发口臭

牙周炎的致病菌能够产生可挥发性硫化物，菌斑指数与口臭程度、口气中VSCs量有明显的相关性，口腔基础治疗（刮治和根面平整）结合正确的口腔卫生措施（刷牙、清除舌苔）能使口气的嗅觉评价值显著下降。

2. 口臭对牙周组织的影响

大量研究证实，即使是很低浓度的VSCs也可使牙周组织遭破坏。蛋白质及氨基酸的代谢除产生VSCs外，还可生成胺丁酸及其他有机酸，这些作为毒性因子，能造成组织及细胞的破坏。

（五）口臭的防治

口臭的防治应针对引起口臭的原因进行，并对不同类型的口臭原因采取具体的方法预防和治疗。一般情况下非口源性口臭在原发病灶得到控制后即能缓解。口臭治疗需求（TN）分类，可用于各种类型口臭的治疗。TN-1的主要内容是漱口、刷牙、舌清洁、使用牙线和及时治疗口腔疾病等，对口臭患者进行定期口腔检查也是改善其口腔卫生状况，降低口臭严重程度的有效方法。

其他口腔疾病的治疗包括：治疗龋病、恢复牙间隙接触点、拔除无法修复的患牙、治疗口腔溃疡和口干症，以达到尽可能减少蛋白质分解产物，减少口臭发生的目的。

三、牙本质敏感

牙本质敏感是指牙齿受到外界刺激产生短而尖锐的酸痛症状，并且不能归因于其他特定原因引起的牙体缺损或病变，典型的刺激包括温度刺激、机械性刺激或化学刺激。其疼痛特点是发病快，疼痛尖锐，时间短。可行脱敏治疗或者修复治疗。

（一）病因

1. 磨损

异常的咬合状况可导致夜磨牙症，被认为是牙体磨损的一个重要危险因素。含较粗擦剂的牙膏对暴露的牙本质有一定的磨损作用，但使用合格的牙刷和牙膏、采用正确的方法刷牙不会对牙齿造成磨损。

2. 酸蚀

酸蚀作用也是导致牙本质小管口暴露的另一个重要原因。外源性酸主要是酸性食物和饮料；内源性酸来源于胃、食管反流，这些都会导致牙本质表面覆盖物溶解，牙本质小管口暴露。牙釉质对酸十分敏感，对酸蚀过的牙釉质刷牙可产生磨损效果。因此，应尽量避免进食酸食物和饮料后马上刷牙，以减少酸性食物与刷牙磨损的协同作用。

3. 牙龈退缩

牙龈退缩是牙本质敏感最重要的危险因素之一。牙龈退缩后暴露的牙骨质很薄并易磨损，会导致牙本质更快、更广泛地暴露。多种因素可导致牙龈退缩，如使用不合格牙刷、刷牙用力过大、牙龈自身损伤、牙周病及牙周病的不当治疗等。

（二）预防

预防牙本质敏感首先必须改变或去除危险因素。建议：①建立餐后漱口的习惯；②减少酸性食物和饮料的摄入；③进食酸性食物和饮料后，即刻漱口，1h后再刷牙；④选择合格的牙刷，采用正确的刷牙方法，避免刷牙时用力过大；⑤有牙周疾病、夜磨牙症、牙齿过度磨耗等相关疾病的患者应及时诊治；⑥有内源性酸来源的患者，建议治疗全身疾病。

牙本质敏感治疗的方法主要是脱敏治疗，常用方法有抗敏感牙膏脱敏法、氟化钠脱敏法、碘化银脱敏法、碘酚或50%麝香草酚酒精溶液脱敏法、光固化粘接剂封闭牙本质小管脱敏法、YAG激光脱敏法、微波脱敏法等。

四、牙酸蚀症

牙酸蚀症（dental erosion）是指在无细菌参与的情况下，由于接触牙面的酸或其螯合物的化学侵蚀作用而引起的一种慢性的、病理性的牙体硬组织丧失。

（一）病因

研究认为，牙酸蚀症是一种多因素的疾病。来自体内、体外的酸作用于易感的牙齿是引起牙酸蚀症最基本的原因。然而，即使接触酸的情况相同，人们的患病情况仍有差别，生活方式、口腔卫生习惯及唾液的缓冲能力等均会影响到牙酸蚀症的发生和发展。

1. 化学因素

化学因素主要指接触牙的酸性物质，包括内源性酸和外源性酸。

（1）内源性酸　体内的酸进入口腔，最常见的原因是患有某些疾病使胃内容物进入口腔，胃酸长时间定期作用于牙齿硬组织使其患牙酸蚀症。常见疾病包括：①胃食管反流性疾病，如食管裂孔疝、消化性溃疡、胃食管反流征等消化道疾病引起的持续性反酸、慢性呕吐等症状；②受神经、心理影响的胃肠紊乱，如神经性呕吐、神经性厌食症、神经性贪食症等；③其他，如体内代谢及内分泌紊乱、妊娠期呕吐等。

（2）外源性酸

① 饮食因素：在牙酸蚀症的发病中占重要地位，各类酸性水果（柑橘类水果、苹果等）、果汁（柠檬汁、橘子汁等）、各种碳酸类饮料（可乐等）均与牙酸蚀症的发生发展有关，且与这些食物和饮料的摄入温度、时间、摄入量、频率及方式等关系密切。

② 药物因素：一些pH较低的药物也可以引起牙酸蚀症，例如维生素C片

剂、氨基酸、补铁剂、阿司匹林和一些治疗哮喘的口服药物，以及某些含 EDTA 和过氧化物成分的漱口水、牙膏、漂白凝胶等。

③ 环境因素：长期暴露于酸性气体或液体工作环境中的人易患牙酸蚀症，如电池厂或硫酸厂的工人、专业游泳运动员、品酒师等，其患病率及严重程度与接触酸的时间、是否采取保护措施有关。近年来随着工业条件的改善，这类牙酸蚀症已很少见。

2. 生物因素

唾液的缓冲能力、获得性膜、牙齿的结构和矿化程度、牙齿和软组织的位置关系等生物因素都与牙酸蚀症的发生和发展有关。

3. 行为因素

（1）生活方式　碳酸饮料摄入增加。与此同时，牙酸蚀症的发病率也在逐年上升。

（2）口腔卫生习惯　研究表明，牙酸蚀症的严重程度与夜间饮用酸性饮料后是否漱口、刷牙明显相关。不正确使用口腔护理产品也可能导致牙酸蚀症的发生。

（二）预防

（1）加强口腔健康教育　普及牙酸蚀症的基本知识，树立自我保健意识。

（2）治疗可引起牙酸蚀症的疾病　积极治疗如胃肠功能紊乱等引起的慢性呕吐、持续反酸；治疗受神经、心理影响的胃肠功能紊乱；治疗内分泌紊乱等其他疾病。

（3）减少饮食中的酸对牙的侵蚀　减少酸性食物和饮料的摄入量及摄入频率，可用吸管饮用，减少酸性饮料接触牙面的时间；可在饮料中加入钙、磷离子，增加其饱和度，从而改变酸性饮料本身的性质，减弱其酸蚀性；对一些 pH 较低的药物则应尽量避免嚼服，如果不能避免应及时漱口。

（4）避免在酸性环境中与酸的接触　努力改善工作环境，消除空气中的酸雾，尽量避免暴露于酸性环境中，必要时须戴防酸口罩。

（5）增强牙对酸的抵抗力　对于患有系统性疾病，需要长期服药而导致口干的患者，应尽早与相关的临床医师联系，考虑调整用药或采取其他保护措施；平时最好用含氟牙膏刷牙和含氟漱口水漱口，增强牙齿对酸的抵抗力。

（6）改变不良饮食习惯及口腔卫生习惯　酸性饮食的摄入最好安排在就餐时，此时唾液的流量大，缓冲能力强。不要安排在两餐之间，尤其不要在晚上睡觉前。餐后喝牛奶能在一定程度上中和食物中的酸。摄入酸性饮食后可用含氟漱口水漱口。刷牙时宜用含氟牙膏刷牙，选用刷毛软硬适度的牙刷，采用正确的刷牙方法及合适的力度刷牙均能预防牙酸蚀症。

第五节　口腔预防临床及护理技术

一、自我口腔保健

自我口腔保健主要包括刷牙方法和刷牙应注意的问题，牙线的使用及自我口腔保健的其他方法。自我口腔保健在预防口腔疾病和维护人们口腔健康方面所占的地位越来越重要。

（一）刷牙

刷牙是指使用牙刷去除菌斑、软垢和食物残渣，是保持口腔清洁的重要自我口腔保健方法。它可以清除牙面和牙间隙的菌斑、软垢和食物残渣，减少口腔细菌和其他有害物质，减少菌斑的堆积，防止牙石的形成，是预防龋病及牙周病发生、发展和复发的主要手段。

牙刷是刷牙的工具，随着人类进步和时代发展，牙刷也在不断变化改进。分为手动牙刷和电动牙刷。

（二）牙刷的选择

选择牙刷的基本原则包括：刷头大小合适；刷毛硬度为中软毛；刷柄易把握；对于儿童，牙刷选择要适合生长发育的不同阶段。已经掌握正确刷牙方法并养成良好刷牙习惯的人可根据自己的喜好进行选择。

还有很多特异型的牙刷是针对口腔内的特殊解剖情况或修复体而设计的，如正畸牙刷、牙缝刷和义齿刷，可以根据具体情况选择几种牙刷组合使用，以最大程度帮助控制菌斑，维护口腔健康或延长修复体的使用寿命。

（三）牙刷的保管与维护

刷牙后，要用清水多次冲洗牙刷，并将刷毛上的水分甩干，置于通风处充分干燥。牙刷应每人一把以防止交叉感染。尼龙牙刷不可浸泡在沸水中，更不能用煮沸法消毒，因为刷毛受高热易弯曲变形。牙刷用旧后刷毛卷曲不仅失去清洁作用且会擦伤牙龈，应及时更换。牙刷的磨损（如张开、弯曲、纤维破损）受到刷牙方法的影响，手动牙刷的平均寿命为2～3个月。

（四）牙膏的使用

牙膏的主要作用是辅助刷牙，可增强刷牙的摩擦力，帮助去除食物残屑、软垢和菌斑，有助于消除或减轻口腔异味，使口气清新。如果在牙膏膏体中加入其他有效成分，如氟化物、抗菌药物和抗牙本质敏感的化学物质等，则分别具有防龋、减少菌斑、抑制牙石形成和抗敏感等作用。目前我国市场上出现的牙膏大致可以分为普通牙膏和功效牙膏两大类。

（五）刷牙方法

刷牙方法很多，没有一种刷牙方法能适合所有人。不适当的刷牙方法可引起软、硬组织损伤。例如：牙龈组织萎缩、牙面磨损及楔状缺损等。好的刷牙方法应该是去除菌斑效果好，不伤牙体和牙周组织，同时尽量简单易学。这里介绍两种主要的刷牙方法。

1. 水平颤动拂刷法（改良 bass 刷牙法）

这是一种有效清除龈沟内和牙面菌斑的刷牙方法。水平颤动拂刷法适合成年人使用，能够掌握此方法的青少年也可使用。水平颤动主要是去除牙颈部及龈沟内的菌斑，拂刷主要是清除唇（颊）舌（腭）侧的菌斑。具体操作要领如下：

（1）将刷头放置于牙颈部，刷毛指向牙根方向（上颌牙向上、下颌牙向下），与牙长轴约呈 45°角，轻微加压，使刷毛部分进入龈沟内，部分置于牙龈上。

（2）从后牙颊侧以 2～3 颗牙为一组开始刷牙，用短距离水平颤动的动作在同一个部位数次往返，然后将牙刷向牙冠方向转动，拂刷颊面。刷完第一个部位之后，将牙刷移至下一组 2～3 颗牙的位置重新放置，注意与前一部位保持有重叠的区域，继续刷下一部位，按顺序刷完上下颌牙齿的唇（颊）侧。

（3）用同样的方法刷后牙舌（腭）侧。

（4）刷上颌前牙舌侧时，将刷头竖放在牙面上，使前部刷毛接触龈缘，自上而下拂刷。刷下颌前牙舌侧时，自下而上拂刷。

（5）刷咬合面时，刷毛指向咬合面，稍用力，做前后短距离来回刷。

2. 圆弧刷牙法（Fones 刷牙法）

此方法适用于儿童（图 8-5-1）。操作要领如下：刷后牙颊侧时，上、下颌牙齿呈闭合状态，牙刷进入颊间隙，刷毛轻度接触上颌最后磨牙的牙龈区，用较快、较宽的圆弧动作从上颌牙龈拖拉至下颌牙龈，再从下颌牙龈到上颌牙龈，依次前行至前牙区；刷前牙唇侧时，上、下颌前牙切端相对，刷头同样做连续圆弧形刷牙动作；刷后牙舌（腭）侧时，将刷头水平放置于最后磨牙舌（腭）侧，用轻微压力往返颤动，依次前行至尖牙；刷前牙舌（腭）侧时，将刷头竖起放置于舌（腭）侧，轻微压力自龈缘向切缘往返颤动；刷咬合面时，将刷毛指向咬合面，

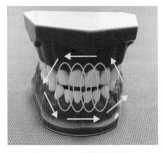

图 8-5-1　圆弧刷牙法

稍用力做前后短距离来回刷。

（六）刷牙的注意事项

（1）刷牙的顺序　为保证刷牙时不遗漏某些部位，建议按照一定的顺序刷牙，每个牙面都应刷到。每次牙刷放置的位置一般占2～3颗牙牙面的距离，每个部位至少刷5～10次，然后移至下一个邻牙刷牙位置，两个刷牙位置之间均应有重叠。

（2）刷牙的时间　建议每次刷牙时间至少为3min。

（3）刷牙的次数　每天早晚刷牙，晚上睡前刷牙更重要。

（4）难刷的部位　刷牙时，有些部位常被忽视，如上下颌最后一颗牙的远中面和邻近无牙区的牙面、上颌牙的腭侧和下颌牙的舌侧、排列不齐的牙、异位萌出的牙等。这些部位容易被忽视或牙刷难以达到，在刷牙时都应特别注意。

（七）自我口腔保健的其他方法

1. 漱口

漱口（mouth rinsing）是利用液体含漱来清洁口腔的常用方法。一般漱口指用清水含漱，餐后漱口可去除口腔内的食物残渣和部分软垢，保持口腔清洁。应注意，漱口不能代替刷牙，使用含某些药物的漱口液虽能抑制菌斑的生长，但不能替代刷牙对菌斑的机械性清除作用，只能作为刷牙之外日常口腔护理的辅助手段。

为了辅助预防和控制某些口腔疾病，常加入一些药物作为漱口剂。根据加入药物的不同，漱口液可具有抗菌、消炎和防龋等作用。

2. 牙间隙清洁

牙间隙容易滞留菌斑和软垢。刷牙时刷毛难以进入邻间隙或不能完全伸入牙间隙，需要采取其他措施清除邻面菌斑。牙间隙清洁常用方法包括牙线、牙签、牙间隙刷、口腔冲洗等。

（1）牙线　牙线用于邻面间隙或牙龈乳头处的清洁，特别对平的或凸的牙面最合适。近年来把牙线的作用与刷牙同等看待，目前在我国广泛使用。

（2）牙签　是用来剔除嵌塞在牙间隙内的食物碎屑和软垢的工具，适用于牙龈退缩、根面暴露、邻面间隙较大的部位。使用牙签时应避免用力过大而损伤牙龈，以加重牙龈退缩和增大牙间隙。

（3）牙间隙刷　适用于牙龈退缩处的邻间区、暴露的根分叉区以及排列不整齐的牙邻面。主要用于清除刷牙难以达到的邻面菌斑，特别是去除颈部和根面上附着的菌斑。

（4）电动冲牙器　电动冲牙器可辅助去除牙间隙部位的食物残渣和软垢，如大的邻间隙、正畸患者的弓丝与托槽间、固定修复体的组织面等。还有按摩牙龈的作用。

3. 无糖口香糖

咀嚼无糖口香糖对口腔健康有益。其基本益处是可以辅助清除菌斑和食物残渣。咀嚼无糖口香糖还可以通过增加唾液的分泌、减少菌斑堆积形成、抑制细菌糖酵解产酸等，达到辅助防龋的作用。

二、氟化物使用

氟是人体健康必需的一种微量元素，摄入过量又会对人体健康造成不利影响，正确和合理地使用氟化物，有利于机体的代谢及预防龋病。

（一）氟的分布

氟是一种化学物质，在自然界中的分布十分广泛。土壤中和岩石中都含有氟。受火山爆发、风化以及人类社会活动的影响，土壤中的氟含量会相应升高。水溶性的氟对生物体是最有价值的，各种动物和植物普遍含有一定量的氟，多数来源于土壤。含氟量最高的植物是茶树。

（二）人体氟来源

（1）饮水　人体氟的主要来源是饮水，约占人体氟来源的65%，水中氟很容易被吸收。

（2）食物　人体每天摄入的氟约有25%来自食品。

（3）空气　空气中的氟不是人体氟的主要来源，但在某些特殊环境条件下可引起空气中氟的污染。空气中的氟可通过呼吸道进入人体，造成氟中毒。

（4）其他可能的氟来源　某些口部用产品的氟度很高，如果不在医师指导下适量应用，可导致机体氟摄入量增高。

（三）人体氟代谢

（1）吸收　氟可以通过消化道、呼吸道和皮肤接触等途径进入人体。大多数水溶性氟化物被机体摄取后，迅速吸收，在几分钟内血浆氟浓度可明显上升，30～60min内达到高峰。除胃肠道、呼吸道外，皮肤和口腔黏膜也能吸收部分氟。

（2）分布　人体血液中75%的氟存在于血浆中，其余的主要存在于红细胞。成人体内约99%的氟沉积在钙化组织中。牙釉质的氟主要聚集在表层，牙本质的氟浓度介于表层和深层牙釉质之间。唾液中的氟浓度低于血浆氟浓度，约为血浆氟的2/3。

（3）排泄　肾脏是排泄体内氟的主要途径，一般成人摄氟量的40%～60%由尿排出，12.6%～19.5%的氟经粪便排出，由汗腺排出的氟占7%～10%。还有微量的氟可由泪液、头发或指甲排出。

（四）氟化物对人体健康的影响

氟化物对人体健康的影响与氟的摄入量有关。

1.氟的总摄入量

氟的总摄入量为机体每日从空气、水、膳食等摄取氟量的总和（mg/d）。氟的总摄入量有两个含义：一个是适宜摄氟量，是指防龋和维护其他正常生理功能的生理需要量；另一个是安全摄氟量，是指人体最大可能接受的量。氟的适宜摄入量和安全摄入量的标准难以统一，因此只提供一个范围，即每千克体重每天的摄氟量以0.05～0.07mg为适宜，一般不应超过上限。

2.氟化物的生理作用

氟是人体必需的14种微量元素之一，适宜剂量的氟化物可以维持人体生理功能的需要，对机体的代谢有一定的积极影响，起到预防疾病的作用；在唾液中维持一定浓度的氟化物可有效预防和减少龋病的发生；临床上应用氟化物治疗骨软化和骨质疏松有一定的效果，补充适量氟能加速骨折愈合。

3.氟的毒性作用

（1）急性氟中毒　一次大量服用氟化物，可造成急性氟中毒。主要临床表现为恶心、呕吐、腹痛、腹泻、肌肉痉挛、血压下降、虚脱等。重者引起心、肝、肾器质性损害，甚至昏迷。患者通常可在4h内死亡或康复，这一关键时期非常短暂。急救处理措施有催吐、洗胃、口服或静脉注射钙剂、补糖、补液以及对症治疗等。在现场最简易可行的抢救措施之一是迅速给患者补充大量牛奶，减轻氟对机体的损害，争取时间采取其他急救措施。

（2）慢性氟中毒　是机体长期处于高浓度的氟环境中，摄入过量氟造成的。主要临床表现为氟牙症、氟骨症以及神经系统、骨骼肌和肾脏的损害。氟骨症可分为地方性中毒和工业氟中毒。调查显示，饮用水中氟大于3mg/L可产生氟骨症，表现为骨质硬化和骨旁软组织骨化；轻者表现在牙齿上，形成氟牙症。预防慢性氟中毒，饮水应以适宜水源或取水除氟为主；消除因生活燃煤带来的氟污染；合理处理工业"三废"，做好个人防护，改善工作环境，防止氟污染。

（五）氟牙症

氟牙症又称为氟斑牙或斑釉症，是牙齿发育钙化时期，机体过量摄入氟引起釉质矿化不良或发育不全，是慢性氟中毒的主要症状之一，也是地方性慢性氟中毒的早期表现。

1. 临床特点

釉质失去光泽，为白垩色斑块或条纹与切缘平行，斑块多在牙尖或唇颊面；白垩色区可有黄褐或棕黑色染色，严重者釉面有多处凹坑或大片釉质发育不全，以致失去牙面正常形态；一般多见于恒牙，而乳牙较少见；牙釉质和牙本质变脆，耐磨性差，抗酸性强，对染料的渗透性大，色素易沉着。

2. 防治

预防氟牙症的基本原则是在牙齿的生长发育和矿化期避免摄入过量的氟。选择新的含氟量适宜的水源时，应用活性矾土或活性骨炭去除水源中过量的氟，消除其他摄入氟量高的影响因素。已发生氟牙症的，可用以下方法处理：对无实质性缺损的氟牙症，前牙可采用脱色法；后牙不予处理；对实质性缺损的氟牙症，前牙适合用光固化复合树脂修复，重者可用贴面烤瓷器或全冠修复；后牙氟牙症影响咀嚼功能者，可采取充填法或全冠修复。

（六）氟化物的防龋机制

氟化物防龋机制可归结为抑制牙釉质的脱矿和促进早期脱矿区域的再矿化作用。

（七）氟化物的局部应用

局部用氟是采用不同方法将氟化物直接用于牙的表面，目的是抑制牙齿表面的溶解脱矿和促进再矿化，以提高牙齿的抗龋力。局部用氟的途径包括使用含氟牙膏、含氟漱口液、含氟凝胶、含氟泡沫与含氟涂料等。其中，含氟牙膏可由个人直接使用；含氟漱口液漱口需要在医务人员的帮助和督促下使用；含氟凝胶、含氟泡沫与含氟涂料等应由经过培训的专业人员实施。局部用氟适用于大多数人群，尤其多用于儿童和青少年。

1. 氟化物牙膏

含氟牙膏是指含有氟化物的牙膏。用于含氟牙膏的氟化物有氟化钠、单氟磷酸钠及氟化亚锡等。6岁儿童和成人每天用含氟度高于1000mg/kg的牙膏刷牙两次，每次量约1g（约1cm长度的牙膏），可达到预防效果。3～6岁的儿童每次牙膏的用量约为豌豆大小，应在家长监督与指导下使用。Cochrane系统表明，用含氟牙膏刷牙可使龋病患病率降低24%。

2. 含氟漱口液

含氟漱口液是指用中性或酸性氟化钠、氟化亚锡、氟化铵等配成的漱口液。含氟漱口液适用于6岁以上的龋活跃性较高或易感人群，尤其是佩戴正畸固定矫治器者、头颈部肿瘤需做放疗的患者，以及不能自我口腔护理的残障人士等。

漱口是一种使用方便、容易掌握、价格较低、适用性广的方法。适用于低氟区或适氟区。0.05%NaF（230mg/L）溶液每天使用一次，成人可在家使用，儿童须在家长的监督下使用。0.2%NaF（900mg/L）溶液每周使用一次，适用于学校的防龋项目，须在老师或专业人员的监督下使用。有研究表明，使用含氟漱口液，可获得 26% 的防龋效果。

3. 含氟涂料

含氟涂料是一种加入了氟化物的有机溶液，将其涂布于牙齿表面，可预防龋病。涂布后患者在 2～4h 内最好不进食，当晚不刷牙，以保证涂料与牙面的长时间接触。涂料一般保持 24～48h。在一般情况下，含氟涂料 1 年用 2 次即可达到预防效果。对易患龋人群，1 年可用 2～4 次。乳恒牙含氟涂料的防隔效果可达 38%。含氟涂料的优点如下：

（1）含氟浓度高。由于所需剂量少（涂布全口约需 0.3～0.5mL），减少了被吞咽的危险。因此，涂料中可含较高的氟浓度。

（2）快速凝固并黏附到牙面。不但提高了釉质表面的氟化物浓度，而且延长了氟化物与釉质表面的接触时间。

（3）操作简单，用时少。由于潮湿的表面能促进涂料的凝固，因此无须严格地干燥牙面；每例患者仅需 3～5min。

（4）少有恶心、呕吐等不适反应，患者易于接受。

使用含氟涂料的缺点：涂布后可导致牙齿短暂变色，刷牙可使其恢复正常；少数患者可产生接触性过敏。牙龈出血者禁用。

（八）氟化物的全身应用

1. 饮水氟化

饮水氟化是将饮用水调整到最适宜的水氟浓度，以达到既防龋又不发生氟牙症的流行。在预防龋病和预防氟牙症之间存在着一个既安全又有效的饮水氟浓度。根据我国具体情况，饮水加氟应遵循以下 5 项原则：

（1）饮水的适宜氟含量应保持在 0.7～1mg/L。

（2）低氟区饮水氟含量在 0.5mg/L 以下，应调查此地区氟牙症和龋病的流行情况，决定是否需要加氟。

（3）饮水氟含量超过 1.5mg/L 或氟牙症指数超过 1 时，尽早采取措施，减少氟的摄入量。

（4）饮水氟含量应按季节、气温的变化调整。

（5）饮水加氟需要有严格的管理制度和监测。

2. 食盐氟化

食盐氟化是调整食盐的氟浓度并以食盐作为载体摄入人体内，以达到适量供氟、预防龋病的目的。适用于没有开展饮水氟化或没有自来水的低氟地区。由于饮食习惯不同，食盐含氟量一般为 90～350mg/kg。

食盐氟化的优点主要包括：

（1）覆盖人群广泛，不受地区条件限制，可大规模生产和供应。

（2）不需要设备完好的供水系统。

（3）与饮水氟化相比，减少了氟的浪费。

（4）生产和控制方法简单，费用较低。

（5）家庭可自由选择，无心理上的压力。

氟化食盐的不足之处在于：

（1）防龋效果与大众接受程度和范围有关。

（2）难以精确控制每一个体的耗盐量。

（3）食盐摄取量在不同地区与不同人群之间差异很大，这对氟化食盐氟含量的确定带来一定困难。

（4）氟化食盐的销售范围难以控制，进入高氟或适氟地区会造成危害。

3. 牛奶氟化

氟化牛奶可以通过不同形式生产，如液体奶和奶粉。牛奶含氟浓度可根据饮用者年龄、当地饮水含氟量等适当调整，3～6 岁一般为 0.5mg/d，也有 0.75mg/d 或 1mg/d。有报道表明每天饮用氟化奶可降低乳牙患龋率 40%～53%，而对恒牙龋可减少 46%～89%。北京开展社区牛奶氟化的试点工作两年，结果显示，可降低乳牙新生龋 33%。氟化奶的防龋效果还须做更多的研究观察。

4. 氟片、氟滴剂

由口腔科医师根据服用对象的年龄、体重和当地饮水氟浓度计算出适宜的口服氟片剂量，每次处方氟化钠总剂量不得超过 120mg。氟滴剂是一种含氟溶液，每滴含氟离子 0.125mg，适用于 2 岁以下幼儿。每天睡觉之前，用滴管将药物滴于颊黏膜或舌部，不漱口，不饮水，具有全身和局部双重防龋作用。研究显示，使用氟滴剂可使龋病降低 40%。

三、窝沟封闭

窝沟封闭又称为点隙窝沟封闭，是指不去除牙体组织，在牙齿殆面、颊面或舌面的点隙裂沟涂布一层粘接性树脂，以保护牙釉质不受细菌及代谢产物侵蚀，达到预防龋病发生的一种有效方法。

窝沟封闭使用的黏性高分子材料，包括树脂、玻璃离子等，称为窝沟封闭剂。是预防龋病最简便、最有效的方法。

窝沟封闭后，牙齿表面原有的窝沟变浅，使牙齿容易清洁，食物残渣不易滞留，细菌不能侵入，能够有效地预防和减少窝沟龋的发生。

（一）窝沟点隙的解剖形态

窝沟点隙主要存在于后牙的咬合面、磨牙的颊侧和舌侧面。根据解剖学形态可以简单分为 V 型和 I 型：V 型沟浅，口宽底尖，容易清洁，不易患龋；I 型沟裂窄而细长，类似瓶颈，底部膨大朝向釉牙本质界，不易清洁，为细菌的生长繁殖、菌斑的聚集提供良好的微生态环境，易患龋。

（二）窝沟封闭剂的防龋原理

主要是利用了树脂对牙面沟裂的物理性填塞作用。经酸蚀后的牙釉质表面脱矿，形成无数微孔，树脂渗入这些微孔，聚合固化成为树脂突，与牙釉质形成相嵌锁结作用，堵塞微生物的通路，切断残留微生物的营养来源，使之存活率下降。依照固化方式，可以分为光固化与自凝固化两种。

（三）适应证与非适应证

（1）适应证　非龋且有深窝沟的牙齿，特别是可以插入或卡住探针的牙（包括可疑龋）；对侧同名牙已患龋或有患龋倾向的牙齿。取决于儿童牙齿的解剖情况、龋病活跃性、患龋的风险及儿童合作情况。

（2）非适应证　面沟裂点隙浅、自洁作用好、牙萌出 4 年以上无龋、不合作儿童、已有龋或已充填的牙齿，可以不做窝沟封闭。

牙釉质发育不全面，有充填物，但存在未封闭的深窝沟，可根据具体情况决定是否封闭。窝沟封闭的最佳时机：牙齿完全萌出、龋尚未发生最为合适。一般乳磨牙在 3～4 岁，第一恒磨牙在 6～7 岁，第二恒磨牙在 11～13 岁为最适宜封闭年龄。

（四）窝沟封闭的护理（表 8-5-1）

表 8-5-1　窝沟封闭的护理

步骤	流程	图示	操作要点
一、护理评估			
1	患者评估	同表 5-1-2	
2	环境评估		
3	自身评估		
4	用物准备		

步骤	流程	图示	操作要点
(1)	口腔检查用物		避污膜、一次性器械盘（口镜、镊子、探针）、口杯、手套、吸唾管、三用枪
(2)	术区隔离用物		打孔器、橡皮障夹钳、橡皮障布、牙线、橡皮障夹、面弓
(3)	窝沟封闭用物		遮光封闭盒、清洁剂、酸蚀剂、窝沟封闭剂、毛刷棒、抛光毛刷、低速牙科手机、咬合纸、护目镜、光敏固化灯
二、护理流程			
5	口腔检查		传递口镜、探针（或镊子）给医生，调节灯光和患者体位
6	清洁牙面		传递安装好抛光毛刷的低速手机给医生，蘸取适量清洁剂；及时吸净唾液，保持手术视野清晰，协助隔湿
7	酸蚀		用毛刷棒蘸取适量的酸蚀剂，传递给医生

步骤	流程	图示	操作要点
8	冲洗和干燥		传递干棉卷，协助医生更换棉卷，协助医生吹干牙面
9	涂布封闭剂		用毛刷棒蘸取适量的封闭剂传递给医生，随时协助补充蘸取
10	固化		给患者戴上护目镜，传递光敏固化灯给医生，及时吸净唾液，保持视野清晰
11	检查		传递口镜和探针，根据需求传递咬合纸
12	健康指导		嘱患者定期复查，一般3个月、6个月、12个月。指导家长观察封闭剂的保留情况。患者定期接受口腔医师的专业保健知识宣教，了解预防口腔疾病的方法、途径
13	终末处理		擦拭牙椅及物体表面，回收器械、医疗垃圾分类处理，洗手等

四、预防性树脂充填

预防性树脂充填是一种窝沟封闭与充填相结合，修复小的窝沟龋和窝沟可疑龋的措施，即仅除去窝沟处的病变牙釉质或牙本质，不作预防性扩展，采用酸蚀技术和树脂材料充填龋洞，并在牙面上涂一层封闭剂。能更多地保留健康牙体组织，减少了漏隙产生的可能性，比单纯封闭的防龋效果更好。

（一）适应证

深的点隙窝沟有患龋倾向，可能发生龋坏；窝沟和点隙有龋损，能卡住探针尖；沟裂有早期龋迹象以及釉质混浊或呈白垩色。

（二）预防性树脂充填的护理（表8-5-2）

表8-5-2 预防性树脂充填的护理

步骤	流程	图示	操作要点
一、护理评估			
1	患者评估	同表 5-1-2	
2	环境评估		
3	自身评估		
4	用物准备		
（1）	口腔检查用物	同表 8-5-1	
（2）	术区隔离用物		
（3）	充填用物		遮光盒、釉质粘接剂、酸蚀剂、封闭剂、清洁剂、毛刷棒、抛光毛刷、低速弯牙科手机、氢氧化钙、咬合纸、护目镜、光敏固化灯
二、护理流程			
5	口腔检查	同表 8-5-1	
6	去除腐坏牙本质		根据龋坏大小，传递合适的球钻给医生，及时吸唾，保持手术视野清晰
7	冲洗、隔湿和干燥		传递清洁刷清洁牙面，及时吸唾，协助隔湿
8	酸蚀	同表 8-5-1	

步骤	流程	图示	操作要点
9	充填		根据需求用小毛刷蘸取适量封闭剂或者用充填器取足量树脂给医生，再传递光敏固化灯，协助隔湿
10	检查		传递口镜和探针，根据需求传递咬合纸
11	健康指导		嘱患者定期复查（3个月、6个月、12个月）
12	终末处理	同表8-5-1	

五、非创伤性修复治疗

非创伤性修复治疗（atraumatic restorative treatment，ART）是以破坏牙齿最小和预防效果最大为目标的阻止龋病发展的治疗方法。以手用器械清除完全脱矿的、软化的龋坏牙体组织，然后使用粘接力强、耐磨和耐压性能较好的新型玻璃离子材料充填龋洞。

（一）非创伤性修复治疗的优点

① 只去除软化脱矿的牙体组织，允许最小的洞型预备，最大限度保存完好的牙体组织。

② 不使用电源，不需要昂贵的设备，仅使用简单手用器械。

③ 可随身携带，可以到患者生活的环境中工作，如到社区、学校、家庭中提供口腔治疗。

④ 操作简单、易学，口腔医师和护士完成的治疗结果相似。

⑤ 容易控制交叉感染，不需要高压消毒的手机。使用后，手用器械容易清洁和消毒。

⑥ 没有令人恐惧的牙钻或吸唾器的噪声，患者容易接受，尤其在儿童中更易普及。

⑦ 玻璃离子中的氟离子释放能预防和阻止龋病，有助于维护牙体组织健康。

（二）ART 的适应证

适用于无牙髓暴露、无可疑牙髓炎的恒牙和乳牙的中小龋洞，允许最小的挖器进入。

（三）非创伤性修复治疗的护理步骤（表 8-5-3）

表 8-5-3　非创伤性修复治疗的护理步骤

步骤	流程	图示	操作要点
一、护理评估			
1	患者评估	同表 5-1-2	
2	环境评估		
3	自身评估		
4	用物准备		
（1）	口腔检查用物	同表 8-5-1	
（2）	术区隔离用物		
（3）	治疗用物		玻璃离子体粘固剂、调拌纸、小勺、去腐凝胶、调拌刀、挖匙、雕刻刀、粘固粉充填器、咬合纸
二、护理流程			
5	口腔检查	同表 8-5-1	
6	去腐、备洞		根据龋坏大小，传递合适的挖匙给医生，用三用枪冲洗、吹干窝洞，传递棉卷，协助隔湿
7	清洁牙本质		用小棉球蘸取适量处理剂给医生，用三用枪冲洗、吹干，及时吸唾

步骤	流程	图示	操作要点
8	充填		传递粘固粉充填器，调拌适量玻璃离子给医生
9	调𬌗		依次传递雕刻刀、咬合纸给医生
10	检查		传递口镜和探针，根据需求传递咬合纸
11	健康指导		嘱患者1h内不能进食
12	终末处理	同表8-5-1	

第九章 牙体牙髓病护理

Chapter

牙体牙髓病是指发生在牙体硬组织的病患，包括龋病（dental caries or tooth decay）、牙齿发育异常、牙慢性损伤等，还包括发生在牙髓组织及根尖组织的病患，是一组密切关联的牙病。牙体牙髓病学是研究牙体牙髓病的学科，包括其病因、病理、临床表现、诊断与鉴别诊断、防治方法等。

第一节　龋病

龋病是以细菌为主的多种因素影响下，牙体硬组织发生慢性进行性破坏的一种疾病。

一、病因

四联因素学说是目前应用较为广泛的龋病病因学说。四联因素学说认为，龋病是一种多因素引起的口腔细菌性疾病，其中宿主的易感性、口腔细菌、食物的产酸以及充足的时间是龋病发生的四个重要因素，缺一不可，当四种因素同时存在时，龋病才会发生。

此外，随着口腔微生态学的发展，对口腔微生态在龋病发生作用方面的认识不断加深。人在健康情况下，口腔微生态保持着生理动态平衡，口腔内细菌产酸代谢与产碱代谢平衡，不易发生龋病；当环境、局部、全身等因素改变，细菌产酸代谢产物堆积，导致口腔微生态失衡，牙体硬组织脱矿与再矿化平衡破坏，牙体硬组织在酸性环境下持续脱矿，最终导致牙体结构广泛损伤、崩溃，龋洞形成。

二、临床表现

（一）临床特征
龋病的临床特征为患牙硬组织发生色、形、质的渐进性变化，患牙逐渐出现感觉异常。

1. 色泽变化
龋坏的牙表面色泽改变是临床上最早出现的变化，病变的早期呈现白垩色，病损区着色则会呈棕黄色或黑褐色。病损进一步发展，在窝沟处表现为浸墨样改变，提示龋损深度达到了牙本质层，实际的病损区范围甚至超过呈现色泽改变的区域。

2. 外形改变

病变不断进展，牙体硬组织不断被破坏、崩解而逐渐形成龋洞，这是龋病最显著的临床特征。

3. 质地改变

由于硬组织遭到破坏，龋洞中充满感染脱矿组织和食物残渣，称为腐质。脱矿的牙体硬组织质地松软，探诊时容易与正常牙体组织区别。

4. 感觉变化

仅波及牙釉质的早期龋损，患牙往往没有疼痛和不适的症状。当龋坏进展到牙本质层形成龋洞时，患牙往往会出现对冷热刺激敏感，饮食时食物嵌塞或食物嵌入龋洞时疼痛等症状，但均为一过性表现，刺激消失，症状随之消失。

（二）易感部位

龋的易感性是多因素的，牙齿的解剖结构、形态、在牙列中的位置和排列以及牙齿硬组织的发育、矿化程度都对龋病的发生起到重要的作用。牙菌斑生物膜能够长期存在于牙齿表面，并不断代谢产酸，这些部位往往是龋病的好发部位。牙尖、牙嵴、牙冠轴角等自洁区不易发生龋坏。

1. 好发牙齿

磨牙点隙裂沟丰富，邻面不易清洁，患龋率高；邻近唾液腺导管开口的下前牙患龋率低；义齿基牙、安放固定矫治器的正畸牙齿和排列不整齐的牙齿都存在菌斑滞留区，也是易患龋的牙齿。

2. 好发牙面

龋好发的牙面依次为𬌗面、邻面、牙颈部根面、唇/颊面。

（三）分类

根据龋发生在牙齿硬组织上不同的部位，在组织学上分为牙釉质龋、牙本质龋和牙骨质龋。在临床中为了能够准确反映龋病的损害程度和进展情况，为了清楚表明龋损发生的部位，为了获得正确的病因分析，为了给治疗方案提供依据，在对龋病诊断时出现了龋病的多种分类方法，其中按照病变侵入深度的分类在临床上最为常用。

1. 按龋损深度分类

（1）浅龋　是指局限于牙釉质或牙骨质的龋，尚未达到牙本质，一般无自觉症状，仅在检查时发现局部有颜色改变。

（2）中龋　是指发生于牙本质浅层的龋，牙本质因脱矿而软化，随色素侵入而变色，大多有冷热酸甜敏感症状，冷刺激尤为明显，刺激去除后症状立即消失。

（3）深龋　是指龋损已发展到牙本质中深层，接近髓腔，此时刺激症状明显，检查时常可见较深的龋洞，受到冷、热、酸、甜的刺激和食物压迫时会有疼痛反应。

2. 按发病情况和进展速度分类

（1）慢性龋（chronic caries）　进展慢，好发于成年人，龋坏组织染色深，呈黑褐色，病变组织较干硬，又称干性龋，临床最为常见。

（2）急性龋　多见于儿童或青年人。病变进展较快，病变组织颜色较浅，呈浅棕色，质地较软且湿润，很容易用挖器剔除，又称湿性龋。

（3）猛性龋（旧称猖獗龋）　是急性龋的一种类型，病程进展很快，多数牙在短期内同时患龋，常见于颌面及颈部接受放射治疗的患者，又称放射性龋。

（4）继发龋　龋病治疗后，由于充填物边缘或窝洞周围牙体组织破裂，形成菌斑滞留区，或修复材料与牙体组织不密合，留有小的缝隙，这些都可能成为致病条件，产生病变，称为继发龋。继发龋也可因治疗时未将病变组织除净，之后再发展而成，这种继发龋比较隐蔽，单纯临床检查不易查出，需借助 X 线片检查。

3. 按龋病损害的解剖部位分类

龋病的分类方法较多，常用的分类方法有解剖部位、外观形态、损害程度、发展情况、发展速度等。根据牙齿解剖部位对龋病敏感性分类是最常见和最简单的分类方法。

（1）拾面（窝沟）龋和平滑面龋　牙面窝沟是牙釉质的深通道，个体之间的形态差异很大，常影响龋病发生。

（2）根面龋　在根部牙骨质发生的龋病损害，称为根面龋，常发生于牙根的颊面和舌面。这种类型的龋病损害主要发生于牙龈退缩、根面外露的牙，常见于老年人。

三、治疗原则

尽早治疗龋病，恢复牙的形态、功能及美观，并维护邻近牙硬组织的正常解剖关系。

一般来说，早期釉质龋可采用非手术治疗方法，有组织缺损时采用修复治疗方法。修复材料有玻璃离子水门汀、复合树脂等。深龋接近牙髓组织时应采取保护牙髓的措施，然后再进行修复，更严重者，行根管治疗术。

四、窝洞充填术护理（表9-1-1）

表9-1-1　窝洞充填术护理

步骤	流程	图示	操作要点
一、护理评估			
1	患者评估	同表5-1-2	
2	环境评估		
3	自身评估		
4	用物准备		
（1）	口腔一般检查用物		避污膜、一次性器械盘、手套、吸唾管、口杯
（2）	术区隔离用物		打孔器、橡皮障夹钳、橡皮障支架、橡皮障夹、橡皮障布、牙线充填器、定位板
（3）	窝洞去腐及充填器械、材料		高速手机、三用枪、车针、充填器、咬合纸、光固化灯、酸蚀剂、粘接剂、小毛刷、光固化复合树脂、牙线、护目镜
二、护理流程			
5	口腔一般检查		准备用物，备好相关知情同意书，调整椅位灯光，准备漱口杯及漱口水

步骤	流程	图示	操作要点
6	比色	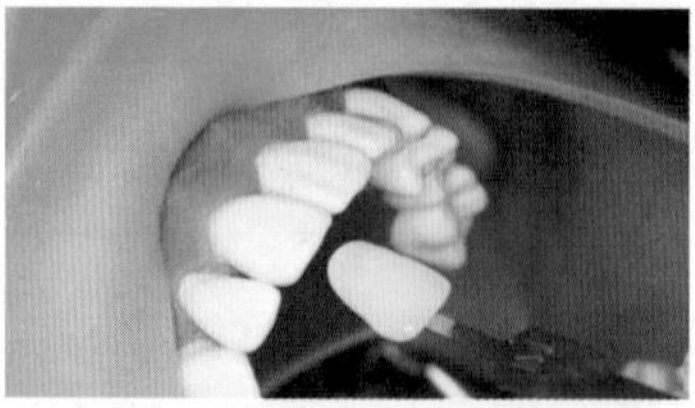	传递比色板，协助医生在自然光中比色
7	术区隔离	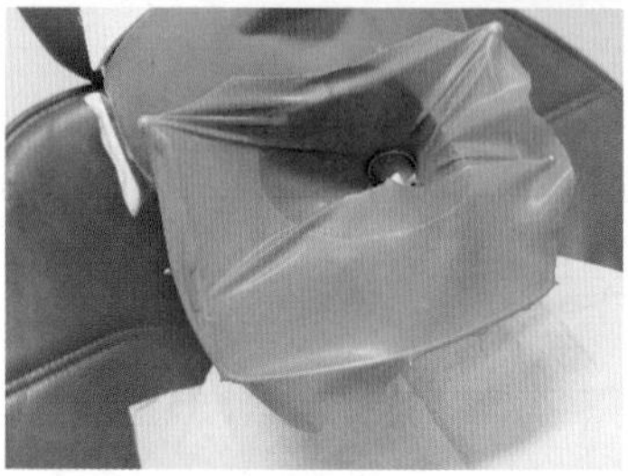	协助医生安放橡皮障
8	去腐、备洞	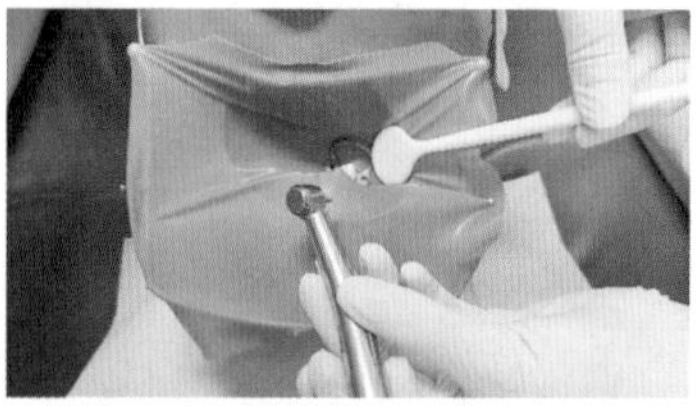	传递高速牙科手机、挖器，协助吸唾，保持视野清晰
9	酸蚀	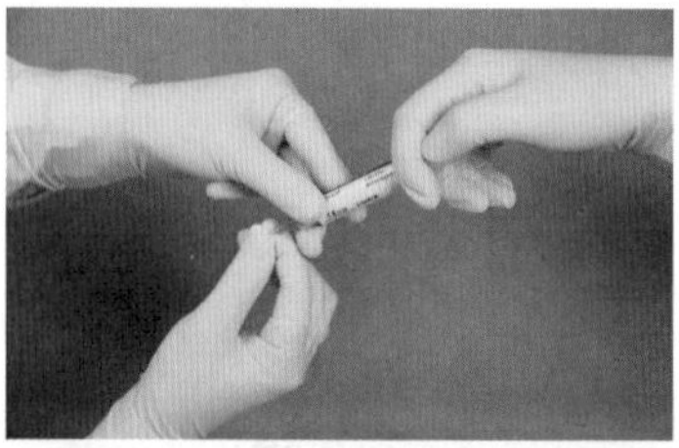	传递酸蚀剂进行酸蚀，协助医生计时，冲洗酸蚀剂时及时协助医生吸唾
10	涂布粘接剂	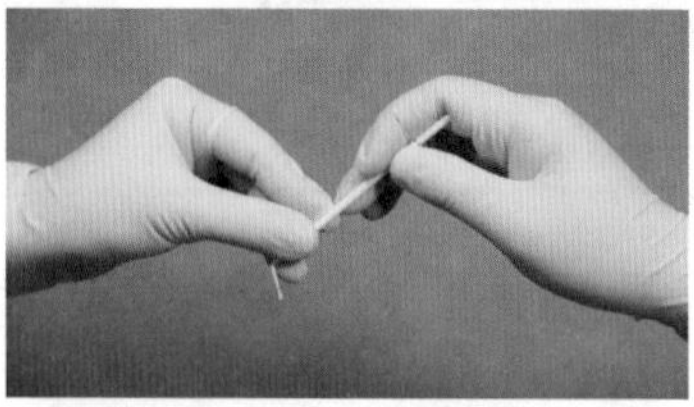	传递粘接剂，协助医生吹匀粘接剂
11	固化	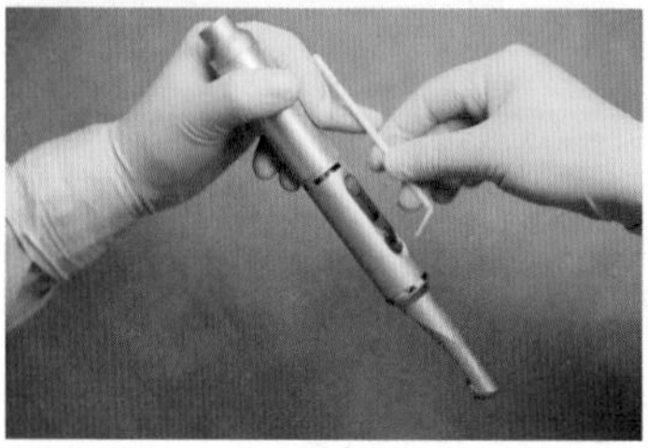	协助医生光照固化

步骤	流程	图示	操作要点
12	树脂充填		分次传递复合树脂，协助医生光照固化，吸唾，保持视野清晰，及时清除器械上多余的材料
13	调𬌗、抛光		传递咬合纸、更换高速牙科手机车针
14	健康指导		指导患者注意事项，维持良好的口腔卫生状况
15	终末处置		分类处理器械、垃圾，消毒牙椅及操作台，洗手

五、健康宣教

（1）告知患者治疗结束后如出现牙齿轻度不适，可能对复合树脂轻度敏感，一般在治疗后 2～3 天消失。

（2）如出现较明显不适，应及时复诊。

（3）治疗后即可进食，但应避免用患牙咀嚼硬物，避免进食过冷或过热的刺激性食物。

（4）注意口腔卫生，保持口腔清洁。

（5）定期口腔检查。

第二节 牙髓病及根尖周病

一、病因

目前认为，引起牙髓病和根尖周病的原因主要有细菌干扰、物理和化学刺激以及免疫反应等，其中细菌感染是导致牙髓病和根尖周病的主要因素。根据牙髓病的临床表现和治疗预后分为可复性牙髓炎、不可复性牙髓炎（急性牙髓炎、慢性牙髓炎、逆行性牙髓炎）、牙髓坏死、牙内吸收等。根尖周病根据临床表现和病理过程分为急性根尖周炎和慢性根尖周脓肿。

二、临床表现

（一）可复性牙髓炎

患牙一般有深龋、楔状缺损或可探及较深的牙周袋，或有咬合创伤等情况。对温度测试及牙髓活力有一过性敏感，特别是对冷测反应强烈，但是刺激去除后，症状可缓解。叩诊多为阴性。

（二）不可复性牙髓炎

1. 急性牙髓炎

急性牙髓炎的主要症状是剧烈疼痛。患牙可探及深龋或其他硬组织问题。探诊常可引起剧烈疼痛，有时可探及小的穿髓孔，并且可见少量脓血自穿髓孔溢出。具体有以下特点：疼痛发作时，患者不能明确指出患牙；疼痛常呈放射性或牵涉性分布；疼痛常在夜间发作或夜间疼痛加剧；温度测试时患牙表现为激发痛，刺激去除后疼痛仍会持续一段时间；早期牙髓炎，患牙对叩诊无明显不适；若是晚期，患牙可出现轻度叩痛。

2. 慢性牙髓炎

患牙可探及深龋、充填物或其他近髓的牙体硬组织问题。去除腐质后，可见穿髓孔，探诊较为迟钝或深探时出现剧痛，并伴有少量暗红色血液渗出。温度测试反应多为迟缓性反应。

3. 牙髓坏死

患者一般无自觉症状，检查时可发现牙冠变色，无光泽。牙髓活力测试无反应。

4. 牙内吸收

患者一般无自觉症状。主要根据 X 线检查判断，X 线片显示根管内有局限性、不规则的膨大透光区域，较严重者可见内吸收后髓腔壁穿孔。

5. 慢性根尖周炎

患牙可探及深龋、大面积充填物或其他牙体问题。牙冠变色且无光泽，牙髓测试无反应。

6. 急性根尖周炎

① 根尖囊肿：患牙叩痛（++）～（+++），松动Ⅱ～Ⅲ度。根尖部牙龈潮红，但无明显肿胀，触诊有微痛。

② 骨膜下脓肿：患者一般有精神倦怠，可伴有体温升高，患牙叩痛（+++），松动Ⅲ度，牙龈伴红肿，痛痛明显，触诊深度有波动感。

③ 黏膜下脓肿：患牙叩痛（+）～（++），松动Ⅰ～Ⅱ度。

三、治疗原则

通过盖髓术、牙髓切断术、根管治疗术等治疗，保存具有正常生理功能的牙髓，或保留患牙。

四、护理

（一）盖髓术的护理

1. 盖髓术护理（表9-2-1）

表9-2-1　盖髓术的护理

步骤	流程	图示	操作要点
一、护理评估			
1	患者评估		
2	环境评估	同表5-1-2	
3	自身评估		
4	用物准备		
（1）	口腔一般检查用物		避污膜、一次性器械盘、手套、吸唾管、口杯

步骤	流程	图示	操作要点
(2)	口腔特殊检查用物		牙髓活力测试（冰棒、打火机、牙膏、牙胶棒、电活力测定仪）
(3)	术区隔离用物		打孔器、橡皮障夹钳、面弓、橡皮障夹、橡皮障布、牙线、
(4)	盖髓术器械		牙科手机（高速手机、低速手机）、三用枪、挖器、车针、卡局式注射器、调拌刀、充填器、咬合纸、光固化灯
(5)	盖髓术材料		iRoot BP 或 MTA 或光图化氢氧化钙

二、护理流程

步骤	流程	图示	操作要点
5	口腔一般检查		传递牙髓活力测试时，注意关注患者冷热反应，做好解释与情绪安抚
6	局部麻醉		① 检查注射器性能是否良好； ② 核对麻醉剂的名称、浓度、剂量、有效期及患者姓名等； ③ 将安装好麻药的注射器递予医生

步骤	流程	图示	操作要点
7	术区隔离		协助医生安放橡皮障，指导患者配合
8	去腐、备洞		传递牙科手机（高速手机、低速手机）、挖器，吸唾，维护视野清晰
9	调拌盖髓材料	—	调拌盖髓材料予医生
10	暂封		准备好 1 个小湿棉球，并传递暂封材料予医生
11	卸除橡皮障	—	协助医生确保橡皮障布上的消毒药/剂已被充分吸收或稀释；待卸除橡皮障布，检查是否有残留，确保橡皮障完全从牙齿上分离
12	健康指导		指导患者注意事项；避免用患牙咀嚼，防止暂封物脱落，影响疗效
13	终末处理	同窝洞充填术护理	

2. 健康宣教

急性龋间接盖髓患者需观察 1～3 个月，慢性龋则需观察 3～6 个月后复诊，无症状后行复合树脂充填。如在观察期出现自发痛，则及时到医院复诊。

（二）根管治疗术的护理

1. 根管治疗术护理（表9-2-2）

表9-2-2　根管治疗术护理

步骤	流程	图示	操作要点
一、护理评估			
1	患者评估	同表5-1-2	
2	环境评估		
3	自身评估		
4	用物准备		
（1）	开髓用物		三用枪、高速牙科手机、车针、麻药、失活剂、暂封材料、水门汀充填器
（2）	根管预备用物		三用枪、车针、清洁台、根管测量仪、根管预备机、根管锉（10号、15号、20号）、镍钛预备锉、氢氧化钙糊剂、超声、根管冲洗液、暂封材料、调拌刀、调拌纸、充填器、牙线
（3）	根管充填用物		热牙胶充填系统、糊剂、根管扩大针、牙胶尖、纸尖锁镊、冲洗液、暂封材料、调拌刀、调拌纸、充填器（跟根管预备准备用物重复）
（4）	冠修复用物	同修复章节	

步骤	流程	图示	操作要点
二、护理流程			
5	局部麻醉		询问患者过敏史，检查卡局式注射器，核对麻药的名称、浓度、剂量、有效期及患者姓名，防止针刺伤
6	开髓、备洞		传递高速牙科手机开髓
7	定位根管口，摘除牙髓，疏通根管		利用清洁台传递根管扩大针
8	测量根管长度		协助医生测量根管长度并做好数据记录
9	预备根管		根据镍钛系统品牌调节扭矩及转速，依次逐号传递根管锉
10	干燥根管		利用锁镊传递吸潮纸尖，注意纸尖方向与牙位方向一致

步骤	流程	图示	操作要点
11	准备根充糊剂		护士接过夹取吸潮纸尖锁镊，交换传递蘸有根充糊剂牙胶尖给医生
12	根管充填		携热器标记长度应标记为"工作长度减 3～5mm"，酒精棉球清理携热器工作尖上的牙胶，传递过程中防止携热器烫伤软组织。 将回填仪温度调至 180～200℃，酒精棉球及时清理回填仪注射头上的牙胶。 根管充填期间，垂直加压充填器与携热器、回填仪交替传递使用，及时做好预清洁
13	暂封及拍片		传递暂封材料给医生，及时回收并清洁器械
14	健康指导		告知患者术后可能出现术后反应，如胀痛等
15	终末处理	同表 8-5-1	

2. 健康宣教

（1）治疗期间，患牙可能会有短期的胀痛，属正常现象。

（2）治疗期间，注意勿用患牙咬硬物，防止牙齿崩裂。

（3）按约复诊，如有特殊情况及时就医。

（4）根管治疗结束后，牙齿抗折性降低，建议尽快行冠修复。

（三）根尖周手术护理

1. 护理评估

（1）患者资料准备　拍摄 X 线片了解牙根形态、病变位置及大小，用来确定诊断和手术范围、签署知情同意书。

（2）患者评估　询问过敏史、既往病史、女性患者是否处于月经期。

（3）用物准备

① 一次性手术包：手术衣、管套、孔巾、大单、中单、纱布、锡箔纸。

② 根尖手术包：显微持针器、持针器、显微剪、弯钳、线剪、强吸、卡局式注射器、刀柄、刀片（15 号）、骨膜分离器、牙周探针、挖器（小号、中号）、显微口镜、显微根尖口镜、显微镊、口角拉钩、根尖倒充填修整器、长柄裂钻 / 长柄球钻、缝针、缝线。

③ 麻醉药、MTA、iRoot BP。

2. 护理流程

（1）消毒、铺巾。

（2）局部麻醉　护士传递 1% 碘伏棉签及局麻药，协助医生扩大手术视野。

（3）切开　传递手术刀，协助医生在根尖部位切开并止血，牵拉唇、颊侧黏膜，充分暴露手术视野。

（4）翻瓣　传递骨膜分离器，协助翻瓣，暴露被破坏的根尖区牙槽骨板。

（5）去骨（开窗）　递骨凿或慢速手机接上球钻，去除部分骨块（开窗），暴露根尖病灶。

（6）摘除肉芽、囊肿　传递挖器，完整刮除肉芽肿或囊肿。

（7）切除根尖　用裂钻或球钻切除根尖 2～3mm，传递打磨车针修整牙根断面。

（8）倒充填根尖　传递高速牙科手机，协助医师在根尖部制备一倒充填洞型。遵医嘱准备银汞、合金、IRM（intermediate restorative meterial）、MTA（mineral trioxide aggregate）等材料，倒充填后完全封闭根尖。

（9）冲洗　刮治及充填完毕后，递无菌生理盐水，协助充分冲洗术区，去除残余的肉芽组织和充填材料，及时吸水、吸唾。

（10）缝合　传递持针器、缝针、缝线，进行创口缝合。缝合完毕，遵医嘱调拌牙周塞治剂，敷于创口保护创面，促进愈合。

（11）观察病情　手术过程中，随时观察患者的生命体征及其他情况，以防发生并发症。术后创口无出血方可离院。

3. 健康宣教

（1）告知患者术后避免牵拉口唇，1 周内不可用患侧咬硬物，使患牙得到休息。饭后用生理盐水或氯己定溶液漱口，保持口腔清洁，预防感染。

（2）术后5~7天复诊，拆除缝线。

（3）嘱进食高蛋白质、软质食物，增加机体抵抗力，促进创口愈合。

（4）定期复查，术后6个月、1年分别复诊拍摄X线平片，观察根尖周组织的愈合情况。

第三节　牙体硬组织非龋性疾病

一、牙发育异常和结构异常

（一）牙釉质发育不全

牙釉质发育不全指在牙发育期间，由于全身的疾患、营养障碍或者是严重的乳牙根尖周感染导致牙釉质结构异常。

根据致病的性质不同，有牙釉质形成不全和牙釉质矿化不全两种表现形式。牙釉质形成不全是牙釉质基质形成障碍所致，临床上常有实质缺损；牙釉质矿化不全则为基质形成正常而矿化不良所致，临床上一般无实质缺损。二者可单独发病也可同时存在。

1. 临床表现

根据牙釉质发育不全的程度可分为轻症和重症。

（1）轻症　即牙釉质矿化不全，牙釉质形态基本完整，仅有色泽和透明度的改变，形成白垩色牙釉质，这是由于矿化不良而形成的，一般无自觉症状。

（2）重症　即牙釉质形成不全，牙面有实质性缺损，即在牙釉质表面出现带状或窝状的棕色凹陷。

2. 预防原则

牙釉质发育不全的重点预防群体是孕妇和7~8岁前的儿童，应注意营养全面，避免维生素A、维生素C、维生素D以及钙、磷的缺乏。对于内分泌失调的孕妇应及时治疗，避免钙磷失调。除此之外，应尽早治疗乳牙龋病、根尖周炎等，避免对恒牙胚发育的影响。

加强口腔卫生宣教，定期维护口腔卫生，使用含氟化物的牙膏，预防龋齿和牙周病；早期诊断并进行预防性治疗，防止继发病损等。

（二）着色牙

着色牙是口腔常见疾病。各个年龄人群都可以发生，既可以发生在乳牙也可以发生在恒牙。

根据病因不同，可以分成内源性着色牙和外源性着色牙。内源性着色牙指的是受到疾病或者是药物的影响，牙齿内部结构包括牙釉质、牙本质等均发生着色，常伴有牙发育的异常。外源性着色牙主要是指由于药物、食物、饮料中的色素沉积在牙齿表面引起着色，牙齿内部结构完好。

1. 临床表现

（1）外源性着色　表现为在牙齿的表面，如在牙颈部、牙齿远中面、下颌牙舌面和上颌牙腭面有条状、线状或者块状的色素沉着。严重者可覆盖整个牙面，影响美观。

（2）内源性着色　许多内源性着色均发生在牙萌出前牙冠形成时期，因此通常为多颗牙同时受累，并且常常伴有牙结构的发育缺陷，例如氟牙症、四环素牙。

2. 治疗

（1）外源性着色　常规口腔卫生清洁措施，例如超声洁牙、喷砂洁牙，一般能清除外源性着色，严重者需经过反复多次才能去除。

（2）外源性着色　治疗方法包括牙齿漂白、树脂修复、全冠修复等，根据牙着色的程度来选择不同的治疗方法。

（三）牙形态异常

1. 过小牙、过大牙、锥形牙

牙的大小若与骨骼和面部的比例失去协调，就有过大或过小的感觉。个别牙若偏离了解剖上正常值的范围，且与牙列中其他牙明显不对称，称为过小牙或过大牙。

过小牙多见于上颌侧切牙、第三磨牙。如为圆锥形时则称锥形牙，即牙的切端比颈部狭窄，有时上颌中切牙牙冠过大，而牙根并不长。过大牙应和临床上更为常见的融合牙相区别。

全口牙都呈过大或过小的情形极少，这种情况可能与遗传或内分泌有关，全口性过小牙，可发生于外胚层发育不良、先天性脑垂体功能减退的患者。单侧牙过大，可见于颜面偏侧肥大者。

前牙区的过小牙常常影响美观，若有足够长度的牙根，则可以用复合树脂或者冠修复来改善美观。过大牙冠而牙根小者，导致菌斑的堆积和牙周病的发生，再加上妨碍美观，也可考虑拔牙后修复。

2. 融合牙、双生牙、结合牙

融合牙常由两个正常牙胚融合而成。在牙发育期，可以是完全融合，也可以是不完全融合。引起融合的原因一般是压力所导致的。如果这种压力发生在两个牙钙化之前，则牙冠部融合；如果这种压力发生在牙冠发育完成之后，则形成根融合为一，而冠分为二的牙。牙本质总是相通连的。乳牙或恒牙均可发生融合牙，最常见于下颌乳切牙。此外，正常牙与额外牙有时也可发生融合。

3. 畸形中央尖

畸形中央尖多见于下颌前磨牙，尤其以第二前磨牙最多见，偶尔见于上颌前磨牙，常常对称性发生。一般均位于𬌗面中央窝处，呈圆锥形突起，故其称为中央尖。

（1）临床表现　中央尖折断或被磨损后，临床表现为圆形或椭圆形黑环，中央有浅黄色或褐色的牙本质轴，在轴中央有时可见到黑色小点，此点就是髓角，但是探针无法探入。圆锥形中央尖，萌出后不久与对颌牙接触，即遭折断使牙髓感染坏死，影响根尖的继续发育。这种终止发育的根尖呈喇叭状，但是也有一些中央尖逐渐被磨损，修复性牙本质逐渐形成或属于无髓角伸入型。这类牙齿有正常的活力，牙根可继续发育。因此发现中央尖时，应根据不同情况给予及时相应的处理。

（2）治疗

① 对于圆钝而无妨碍的中央尖可以不做处理。

② 尖而长的中央尖容易折断或被磨损而露髓。牙刚刚萌出时发现此种尖可在麻醉和严格消毒下将此尖一次磨除，再制备洞形按常规进行盖髓治疗。另外一种方法则是在适当调整对颌牙的同时，多次少量调磨此尖，这样可避免中央尖折断或过度磨损，且在髓角部形成足够的修复性牙本质而免于露髓。

③ 因中央尖折断而引起牙髓或根尖周病变时，若患牙为年轻恒牙，则选用根尖诱导成形术或血运重建术，以促进牙根继续发育；若患牙为成熟恒牙，则行根管治疗术；若根尖孔粗大，则选用根尖屏障术。

二、牙外伤

牙外伤包括牙周膜的损伤、牙体硬组织的损伤、牙脱位和牙折等，这些损伤可单独发生也可同时发生。对牙外伤患者，应注意查明有无颌骨或身体其他部位的损伤。

（一）牙震荡

牙震荡是牙周膜的轻度损伤，通常不伴牙体组织的缺损。

1. 病因

较轻的外力所导致。例如在进食时骤然咀嚼硬物或较轻的外力撞击等。

2. 临床表现

外伤后患牙有伸长的不适感，有轻微松动和叩痛，龈缘还可有少量出血，说明还有牙周膜损伤。若做牙髓活力检测，其反应不一。通常在受伤后无反应，但是在数周或数月后反应开始恢复。3个月后仍有反应的牙髓，则大多数能继续保持活力。受伤后一开始牙髓活力测试有反应的患牙，若后来转变成无反应，则表示牙髓已发生坏死，同时牙齿变色。

3. 治疗

患牙休息1～2周。必要时降低咬合来减轻患牙的颌力负担。若牙齿松动则行松牙固定。受伤后的牙齿应在1、3、6、12个月定期复查。

（二）牙脱位

牙受外力作用而脱离牙槽骨称为牙脱位。由于所受外力的大小和方向不同，牙脱位可表现为部分脱位和完全脱位。部分脱位又可分为脱出性脱位、侧向脱位和嵌入性脱位。

1. 临床表现

（1）部分脱位

① 脱出性脱位：牙齿沿牙长轴向切断部分脱出，有伸长，常有疼痛、松动及龈沟内出血，X线片示患牙根尖区牙周膜间隙明显增宽。

② 侧向脱位：牙齿偏离其长轴侧向移位，可造成牙周膜撕裂，常伴有牙槽骨壁骨折。由于牙齿与牙槽骨的锁结关系，牙齿常不松动，叩痛明显，龈沟内有或无出血。X线片近中、远中两侧牙周膜间隙不对称。

③ 嵌入性脱位：牙齿沿其长轴向牙槽骨深部嵌入，可导致牙槽骨骨折或者碎裂，患牙临床牙冠变短，牙齿常常不松动，牙龈可有淤血样改变。

（2）完全脱位　牙齿完全脱出牙槽窝，探查牙槽窝内空虚，可伴有牙槽窝骨壁骨折，常见牙龈撕裂、出血，多累及单侧牙。

2. 治疗

治疗牙脱位应遵循保存患牙的原则。

（1）部分脱位　应在局麻下复位，结扎固定2～4周，术后3、6、12个月进行复查，若发现牙髓已坏死，应及时进行根管治疗。

（2）完全脱位　如能在30min内再植，多可避免牙根吸收。因此牙脱位后，应立即将牙放入原位，若牙已掉落地面被污染，应就地用生理盐水或无菌水冲洗，然后放入原位。如若不能即刻复位，可放在盛有牛奶、生理盐水的杯子中。如无条件也可将患牙置于其舌下或口腔前庭处，忌干藏，并立即到医院就诊。

（三）牙折

1. 病因

牙折的主要原因是外力直接撞击。也可因咀嚼时咬到砂砾、碎骨等硬物导致。

2. 临床表现

按牙的解剖部位可分为冠折、根折、冠根折 3 种类型，就损伤与牙髓的关系而言，牙折又分为露髓和未露髓两大类。

3. 治疗原则

（1）冠折

① 牙髓未暴露：充填治疗，近髓处可行间接盖髓术。

② 牙髓暴露：牙髓治疗，例如活髓切断术、根管治疗术。

（2）根折　根折的治疗首先应是促进其自然愈合。

① 根尖 1/3 折断：多数情况只上夹板固定，无须牙髓治疗。但若牙髓坏死，应立即进行根管治疗。

② 根中 1/3 折断：多数情况需要拔出。

③ 根颈 1/3 折断：折断线在牙龈下 1～4mm，可行切龈术、正畸牵引术、牙槽内牙根移位术治疗。

（3）冠根联合折　凡可做根管治疗，又具备桩冠修复的冠牙折，均应尽可能保留。

三、牙慢性损伤

（一）磨损

根据硬组织丧失的原因、速度和危害，将其分为磨耗和磨损两种，但是二者并无截然的界限。

磨耗是指在正常咀嚼过程中牙体硬组织的缓慢丧失。因牙髓腔相应部位有不断形成的继发性牙本质，牙体硬组织的厚度无明显降低。磨耗又称为咀嚼磨损，属增龄变化范畴。磨耗是生理性的，无明显危害，无须专门处理。

磨损是指正常的咀嚼运动之外，高强度、反复的机械摩擦造成的牙体硬组织的快速丧失。磨损发生时，牙髓腔相应的部位可形成反应性牙本质。磨损也称为非咀嚼磨损，属于病理性，应采取防治措施。

1. 病因

原因有：①刷牙不当，由于牙刷刷毛过硬、刷牙速度过快、力度过大及横向刷牙等都会造成磨损。②不良的咬合关系，用牙齿咬开啤酒瓶盖、咬核桃等都会造成牙齿特定部位的明显缺损。③磨牙症，又称夜磨牙，是在非进食情况下发生的不自主的咀嚼运动，多在夜间睡眠中发生。因无食物的缓冲、缺乏唾液的润滑，再加上往往用力大、速度快，则会导致明显的牙齿磨损。

2. 临床表现

磨损可作为起因导致以下的症状或疾病。①牙本质敏感；②食物嵌塞；③牙髓和根尖周病；④颞下颌关节功能紊乱综合征；⑤创伤。

3. 治疗原则

（1）戒除不良的咬合习惯。

（2）调磨高耸的牙尖和锐利的边缘。

（3）牙本质过敏、牙髓、根尖周病和颞下颌关节紊乱综合征等症状出现时，应做相应处理。

（4）磨牙症患者可通过戴𬌗垫等方法干预。

（二）牙酸蚀症

参见第八章第四节。

（三）楔状缺损

楔状缺损是一种非龋性牙颈部慢性损伤，是指发生在牙齿唇、颊部的慢性硬组织缺损。典型的缺损由两个夹面组成，口大底小呈楔形。楔状缺损往往发生在同一患者的多颗牙上，一般上颌牙重于下颌牙，口角附近的牙多于其他区域的牙。

楔状缺损的原因除了刷牙不当外，还包括龈沟液中的酸以及非正中咬合力等。楔状缺损可造成牙齿敏感、牙髓炎甚至牙齿横折等，调整咬合关系、改善刷牙方法是防治的根本措施。如有症状要进行相应的治疗。

1. 病因

楔状缺损是由牙颈部解剖结构薄弱、应力疲劳、横刷牙磨损和酸蚀等综合作用在牙颈部形成的楔状缺损。包括内因和外因两个方面。

（1）内因 牙颈部标志性的解剖结构是釉牙骨质界，当釉牙骨质界表现为牙釉质和牙骨质端端相接或者两者不相连时，牙本质极易受到物理和化学因素的破坏。

（2）外因 刷牙不当与楔状缺损有密切关系。

2. 临床表现

楔状缺损与年龄相关，即年龄越大，缺损越重。患者多有横刷牙习惯，常以口角附近的尖牙、前磨牙为重。患牙一般没有牙周病。

3. 防治原则

（1）治疗 缺损不深，症状不明显者可先观察；有敏感症状者可做脱敏处理；缺损较深者可做充填治疗；缺损达到牙髓腔，有牙髓、根尖周炎症者应做相应治疗；已经或几乎导致牙齿横折者，可在根管治疗后行桩核冠修复。

（2）预防 正确刷牙、戒除不良习惯、调整咬合等。

（四）牙隐裂

牙隐裂是指发生在牙冠表面的、不易被发现的细小裂纹。牙隐裂可由牙齿结构的内因和过大的咀嚼力等外因引起。不同时期表现不同，早期因为局限在牙釉质没有症状，随着裂纹的加深，向牙本质延伸，累及牙髓甚至导致牙体的折裂，会出现各种牙痛、自发痛、咬合痛等。牙隐裂具有隐匿性，诊断难，确诊后疗效不确定。

1. 病因

（1）内因　牙齿各部分的形态、厚薄和结构不同，抵抗外力的能力也不同。如拾面的深沟、牙釉质中的釉板等都是相对薄弱的部分。所以在很多情况下，隐裂发生在点、隙、裂、沟附近。

（2）外因　在咀嚼中突然遇到砂砾，碎骨等会使某个牙齿承受的咬合力骤然加大，这种突然变大的咬合力极易造成包括隐裂在内的牙体硬组织损伤。事故中由于外力对牙齿的打击等也都会导致牙齿隐裂。

2. 临床表现

以第一磨牙好发，其次是第二磨牙和前磨牙。部位是以前磨牙和磨牙的颊侧颈部、上颌磨牙的近中腭尖等多见。症状有激发痛、咬合痛、自发痛等。疼痛与裂缝的深度有关。

3. 防治原则

隐裂牙的防与治很难分开。牙隐裂的预防有两层涵义，一层是在治疗患牙时要防止其进一步的裂开，以保存患牙为第一目标。另一层是除了主诉牙之外还要检查其他牙齿，防止有隐裂的趋势。

第十章 牙周病护理

Chapter

第一节 概述

一、定义

牙周组织由牙龈、牙周膜、牙槽骨和牙骨质构成。牙骨质虽然属于牙体组织，但它与牙周膜、牙槽骨一样，都是由牙发育期牙囊中分化的细胞生成，并与牙龈、牙周膜和牙槽骨共同构成了统一的功能系统。该系统将牙齿牢固地附着于牙槽骨，承受咬合力，同时使口腔黏膜与牙体硬组织之间呈一良好的封闭状态。故上述组织又被合称为牙周支持组织。

牙周疾病是指发生牙周支持组织的各种疾病的总称，主要包括牙龈病和牙周炎两大类疾病。第一类是牙龈病，是指发生在牙龈组织的疾病，其中最常见的是牙菌斑长期堆积引起的牙龈慢性炎症，即菌斑性龈炎。还有一些是受全身因素（内分泌、血液疾病、药物等）和局部刺激影响引起的牙龈疾病。第二类是牙周炎，累及牙周组织中的炎症性、破坏性疾病都属于牙周炎。牙周炎若不及时治疗，可能导致牙龈退缩、牙槽骨吸收甚至牙齿脱落。

二、牙周病的局部促进因素

局部促进因素（local contributing factors）是指影响牙周健康的局部因素。这些局部因素会促进或有利于牙菌斑的堆积；或对牙周组织造成损伤，使之容易受到细菌的感染，甚至对已存在的牙周病起加重或加速破坏作用。

牙菌斑生物膜是牙周组织发生炎症和破坏的始动因子。某些龈上局部因素，如牙列拥挤、牙石和粗糙的修复体等有利于龈上菌斑生物膜的滞留。一般而言，如果宿主对微生物有足够的防御反应，则只形成牙龈炎。如果龈上生物膜的滞留时间延长，细菌将开始向龈下发展，生长环境的改变将有利于厌氧菌的生长。某些龈下不利的因素如牙根解剖形态、龈下修复体边缘、充填体悬突和其他异常会促使细菌黏附到袋上皮和根面，使龈下菌斑繁殖。龈下潜在的致病菌可在某部位常年存在而不引起明显的疾病，但局部环境一旦改变，打乱了微生物和宿主防御机制之间的平衡，牙周破坏就会发生。

（一）牙石

牙石（dental calculus）是沉积在牙面或修复体上已钙化或正在钙化的菌斑及沉积物，由唾液或龈沟中的矿物盐逐渐沉积而成。牙石形成后不能通过刷牙去除，其表面覆盖大量牙菌斑。牙石根据沉积的部位，以龈缘为界，可分为龈上牙石和龈下牙石。

1. 龈上牙石

沉积在临床牙冠，直接可看到的牙石称为龈上牙石，呈黄或白色，也可因吸烟或食物着色而呈深色。

2. 龈下牙石

在龈缘以下的牙面上，肉眼也看不到，需探针才能探查到的称为龈下牙石。若牙石体积较大，通常在 X 线片上可见。龈下牙石呈褐色或黑色，较龈上牙石体积小而硬，一般比龈上牙石附着更加牢固。龈下牙石可见于牙周袋内，多见于牙体邻面、舌面。

牙石与牙周病关系密切。相关调查显示，牙石量与牙周炎呈明显的正相关。牙石对牙周组织的危害主要来自其表面堆积的菌斑，牙石的存在使得菌斑和组织紧密贴合，引起组织的炎症反应。此外，牙石的多孔结构也容易吸附大量细菌毒素，妨碍口腔卫生措施的实施。因此，牙石是牙龈出血、牙周袋加深、牙槽骨吸收和牙周病发展的一个重要致病因素，牙周治疗和疗效维护的基本原则之一就是有效去除牙石。

（二）解剖因素

（1）根分叉　磨牙，尤其是上颌磨牙，常因牙周炎累及根分叉使病变加重而失牙。根分叉的解剖位置易使菌斑聚集，使牙周治疗和口腔卫生措施难以施行。

（2）根面凹陷　又称根面凹槽，在所有的磨牙中有不同程度的存在。可存在于分叉顶部以及根的表面。凹陷的存在使细菌菌斑聚集，促使附着丧失的进展。

（3）颈部釉突（cervical enamel projection）和釉珠（enamel pearls）　牙釉质在釉牙骨质界的根方异位沉积呈指状突起伸向根分叉处，有的突起还能进入根分叉区，被称为"颈部釉突"，是根分叉病变的发病因素。釉珠的发生率较低，但也与根分叉病变有关。

（4）腭侧沟　也称畸形舌侧沟，多发生于上颌侧切牙。它属于一种发育异常，不易清洁到位，易滞留牙菌斑，且结合上皮不容易附着，因而形成窄而深的牙周袋，有的甚至反复形成脓肿而出现窦道。

（5）牙根形态异常　如牙根过短或过细、锥形牙根、磨牙牙根融合等均使这些牙对力的承受能力降低，从而导致疾病进展加快。

（6）冠根比例失调　重症牙周炎患者、牙周炎治疗或手术后、其他原因造成牙周支持组织高度降低，牙槽骨吸收，特别在同一个牙各个面的牙槽骨均有不同程度的吸收时，临床牙冠变长，冠根比例失调，牙周膜内的应力随着牙槽骨高度的降低而逐渐增大，当牙槽骨吸收超过根长的 20% 以后，应力的增长幅度明显增大，会进一步造成牙周组织创伤。

（三）牙齿位置异常、拥挤和错殆畸形

个别牙的错位、扭转、过长或萌出不足等，均易造成接触区位置改变或边缘嵴高度不一致等，致菌斑堆积、食物嵌塞（food impaction），因而易发生牙周疾病。当缺失牙长期未修复时，邻近的牙常向缺牙间隙倾斜，在倾斜侧常产生垂直型骨吸收和深牙周袋。错殆畸形与牙周病有一定的关系，如前牙拥挤者易患牙周疾病，可能是牙齿排列不齐，妨碍了口腔卫生措施的实施，使菌斑堆积。对于口腔卫生控制良好的患者，牙槽骨吸收与牙列拥挤间则无明显关系。

（四）殆创伤

不正常的殆接触关系或过大的殆力，造成咀嚼系统各部位的病理性损害或适应性变化，称为殆创伤（occlusal trauma），但一般将殆创伤一词仅用于对牙周组织的损伤。殆力是进食时咀嚼肌群收缩而产生的力。造成牙周创伤的殆关系，称为创伤性殆（traumatic occlusion），如咬合时牙齿的过早接触、过高的修复体、牙尖干扰、夜磨牙等，正畸治疗时加力不当也可能造成牙周创伤。过大的殆力除引起牙周组织病变外，还可以引起牙体硬组织磨损或牙根吸收、牙髓病变、颞下颌关节功能性和结构性紊乱以及咀嚼肌群的痉挛疼痛等。

从殆力与牙周组织两方面来考虑，创伤又可分为：①原发性创伤（primary occlusal trauma），异常的殆力作用于健康的牙周组织；②继发性创伤（secondary occlusal trauma），殆力作用于病变的牙周组织，或虽经治疗但支持组织已减少的牙齿，由于支持组织的减少，对原来可以耐受的正常强度的咬合力已变成超负荷，超过了剩余牙周组织所能耐受的程度，因而导致继发性殆创伤；③原发性和继发性殆创伤并存，在临床上，牙周炎患者常两者并存，难以区别原发和继发的殆创伤。

（五）食物嵌塞

在咀嚼过程中，食物被咬合压力楔入相邻两牙的牙间隙内，称为食物嵌塞。食物嵌塞是导致局部牙周组织炎症和破坏的常见原因之一。由于嵌塞物的机械刺

激作用和细菌的定植，除可引起牙周组织炎症外，还可引起牙龈退缩、龈乳头炎、邻面龋、牙槽骨吸收和口臭等。食物嵌塞可以引起牙龈炎和牙周炎，严重者可出现急性牙周膜炎、牙周脓肿、牙槽骨吸收等疾病。也可以加重牙周组织原已存在的病理变化。在正常情况下，邻牙之间有紧密的接触关系，完善而牢固的接触点能防止食物通过接触点进入牙间隙。良好的边缘嵴和窝沟形态以及牙的外形均能防止食物在咀嚼过程中被挤压至两牙之间。

根据食物嵌塞的方式，可分为以下两大类。①垂直性嵌塞：食物从𬌗面垂直方向嵌入牙间隙内。此型食物嵌塞嵌入较紧，不易剔除。②水平性嵌塞：除了咬合力引起的食物嵌塞外，唇、颊和舌的压力等都能将食物压入牙间隙。

（六）不良习惯

（1）口呼吸　患者常兼有上唇过短，上颌前牙牙龈外露，患牙龈炎和牙龈肥大的概率较大。有许多患者的增生区是以唇线明确为界的。一般认为，口呼吸者的牙龈表面因外露而干燥以及牙面缺乏自洁作用，均可使菌斑堆积而产生龈炎。

（2）吐舌习惯　由于某些先天异常如巨舌症等，或由于幼时形成的不良习惯造成。有些人常将舌头置于上下颌牙之间，或在吞咽时将舌前伸，顶住前牙。吐舌习惯对牙（尤其前牙）造成过度的侧方力，使牙倾斜或移位，致使前牙出现牙间隙、开𬌗、牙松动等，也可使上下颌牙的𬌗关系紊乱以及食物嵌塞等。

（3）牙刷创伤（toothbrush trauma）　使用不合适的牙刷或刷牙方法不当可引起牙软硬组织的损伤。使用新牙刷尤其是刷毛毛端未磨圆的硬牙刷可能引起牙龈表面的糜烂或溃疡。边缘龈较薄处被磨损后会导致龈退缩，根面暴露，还可在釉牙骨质界处形成楔形缺损。对于此类患者应建议使用软毛牙刷、摩擦剂较细的牙膏，避免横刷法。

（4）其他　如咬唇（颊）习惯，使下颌位置偏斜；不正确地使用牙线、牙签或其他不恰当的工具剔牙；吮指、咬指甲或咬铅笔，夜磨牙或咬紧牙；职业性习惯，如木匠咬钉子、乐器吹奏者的唇、齿习惯等，均可对唇颊、牙周膜及骨、牙体及𬌗关系造成一定的影响。

（七）其他促进因素

不少牙周炎症和牙周组织的破坏是由于不适当的牙体治疗和修复体所引起或加重，即所谓的医源性因素（iatrogenic factors）。许多研究表明，修复体悬突和修复体的龈下边缘为牙周致病菌提供生态小区起了重要作用。

（1）充填体悬突　悬突可能造成菌斑增加、菌斑成分改变，使得健康菌群转变为致病菌群，还能刺激龈乳头引起炎症，甚至导致牙槽骨吸收。去除悬突后，革兰阴性厌氧菌菌群比例下降，有利于自我菌斑控制，而且牙龈健康得以恢复。另外，失活剂和一些化学试剂放置不当或过多也可引起局部牙周组织的炎症和坏死，甚至死骨形成。

（2）修复体的设计　修复体作为异物能通过多种方式刺激组织。修复体的龈缘位置、密合程度与牙周病变有密切关系。延伸到龈下的修复体边缘对牙龈的危害较大。近年来主张理想的修复边缘为龈缘以上，只有在影响美观的部位才考虑将冠缘放在龈缘以下。过凸的修复体外形对牙龈不利，易造成凸处与龈缘之间的牙面上菌斑堆积。如果修复体未能恢复适当的接触区、边缘嵴以及外展隙，则易造成食物嵌塞。

（3）修复体材料　修复材料的光洁度和性能对牙龈有不同的影响。如硅粘固粉树脂充填材料等对牙龈的刺激大于精细抛光的烤瓷、黄金、银汞合金等。光滑修复体表面比粗糙修复体更不容易吸附牙菌斑。

（4）正畸治疗　可摘式或固定式矫治器均会助长菌斑的堆积，引起龈炎甚至牙龈增生，或使原有的牙龈炎症明显加重。有实验证明，正畸患者戴固定矫治器，即便不施力也会发生菌斑量增加，引起牙龈炎症。正畸治疗的对象大多为儿童，如将矫治器（如带环等）过于伸入龈下，对牙龈造成刺激。矫正的力量也应适当，过大、过快都会造成牙周膜及邻近牙槽骨的坏死和吸收。此时再加上牙龈及牙周膜的炎症，将会造成不可逆的牙周组织破坏。

第二节　牙龈炎

一、病因

牙龈病是由多种因素引起的只侵犯牙龈组织的一组疾病。其中最常见的是牙龈炎，它属于"仅与牙菌斑有关的龈炎"，又称边缘性龈炎和单纯性龈炎。牙龈的炎症主要位于游离龈和龈乳头。慢性龈炎是一种极为普遍的牙龈疾病，尤其是在儿童和青少年中患病率高。在发达国家，人们口腔卫生保健意识较高，龈炎的患病率呈缓慢下降趋势。

引起牙龈炎的因素有多种，其中牙菌斑是牙龈炎的始动因子，它是黏附在牙面的未矿化的细菌性沉积物，长期作用于牙龈引起炎症。另外，牙石、食物嵌塞、不良修复体、其他全身性的因素均可促进菌斑的积聚，引发或加重牙龈的炎症。

牙龈炎时，龈缘附近一般有较多的菌斑堆积，菌斑中细菌的量也较牙周健康时多，种类也较复杂，此时菌斑中球菌的比例较健康时下降，G⁻菌明显增多，产黑色素类杆菌、梭形杆菌和螺旋体比例增高，虽然仍低于深牙周袋中此类细菌的比例，但已明显高于牙周健康时菌斑中此类细菌的比例。

二、临床表现

患慢性龈炎时，牙龈的炎症一般局限于游离龈和龈乳头，严重时也可波及附着龈。牙龈的炎症一般以前牙区为主，尤其以下颌前牙区最为显著。临床上部分患者以牙龈组织的炎性肿胀为主要表现，同时伴有细胞和胶原纤维的增生，因此慢性龈炎过去被称为"增生性龈炎"。

1. 自觉症状

慢性龈炎的患者常在刷牙或咬硬物时出现牙龈出血，这也是龈炎患者就诊的主要原因。但慢性龈炎患者一般无自发性出血，这有助于与血液系统疾病及其他疾病引起的牙龈出血相鉴别。有些患者可感到牙龈局部痒、胀、不适，有口臭等症状。近年来，随着社会交往的不断增加，口腔异味（口臭）也是患者就诊的重要原因和常见的主诉症状。

2. 牙龈色泽

正常牙龈呈粉红色。患慢性龈炎时游离龈和龈乳头变为鲜红或暗红色，这是牙龈结缔组织内血管增生、充血所致。炎性水肿明显的患者，牙龈表面光亮，尤以龈乳头处明显。病变严重时，炎症充血范围可波及附着龈。

3. 牙龈外形

正常牙龈的龈缘薄呈扇贝状紧贴于牙颈部，龈乳头充满牙间隙，附着龈有点彩，点彩的多少与明显与否因人而异。患慢性龈炎时，由于组织水肿，龈缘变厚，不再紧贴于牙面，龈乳头变圆钝肥大，有时可呈球状增生，甚至可覆盖部分牙面。附着龈水肿时，点彩可消失，表面光滑发亮。少数患者牙龈炎症严重时，可出现龈缘溃烂或肉芽增生。

4. 牙龈质地

正常牙龈的质地致密而坚韧，尤其是附着龈处的上皮下方具有丰富的胶原纤维，使其牢固地附着于牙槽骨表面。患龈炎时，由于结缔组织水肿和胶原的破坏，牙龈可变得松软脆弱，缺乏弹性。但当炎症较轻且局限于龈沟壁一侧时，牙龈表面仍可保持一定的致密度，点彩仍可存在。当牙龈以增生性反应为主时，龈乳头和龈缘呈坚韧的实质性肥大，质地较硬而有弹性。

5. 龈沟深度

健康的龈沟探诊深度一般不超过2～3mm，当牙龈有炎症时，由于组织的水肿或增生，龈沟的探诊深度可达3mm以上，此时结合上皮虽可有向根方或侧方的增殖，但上皮附着（龈沟底）的位置仍在釉牙骨质界处，临床上不能探到釉牙骨质界，也就是说，此时尚无附着丧失，也无牙槽骨吸收，形成的是假性牙周袋。是否有附着丧失是区别龈炎和牙周炎的关键指征。1999 年国际牙周病新分类标准中提出，有些牙周炎患者经过彻底的治疗后，炎症消退、牙龈退缩、牙周支持组织的高度降低，此时若发生由菌斑引起的龈缘的炎症，但不发生进一步的附着丧失，此种情况亦可诊断为慢性龈炎，其治疗原则及转归与单纯的慢性龈炎一样。但应明确原发的龈炎应是指发生在没有附着丧失的牙龈组织的慢性炎症。

6. 龈沟探诊出血

健康的牙龈在刷牙或轻探龈沟时均不引起出血。患龈炎时，用钝头探针轻探龈沟即可引起出血，即探诊出血（bleeding on probing，BOP）。在龈炎的早期或患牙的炎症主要局限于龈沟壁上皮一侧时，牙龈表面炎症不明显，但探诊后仍有出血，这对牙龈炎的早期诊断很有意义。

7. 龈沟液量增多

健康牙龈有极少量的龈沟液，牙龈有炎症时，龈沟液量增多，其中的炎症细胞也明显增多，有些患者还可出现龈沟溢脓现象，这是由于龈袋内壁的化脓性炎症所致。龈沟液量的增加可作为评估牙龈炎症的一个客观指标。

三、治疗原则

1. 去除病因

慢性龈炎是最常见的牙龈病，其病因明确且无深层牙周组织的破坏，通过洁治术彻底清除菌斑、牙石，消除造成菌斑滞留和局部刺激牙龈的因素，一周左右，牙龈的炎症即可消退，结缔组织中胶原纤维新生，牙龈的色、形、质可完全恢复正常。对于牙龈炎较重的患者，可配合局部药物治疗。常用的局部药物有 1%～3% 过氧化氢溶液、0.12%～0.2% 氯己定溶液及碘制剂。对于不伴有全身疾病的慢性龈炎患者，不应全身使用抗菌药物。

2. 手术治疗

大多数慢性牙龈炎的患者，在去除病因后炎症消退，牙龈形态恢复正常；对于少数牙龈增生明显、炎症消退后牙龈形态仍不能恢复正常的患者，可施行牙龈成形术，以恢复牙龈的生理外形。

3. 防止复发

慢性牙龈炎治疗并不难，疗效也比较理想，重要的是要防止疾病的复发。积极开展椅旁口腔卫生宣教工作，指导并教会患者控制菌斑的方法，持之以恒地保持良好的口腔卫生状况，并定期进行复查和维护，保持疗效，防止复发。

四、护理

（一）龈上洁治术

1. 龈上洁治术护理（表 10-2-1）

表 10-2-1 龈上洁治术护理

步骤	流程	图示	操作要点
一、护理评估			
1	患者评估		① 一般情况：基本信息、健康史、用药史、过敏史； ② 口腔局部症状：局部出血、牙龈萎缩、牙齿松动情况
2	环境评估		环境宽敞明亮、安全，温湿度适宜，设备处于完好备用状态
3	自身评估		洗手，着装整洁，仪表端庄；无长指甲；戴口罩、手术帽
4	用物准备		
（1）	常规用物		避污膜、一次性器械盘、手套、吸唾管、三用枪
（2）	龈上洁治用物		超声洁牙手机及龈上工作尖、口杯（内盛 0.2% 氯己定溶液）、5mL 无菌冲洗器（内盛 3% 过氧化氢溶液）、碘甘油
（3）	抛光用物		马达、低速弯牙科手机、抛光杯、抛光膏

步骤	流程	图示	操作要点
（4）	喷砂用物		喷砂枪、喷砂头、喷砂粉

二、护理流程

步骤	流程	图示	操作要点
5	术前准备		① 热情接待患者，向患者解释术中可能引起的不适，并签署知情同意书； ② 协助患者用 0.2% 氯己定溶液含漱清洁口腔
6	洁治		洁治过程中协助医生吸唾，及时调整椅位灯光，吸唾管置于洁牙区 1～2cm 处，保证术野清晰
7	抛光		安装抛光杯于低速弯牙科手机上，蘸取抛光膏，传递机头
8	喷砂		将适量喷砂粉倒入喷砂机，安装喷砂头，调试好喷砂装置（注：此步骤仅当患者色素沉着严重时施行）
9	冲洗上药		及时吸干患者口腔内冲洗液，嘱患者漱口
10	终末处理		垃圾分类处理，擦拭牙椅及用物以备用

2. 健康宣教

（1）告知患者：洁牙后，短期内可能会出现对冷热较为敏感的不适症状，但随着时间的逐步延长，这种情况将会好转。如果加重应及时就医。

（2）术后24h内有少量出血属正常，术后当天勿进食过热食物。

（3）告知正确的刷牙方法，注意保持良好的口腔卫生习惯，建议洁牙频率为半年至一年。

（4）嘱患者龈沟或牙周袋上药后30min内不要漱口、刷牙、进食。

（二）牙龈手术护理

目前临床较常见的牙龈手术包括牙龈切除术及牙龈成形术。牙龈切除术是指利用手术方式切除增生肥大的牙龈组织或后牙某些部位的中等深度牙周袋，重建牙龈的生理外形及正常生理外形，两者常合并使用。

1. 牙龈切除术护理（表10-2-2）

表10-2-2　牙龈切除术护理

步骤	流程	图示	操作要点
一、护理评估			
1	患者评估		询问患者是否进食，评估其血液结果，评估既往史、过敏史、用药史、家族史、全身情况及是否完成牙周基础治疗
2	环境评估	同表10-2-1	
3	自身评估		
4	用物准备		颊拉钩、口镜、牙周探针、高压注射器、局麻药、针头、刀柄、刀片、镊子、剥离子、挖器、手套、持针器、止血钳、眼科剪、小药杯、弯盘、纱布、孔巾
二、护理流程			
（一）巡回护士			
5	术前准备		① 确认患者姓名、年龄、术式；并再次确认患者是否进食；检查术前评估结果，签署手术知情同意书； ② 嘱患者含漱0.2%氯己定溶液1min； ③ 准备用物

步骤	流程	图示	操作要点
6	消毒		① 消毒液选择：0.5% 碘伏或 75% 酒精； ② 消毒顺序：先口内后口外，各三遍； ③ 消毒范围：以口唇为中心，螺旋覆盖消毒，上至眶下水平，下至下颌下缘颈前，双侧至耳前
7	开包		打开无菌手术包，添加手术所需用品、耗材
8	术中配合		术中注意观察患者的脸色及生命体征，及时询问、了解患者的感觉，并调节椅位、光源；随时提供手术所需用物，术前、术中、术后拍照存档，手术结束后与器械护士共同清点器械及敷料
9	术后宣教		告知患者相关注意事项、可能出现的并发症
（二）器械护士			
10	术前准备		整理台面，按方便术中操作顺序放置器械，核对手术器械及数量，待巡回护士消毒完毕铺好孔巾
11	麻醉		传递口镜、高压注射器，牵拉口唇，暴露术区
12	翻瓣		传递刀柄，协助医生翻瓣，保持术区视野清晰

步骤	流程	图示	操作要点
13	修整牙龈		传递小剪刀，协助医生修剪不平整的牙龈表面
14	冲洗创面		传递生理盐水及庆大霉素，交换冲洗创面
15	缝合		传递持针器、缝针、缝线以及眼科剪，协助缝合
16	术后处理		① 与巡回护士共同清点器械、敷料；② 协助患者清除面部血渍；③ 手术器械消毒灭菌，垃圾用物分类处理；④ 清洗吸唾导管及痰盂；消毒牙椅表面

2. 健康宣教

（1）嘱患者按医嘱服药，术后 24h 内术区对应面部可间断放置冰袋，以减轻组织水肿。

（2）术后 1～2 天唾液带少量血丝属正常现象，嘱患者勿用力吮吸伤口、吐唾液，减轻出血；术后当日可进食温凉软质食物或流质食物，不宜进食过热过硬食物。

（3）24h 内手术区不刷牙，每日可使用 0.2% 氯己定含漱液漱口 2 次，每次 15mL，含漱 1min，保持口腔清洁。必要时遵医嘱使用抗菌药物。

（4）术后一周复诊拆线，检查伤口愈合情况。

（5）告知患者养成良好的生活习惯，戒烟、酒和槟榔。

第三节　牙周炎

定植在龈牙结合部的牙菌斑可引起宿主的免疫炎症反应，导致菌斑性龈炎，若不及时治疗，有一部分人的牙龈炎症可向牙周深部组织发展，导致牙齿支持组织（牙龈、牙周膜、牙槽骨和牙骨质）的进行性破坏，临床表现为牙周袋形成并有出血，附着丧失和牙槽骨吸收。随着病变逐渐向根方向发展加重，会出现松动移位、牙龈退缩、咀嚼困难及急性肿胀和疼痛等症状，最终可导致牙齿丧失。

一、病因

牙周炎是累及牙龈、牙周膜、牙槽骨和牙骨质这四种牙周支持组织的炎症性、破坏性疾病。堆积在龈牙结合部的牙面和龈沟内的菌斑微生物及其产物可引发牙龈的炎症和肿胀，更有利于一些厌氧菌的生长。牙石、食物嵌塞、不良修复体可加重和加速牙周炎的进展。当炎症扩延到深部牙周组织，引起牙槽骨吸收和牙周膜纤维的破坏，导致牙周袋的形成。

龈炎和牙周炎的主要区别在于龈炎是可逆性病变，它不侵犯支持组织，且经过正规治疗后，牙周组织可完全恢复正常状态。但是，若维护不良，仍较易复发。而牙周炎则有牙周支持组织的破坏，若不及时治疗，病变一般呈缓慢加重，直至牙松动脱落。牙周炎经过规范的治疗可以控制病情，但已破坏的支持组织较难恢复到完好状态。

二、临床表现

各型牙周炎的基本病理变化和主要表征基本一致，但也可以看到有不同类型的临床表现、转归、对治疗的不同反应以及不同的全身背景。1999 年，在美国召开的牙周病分类临床研讨会上，学者们将牙周炎分为慢性牙周炎（chronic periodontitis，CP）、侵袭性牙周炎（aggressive periodontitis，AgP）、全身疾病相关性牙周炎、坏死溃疡性牙周炎（necrotizing ulcerative periodontitis）等类型。本节主要介绍前两种牙周炎的临床表现。

（一）慢性牙周炎的临床表现

1. 年龄和性别

本病可发生于任何年龄，但大多数患者为成年人，35 岁以后患病率明显增高，男女性别无差异。慢性牙周炎的起病和发展非常缓慢，加之其是由慢性龈炎发展而来，患者往往不能明确说出它的起病时间，其早期症状也常被忽视，多在中、晚期症状明显时才就诊。随着年龄增长，患病率和疾病的严重程度也增加，这也可能是由于多年的病情积累加重或新增加了患牙。

2. 牙龈的炎症和附着丧失

患者可有刷牙或进食时的牙龈出血或口内异味，牙龈可表现为鲜红或暗红色，水肿松软，并可有不同程度的肿大甚至增生。患牙探诊有＞3mm 的牙周袋，并有探诊后出血，甚至溢脓。炎症程度一般与菌斑、牙石的量以及局部刺激因素相一致。少数患者病程较长或曾经接受过不彻底的治疗（例如只做龈上洁治，未除去龈下牙石），其牙龈可能相对致密，颜色较浅，但用探针可探到袋内有龈下牙石，并可引发出血，这是因为受龈下菌斑和牙石的刺激，牙周袋内壁常有上皮溃疡和结缔组织的炎症，严重的炎症导致牙龈结缔组织中的胶原纤维降解、结合上皮向根方增殖以及牙槽骨吸收，造成附着丧失。严重的附着丧失可使牙松动和病理性移位，多根牙发生根分叉病变。

3. 分型和分度

根据附着丧失和牙槽骨吸收波及的范围可将牙周炎分为局限型和广泛型。全口牙中有附着丧失和骨吸收的位点（site）数≤30% 者为局限型，若＞30% 的位点受累，则为广泛型。也可根据牙周袋深度、结缔组织附着丧失和骨吸收的程度（severity）来分为轻、中、重度。上述指标中以附着丧失为重点，因为附着丧失较为准确地反映了牙周组织的破坏程度。附着水平与炎症的程度大多一致，但也可不完全一致。

（1）轻度 牙龈有炎症和探诊出血，牙周袋≤4mm，附着丧失 1~2mm，X 线片显示牙槽骨吸收不超过根长的 1/3。可有或无口臭。

（2）中度 牙周袋 5~6mm，附着丧失 3~4mm，X 线片显示牙槽骨水平型或角型吸收超过根长的 1/3，但不超过根长的 1/2。牙齿可能有轻度松动，多根牙的根分叉区可能有轻度病变，牙龈有炎症和探诊出血，也可有溢脓。

（3）重度 牙周袋＞6mm，附着丧失≥5mm，X 线片显示牙槽骨吸收超过根长的 1/2 甚至根长的 2/3，多根牙有根分叉病变，牙多有松动。炎症较明显或可发生牙周脓肿。

慢性牙周炎患者除有上述主要特征（牙周袋形成、牙龈炎症、牙周附着丧失、牙槽骨吸收）外，晚期常可出现其他伴发病变和症状，如：①牙齿移位、倾斜；②由于牙松动、移位和龈乳头退缩，造成食物嵌塞；③由于牙周支持组织减少，造成继发性𬌗创伤；④牙龈退缩使牙根暴露，对温度刺激敏感，还可发生根面龋；⑤深牙周袋内脓液引流不畅时，或身体抵抗力降低时，可发生急性牙周脓肿；⑥深牙周袋接近根尖时，可引起逆行性牙髓炎；⑦牙周袋溢脓和牙间隙内食物嵌塞，可引起口臭等。

（二）侵袭性牙周炎的临床表现

1. 年龄和性别

发病一般开始于青春期前后，因早期无明显症状，患者就诊常已 20 岁左右，所以本病难以确定始发年龄。女性多于男性，但也有学者报道性别无差异。本病也可发生在青春期前的乳牙列。

2. 牙周组织破坏程度与局部刺激物的量不成比例

这是本病的一个突出表现。患者的菌斑、牙石量很少，牙龈表面的炎症轻微，但却已有深牙周袋和牙槽骨破坏。牙周袋内有菌斑、牙石，而且有探诊后出血，晚期还可出现牙周脓肿。

3. 好发牙位

典型的局限型侵袭性牙周炎（localized aggressive periodontitis，LAgP）患牙局限于第一恒磨牙和上下颌切牙，多为左右对称，但早期患者不一定波及所有的切牙和第一磨牙。

4. X 线片的典型表现

牙槽骨吸收局限于第一恒磨牙和切牙。第一磨牙的邻面有垂直型骨吸收，若近远中均有垂直型骨吸收则形成"弧形吸收"，在切牙区由于牙槽间隔窄，一般表现为水平型骨吸收。

5. 病程进展快

本病进展很快，本型患者的牙周破坏速度比慢性牙周炎快 3～4 倍，在 4～5 年内，牙周附着破坏可达 50%～70%，患者常在 20 岁左右即已需拔牙或牙自行脱落。但真正确定病变是否快速进展，需要根据患者不同时期连续的检查记录才能确定。一部分患者牙周破坏的进展可自限。

6. 早期出现牙齿松动和移位

在炎症不明显的情况下，患牙可出现松动、咀嚼无力。切牙可向唇侧远中移位，呈扇形散开排列，出现牙间隙，多见于上颌切牙。后牙可出现不同程度的食物嵌塞。

7. 家族聚集性

患者健康无全身性疾病，家族中可有多代、多人患本病。

三、治疗原则

1. 彻底消除感染

牙周炎是牙菌斑生物膜引起的牙周支持组织慢性炎症和持续破坏。虽然临床表现有差异，但洁治和龈下刮治是各型牙周炎的必不可少的基础治疗。大多数患者在正规的基础治疗后有较好的疗效，病变可转入静止期。但有些深牙周袋不易清除菌斑，在基础治疗结束后4～12周复查时，根据检查所见和需要，可以再次龈下刮治或翻瓣手术清除入侵组织的微生物。

2. 应用抗菌药物

刮治术后一些入侵牙龈中的细菌仍然残留，它们容易重新在牙面定植，使病变复发。此时，在洁治和刮治后辅助服用抗菌药物可能取得优于单纯刮治的效果。理想的情况下，应先检查龈下菌斑中的微生物，有针对性地选用药物，在治疗后1～3个月时再复查龈下微生物，以判断药物的疗效。需要强调的是：抗菌药物无论是全身或局部使用、无论在刮治后即时或以后应用，都只能作为牙周基础治疗的辅助治疗而不能替代之。

3. 调整机体防御功能

宿主对细菌感染的防御反应在侵袭性牙周炎的发生、发展方面起重要的作用，近年来人们试图通过调节机体的免疫和炎症反应过程来减轻或治疗牙周炎。例如：亚抗菌剂量的多西环素不具有抗菌作用，却可抑制胶原酶，减轻牙周支持组织的破坏；非甾体类抗炎药可抑制花生四烯酸产生前列腺素，抑制骨吸收。

4. 采用正畸治疗

牙周炎病情不太严重而有患牙移位、倾斜者，可在炎症控制后，采用正畸方法将患牙复位排齐。但正畸过程中务必加强菌斑控制和牙周病情的监控，加力也宜轻缓。

5. 定期维护，防止复发

定期监测和必要的后续治疗是保持长期疗效的关键。根据每位患者菌斑和炎症的控制情况，确定个体化的复查间隔期。开始时约为每1～2个月1次，半年后若病情稳定可逐渐延长。复查时若发现有复发或加重的牙位，应重新全面评价局部和全身的危险因素和促进因子，并制订相应的治疗措施，如必要的再刮治、手术或用药等。

四、护理

（一）龈下刮治及根面平整术

1. 龈下刮治及根面平整术护理（表10-3-1）

2. 健康宣教

（1）告知患者治疗后患牙会有遇冷热敏感、浮起感等不适症状，唾液带血丝属于正常反应，治疗后如持续出血需立即复诊；注意清淡饮食，忌辛辣等刺激性食物。

表 10-3-1　龈下刮治及根面平整术护理

步骤	流程	图示	操作要点
一、护理评估			
1	患者评估	—	① 有无全身性疾病、用药史、过敏史、家族史等； ② 口腔卫生状况及卫生习惯； ③ 牙周疾病的病史； ④ 女性患者避开月经期
2	环境评估	同表 10-2-1	
3	自身评估		
4	用物准备		
（1）	常规用物	同表 10-2-1	
（2）	龈下刮治用物		口杯（内盛 3% 过氧化氢）、冲洗器、高压注射器、局麻药、高压注射器针头、碘伏、棉签、洁牙机手柄、龈下工作尖、碘酚或碘甘油、牙周探针、刮治器
二、护理流程			
5	治疗前准备		① 递牙周探针予医生，协助记录患者牙周袋深度、探诊出血、牙齿松动度等； ② 向患者交代需要刮治的牙数、费用及治疗的次数，取得患者同意后治疗
6	麻醉		① 检查注射器各部位连接是否紧密，核对麻醉剂名称、浓度、剂量、有效期及患者姓名，患者是否进食； ② 传递碘伏棉签予医生消毒麻醉部位，后传递高压注射器进行局部麻醉
7	龈下刮治		调节椅位灯光，协助医生吸唾，保持口镜清洁、视野清晰
8	根面平整		递探针及刮治器予医生，协助医生吸唾

步骤	流程	图示	操作要点
9	冲洗上药		递予医生内盛 3% 过氧化氢溶液冲洗器，协助及时吸唾。滴碘酚或碘甘油于器械盘，递探针予医生
10	健康宣教		擦净患者面部，整理用物，对患者进行口腔卫生宣教

（2）指导患者正确的刷牙方法及牙线和牙间隙刷的使用方法，并嘱其按时复诊。

（3）刮治后牙周袋内上药，嘱患者 30min 内勿饮水、漱口。

（二）松牙固定术

1. 松牙固定术护理（表 10-3-2）

表 10-3-2　松牙固定术护理

步骤	流程	图示	操作要点
一、护理评估			
1	患者评估		① 有无全身性疾病、用药史、过敏史、家族史等 ② 口腔卫生状况及卫生习惯 ③ 牙周疾病的病史
2	环境评估	同表 10-2-1	
3	自身评估		
4	用物准备		
（1）	常规用物	同表 10-2-1	
（2）	松牙固定术用物		低速弯牙科手机、马达、抛光杯、抛光膏、酸蚀剂、牙科毛刷、粘接剂、流动树脂、纤维条、小剪、光固化灯

步骤	流程	图示	操作要点
（3）	调𬌗用物		高速牙科手机、调𬌗车针、咬合纸

二、护理流程

步骤	流程	图示	操作要点
5	治疗前准备		确认患者姓名、年龄、需要进行松牙固定的牙位数，准备相应用物
6	清洁牙面		将抛光杯安装在低速弯牙科手机上，取适量抛光膏，递予医生，配合吸唾
7	酸蚀		将酸蚀剂递予医生，定时30s。传递三用枪，协助医生冲洗，及时吸净口中冲洗液
8	固定		
（1）	涂布粘接剂并光固化		滴粘接剂于器械盘中，用牙科毛刷蘸取后递予医生，待涂布全部牙面后，使用三用枪吹薄粘接剂，递光固化灯
（2）	固定流动树脂		递流动树脂予医生，待涂布所需牙面后，用镊子取纤维条带予医生，协助放置在相应牙面上，用光固化灯一次照射，以固定松动牙
（3）	再次添加流动树脂		再次传递流动树脂，待医生将流动树脂覆盖在纤维条表面后，协助用光固化灯再次照射，以固定松动牙

步骤	流程	图示	操作要点
9	修整表面形态		递快速牙科手机予医生，修整纤维条带边缘，防止刺激口腔黏膜；协助吸唾
10	调𬌗		准备咬合纸，将调𬌗车针连接于高速牙科手机上递予医生，及时吸净患者口中冷却水
11	抛光		准备抛光膏，将抛光杯连接在低速弯牙科手机上备用
12	健康宣教		擦净患者面部，整理用物，对患者进行口腔卫生宣教

2. 健康宣教

（1）强化患者口腔卫生，教会患者使用牙缝隙刷清洁粘接树脂周围的牙间隙。

（2）嘱患者治疗期间避免用患侧咀嚼，不用患侧咬过硬的食物。

（3）嘱患者按时复诊，定期复查松动牙固定情况，如有纤维条带脱落情况应立即复诊。

（三）牙周手术

牙周手术是基础治疗阶段未能解决的问题，一方面是针对牙周袋的治疗，消除牙周袋的病理学改变，使之变浅，创造一个稳定的易于维护的状态并促进牙周组织再生；另一方面是修整解剖形态学缺陷，避免外形导致的菌斑沉积、牙周袋的复发和对美观的影响，而最终达到改善牙的预后和改善美观的目标。牙周手术包括以下3种。①切除性手术：牙龈切除术。②重建性手术：翻瓣术＋骨修整、牙冠延长术、膜龈手术。③再生性手术：翻瓣术＋植骨术＋引导性组织再生术。本节仅以翻瓣术、牙冠延长术、植骨术为例。

1. 牙周手术护理（表 10-3-3）

表 10-3-3　牙周手术护理

步骤	流程	图示	操作要点
一、护理评估			
1	患者评估	同表 10-3-2	
2	环境评估		
3	自身评估		
4	用物准备		
（1）	翻瓣术手术用物		颊拉钩、口镜、牙周探针、高压注射器、局麻药、针头、刀柄、刀片、镊子、剥离子、挖器、手套、持针器、止血钳、眼科剪、小药杯、弯盘、纱布、孔巾、刮治器、缝针缝线、冲洗器
（2）	牙冠延长术用物		在翻瓣术手术包基础上，还需准备高速牙科手机、球钻、骨锉
（3）	植骨术用物		在翻瓣术手术包基础上，还需准备骨粉输送器、骨膜、骨粉
二、牙周手术护理流程			
（一）巡回护士			
5	术前准备		① 再次确认患者是否进食；检查术前评估结果，签署手术知情同意书； ② 嘱患者含漱 0.2% 氯己定； ③ 准备用物
6	消毒		① 消毒液选择：碘伏或 75%酒精； ② 消毒顺序：先口内后口外，各三遍； ③ 消毒范围：以口唇为中心，螺旋覆盖消毒，上至眶下水平，下至下颌下缘颈前，双侧至耳前

步骤	流程	图示	操作要点
7	开包		打开无菌手术包，添加手术所需用品、耗材
8	术中配合		术中注意观察患者的脸色及生命体征，及时询问、了解患者的感觉，并调节椅位、光源；随时提供手术所需用物，术前、术中、术后拍照存档，手术结束后与器械护士共同清点器械及敷料
9	术后宣教		告知患者注意事项及可能出现的并发症

（二）器械护士

步骤	流程	图示	操作要点
10	术前准备		穿手术衣，戴一次性无菌手套，整理台面，按方便术中操作顺序摆放器械，核对手术器械及数量，待巡回护士消毒完毕铺好孔巾
11	麻醉		传递口镜、高压注射器，牵拉口唇，暴露术区
12	切开牙龈		将手术刀片安装于刀柄，递予医生，用吸引器吸净术区切口周围血液，保持术区视野清晰
13	翻瓣术		① 递刮治器予医生，协助去除根面牙石，用纱布随时擦净器械上的血迹；② 递组织剪予医生，协助去除病理性肉芽组织；③ 交替冲洗术区组织，吸唾

步骤	流程	图示	操作要点
14	牙冠延长术		在翻瓣术基础上进行骨切除及骨修整： ① 递安装好金刚砂车针的高速牙科手机、骨凿，递予医生进行骨修整； ② 用纱布接取切除的骨组织并擦净器械上的血迹
15	植骨术		在翻瓣术的基础上，将骨粉或自体骨送入骨缺损内。 ① 双人核对骨粉名称、型号及有效期； ② 将骨粉放入生理盐水或自体血中，顺时针搅拌均匀，递骨粉充填器予医生
16	缝合		用持针器固定缝针、缝线后传递针持，协助医生暴露术区，缝合术区牙龈
17	术后处理		① 与巡回护士共同清点器械、敷料； ② 协助患者清除面部血渍； ③ 手术器械消毒灭菌，垃圾用物分类处理； ④ 清洗吸唾导管及痰盂；消毒牙椅表面

2. 健康宣教

（1）嘱患者 24h 内尽量在术区相应部位用冰袋间断冷敷，以减轻术后组织水肿；术后 2h 内勿进食过热食物，一周内进食温软食物，手术部位不能刷牙，其他部位可正常刷牙。

（2）术后 7 天内尽量不用术区咀嚼食物，避免牙龈组织机械性创伤。

（3）术后常规使用 0.2% 氯己定漱口液含漱，植骨术术后患者至少使用 4 周。

（4）嘱患者 7 天左右拆线，植骨术后一般 10～14 天拆线。

（5）嘱患者如有不适，应随时就诊。

口腔黏膜病护理

第一节　概述

口腔黏膜病是口腔某一部位或全部黏膜的正常色泽、外形、完整性与功能等发生改变的疾病。口腔黏膜病患者的护理是在口腔内科常规护理的基础上，重点注重心理护理和药物护理。

一、口腔黏膜病分类

口腔黏膜病的分类尚未统一，本书以临床特征为主干，并兼顾病因及病理学特征，将口腔黏膜病分为以下几类：

① 感染性疾病：单纯疱疹、带状疱疹、手 - 足 - 口病、口腔念珠菌病、深部真菌病、口腔结核、球菌性口炎、坏死性龈口炎等。

② 变态反应性疾病：药物过敏性口炎、接触性口炎、血管性水肿、多形红斑等。

③ 溃疡类疾病：复发性口腔溃疡（复发性阿弗他溃疡）、贝赫切特综合征（白塞病）、创伤性血疱和创伤性溃疡、放疗化疗性口腔黏膜炎等。

④ 大疱性疾病：天疱疮、黏膜类天疱疮、副肿瘤性天疱疮、扁平苔藓样类天疱疮、线性 IgA 病等。

⑤ 斑纹类疾病：口腔扁平苔藓、口腔白角化病、口腔白斑病、口腔红斑病、盘状红斑狼疮、白色海绵状斑痣、口腔黏膜下纤维性变等。

⑥ 肉芽肿性疾病：口面部肉芽肿病、克罗恩病、结节病、肉芽肿性多血管炎等。

⑦ 唇舌部疾病：唇炎、口角炎、地图舌、舌乳头炎、萎缩性舌炎、灼口综合征等。

⑧ 性传播疾病的口腔表征：梅毒、淋病、尖锐湿疣、艾滋病。

⑨ 系统疾病的口腔表征：血液系统疾病、消化系统疾病、免疫系统疾病、内分泌系统疾病、营养代谢性疾病、传染性疾病等。

⑩ 口腔黏膜色素异常：内源性色素沉着异常、外源性色素沉着异常、色素

脱失等。

二、口腔黏膜病的临床特征

1. 人群特点

（1）性别特点　从发病频率来看，某些疾病具有明显的性别差异。比如，复发性口腔溃疡发生于女性明显多于男性。其预后也可能与性别有关，如发生于女性的口腔白斑病的癌变率明显高于男性，其预后也明显较差。

（2）年龄特点　如复发性口腔溃疡多好发于青壮年，且随着年龄的增长患病率有下降趋势。天疱疮常见于中老年人。

2. 病损特点

（1）更迭性与重叠性　每一种口腔黏膜疾病都具有特殊的损害特征，这些特征是临床诊断过程中最基本的依据。同一疾病在不同阶段可出现不同类型的损害，称为损害的更迭性，如复发性唇疱疹，唇红部的水疱破溃后即形成糜烂，在后期则为痂壳形成；相反，不同疾病在不同阶段也可能出现相同类型的损害，称为损害的重叠性，如复发性口腔溃疡是以口腔溃疡为特征的病损，但疱疹性龈口炎的后期也可能出现口腔黏膜的溃疡性损害。

（2）部位的差异性　口腔不同部位的黏膜在结构和功能上存在较大差异，因此，同一疾病在口腔黏膜的不同部位可能具有不同的临床表现。如口腔扁平苔藓在颊黏膜常表现为网纹型，而在舌背则常呈斑块型。预后也具有部位的特点，口底-舌腹的U形区、口角内侧三角形区域、软腭复合体被称为口腔黏膜的三大危险区域，这些区域的损害发生恶性转化的危险性较高。

（3）病损的共存性　不同的黏膜-皮肤病损可以同时存在，即所谓的共存现象，如发现黏膜盘状红斑狼疮可与银屑病共存。

3. 诊疗特点

除了将临床病损横向比较进行诊断和鉴别诊断外，还需要结合病理学检查进行诊断。但由于病损的多样性和复杂性，有时病理也难以确诊。因此，在临床上需要进行治疗性诊断，即按照某一种最可能的疾病进行治疗，如果有效，则诊断为这种疾病的可能性较大，否则，则进行另外疾病的诊断和鉴别诊断。

4. 治疗特点

由于口腔黏膜病的发生原因多不清楚，因此，对其治疗多为相应的病因治疗和对症治疗，包括同病异治、异病同治、局部疾病全身治疗、中西医结合治疗等。

5. 转归特点

多数口腔黏膜病具有良好的预后。某些疾病如口腔白斑这类口腔潜在恶性病变有发生癌变的风险；某些口腔黏膜病可能是一些严重全身性疾病的先兆，如口腔黏膜毛状白斑可能是艾滋病的先兆。因此，在临床上对于可疑患者应当高度警惕。

三、口腔黏膜病的基本临床表现

（1）斑与斑片　都是指皮肤黏膜上的颜色改变。如果直径小于2cm的局限的颜色异常，称为斑；若斑密集融合成直径大于2cm的损害，称为斑片。斑与斑片一般不高出黏膜表面，不变厚，亦无硬结改变，其颜色常较周围正常黏膜为深，可呈红色、红棕色或棕黑色。

（2）丘疹与斑块　丘疹是黏膜上一种小的实体性突起，针头大小，直径一般小于1cm。口腔黏膜的丘疹，一般由大量排列不一的针头大小的病损组成，颜色呈灰白色或红色，消退后不留痕迹。扁平苔藓在口腔的表现为典型的丘疹，它排列成带状、斑块和环状。斑块又译作丘斑，多数由多个丘疹密集融合而成，直径大于1cm，其界限清楚，大小不等，稍隆起而坚实的病损，为白色或灰白色，表面比较平滑或粗糙，可看到有沟裂将病损分割开来。

（3）疱与大疱　黏膜内贮存液体而成疱性病损，呈圆形，突起。疱损直径小于1cm，称为疱；疱损害直径大于1cm，称为大疱。又可根据疱内容物不同分为脓疱、血疱和水疱。疱在不同的形成和愈合时期，可为单个或多个病损。疱内的液体可以是透明的或微红色的，取决于疱基底炎性反应的严重程度。疱壁一旦破裂，则形成糜烂或溃疡。疱可见于病毒感染、药物反应、烫伤和疱性黏膜皮肤病等。典型的大疱，多见于天疱疮或类天疱疮，有时也可见于典型的变态反应性疾病，如多形红斑等。

（4）溃疡　是黏膜上皮完整性发生连续性缺损或破坏，因其表层坏死脱落而形成凹陷。浅层溃疡只破坏上皮层，愈合后无瘢痕，如轻型阿弗他溃疡。深层溃疡则病变波及黏膜下层，愈合后遗留瘢痕，如复发坏死性黏膜腺周围炎。溃疡底部是结缔组织和有多核白细胞渗出的纤维蛋白。基底可呈黄色并化脓，或发红或呈灰白色。溃疡的外形一般是圆形，但也可出现狭长带状溃疡，特别见于机械或化学性损伤的反应。溃疡的边缘可能不整齐呈潜掘形，如结核性溃疡，或者突出和硬化，如恶性肿瘤。溃疡可由疱或大疱破裂后形成。溃疡的周围可有大小不等的红斑，常引起疼痛。

（5）糜烂　是黏膜的一种表浅缺损，为上皮的部分损伤，不损及基底细胞层。其大小形状不定，边界不清，表面光滑。黏膜糜烂常见于上皮内疱破溃后，如单纯疱疹、天疱疮，或由机械创伤所造成，并可呈边缘模糊的线形。糜烂可能有痛感。

（6）结节　是一种突起于口腔黏膜的实体病损。它是一个团块，其表面上皮向外突起，形成表浅损害，其大小不等，一般直径为5cm，形状不定。颜色从粉红色至深紫色，如纤维瘤或痣。

（7）肿瘤　口腔黏膜的肿瘤是一种起自黏膜而向外突起的实体性生长物，其大小、形状、颜色不等。

肿瘤按组织病理学可分为真性肿瘤和各种肿瘤样病变，后者如脓性肉芽肿与血管性肉芽肿，或囊肿性损害。

（8）萎缩　为组织细胞的体积变小，但数量不减少。可呈现发红的病变，表面所覆盖的上皮变薄，结缔组织内丰富的血管分布清楚可见，病变部位略呈凹陷，其特有的一些上皮结构消失，被一薄层上皮所取代。如舌乳头的萎缩，可使舌面光滑而发红。

（9）皲裂　为黏膜表面的线状裂口，由炎性浸润使组织失去弹性变脆而成。皲裂线若仅限于上皮内，痊愈后不遗留瘢痕；若深达黏膜下层，能引起出血、灼痛，愈合后留有瘢痕。

（10）假膜　为灰白色或黄白色膜，由炎性渗出的纤维素、坏死脱落的上皮细胞和炎性细胞聚集在一起形成，它不是组织本身，故可以擦掉或撕脱。溃疡表面常有假膜形成。

（11）痂　通常发生于皮肤，也可出现于唇红部，多为黄白色痂皮，如有出血则呈深褐色，为纤维素性及炎性渗出物与上皮表层粘连凝固而成。

（12）鳞屑　为已经或即将脱落的表皮角质细胞，多因角化过度和角化不全而致。

（13）坏死和坏疽　体内局部细胞的病理性死亡，称为坏死。较大范围的坏死，又受腐物寄生菌作用而发生腐败，称为坏疽。黏膜组织坏死或坏疽时形成腐肉而脱落，遗留深溃疡。坏死组织腐败后产生的硫化氢与红细胞崩解后的铁，形成硫化铁沉淀，使组织变黑，坏死腐败时有恶臭。坏死性龈口炎、复发性坏死性黏膜腺周围炎、白血病的牙龈、口腔黏膜的坏死性溃疡皆属坏死的范畴；走马牙疳（坏死性口炎）为坏疽。

第二节　单纯疱疹

单纯疱疹（herpes simplex）是由单纯疱疹病毒（herpes simplex virus，HSV）所致的皮肤黏膜病。临床上以出现簇集性小水疱为特征，有自限性，易复发。单纯疱疹病毒在人群中分布广泛，感染率高，可导致多种疾病，如龈口炎、角膜结膜炎、脑炎、生殖道感染以及新生儿感染等。

一、病因

单纯疱疹病毒是最早发现的人类疱疹病毒，属于疱疹病毒科、α疱疹病毒亚科、单纯病毒属的双链DNA病毒。人初次感染HSV后大多无明显临床症状，隐性感染约占80%～90%。口腔单纯疱疹病毒感染的患者及无症状的病毒携带者为传染源，HSV-1主要通过飞沫、唾液及疱疹液直接接触传播，也可以间接传播。HSV-2主要为性传播，引起生殖器和生殖道感染。病毒也可通过胎盘或产道垂直传播。

HSV原发感染后，机体产生特异性抗体，大部分病毒被清除，症状消失。少部分病毒长期潜伏在神经节中的神经细胞内，不表现出症状，机体与病毒处于平衡状态。单纯疱疹病毒在人体内不能产生永久免疫力，当机体遇到诱发因素如发热、寒冷、紫外线、创伤、感染、胃肠功能紊乱、妊娠、劳累、情绪等改变时，可使体内潜伏的病毒活化，病毒重新繁殖，疱疹复发。

二、临床表现

1. 原发性疱疹性龈口炎（primary herpetic gingivostomatitis）
大多数原发感染为无临床症状或亚临床表现，仅在血清中检出HSV抗体。
（1）显性感染以幼儿和儿童比较多见，也可见于成人。
（2）发病前有接触单纯疱疹患者的历史，潜伏期为4～7天，出现发热、头痛、疲乏不适、全身肌肉疼痛，甚至咽喉肿痛等急性症状，下颌下和颈上淋巴结肿大、触痛。患儿流涎、拒食、烦躁不安。
（3）经过1～3天后，口腔黏膜广泛充血水肿，附着龈和龈缘也出现急性炎症。口腔黏膜任何部位尤其是角化良好的部位均可发展成簇小水疱，似针头大小，特别是邻近乳磨牙（成人是前磨牙）的上腭和龈缘处更明显。水疱疱壁薄、透明，易溃破，形成不规则形糜烂面，如有继发感染，可形成溃疡。患者疼痛明显，影响进食与说话，口腔卫生不佳。除口腔内的损害外，唇和口周皮肤也有类似病损，疱破溃后形成结痂。此时病灶内含有大量病毒。
（4）病程约需7～10天，糜烂或溃疡面逐渐缩小、愈合。未经适当治疗者，恢复较缓慢。患病期间，抗病毒抗体在血清中出现，发病的14～21天最高，以后，抗体下降到较低的水平，虽可保持终生，但不能防止复发。极少数情况下，原发感染可在体内血行播散，单纯疱疹病毒进入中枢神经系统或内脏，引起感染。
2. 复发性疱疹性口炎（recurrent herpetic stomatitis）
原发性疱疹感染愈合以后，不管其病损的程度如何，约有30%～50%的病例可能发生复发性损害。一般复发感染的部位在口唇或接近口唇处，故又称复发性唇疱疹（recurrent herpes labialis）。

（1）常见于成人，病程约1～2周。

（2）诱使复发的因素较多，如发热、寒冷、紫外线、创伤、感染、胃肠功能紊乱、妊娠、劳累、情绪改变等。

（3）损害复发时，总是在原先发作过的位置，或邻近原先发作过的位置，以起疱开始，常为多个成簇的疱，单个的疱较少见，主要表现为灼热→起疱→糜烂→结痂的过程。

（4）病损愈合后不遗留瘢痕，但可有色素沉着。

三、治疗原则

（一）全身抗病毒治疗

1. 核苷类抗病毒药

目前认为核苷类抗病毒药物是抗单纯疱疹病毒最有效的药物。主要有阿昔洛韦、伐昔洛韦、泛昔洛韦等。不良反应有皮疹、发热、荨麻疹、血清肌酐升高、肝功能异常等，静脉给药者可出现静脉炎，肾功能不全患者慎用。

2. 利巴韦林

又称病毒唑，是一种广谱抗病毒药物，主要通过干扰病毒核酸合成。不良反应为口渴、白细胞减少等，妊娠早期禁用。

（二）口腔黏膜局部用药

口腔黏膜局部用药对原发性疱疹性龈口炎是必要的，可以消炎镇痛、促进愈合。常使用的制剂有溶液、糊剂、散剂及含片等。

① 0.1%～0.2%葡萄糖酸氯己定溶液或聚维酮碘含漱液等含漱。

② 3%阿昔洛韦软膏、1%喷昔洛韦乳膏或酞丁安乳膏局部涂搽，可用于治疗复发性唇疱疹。

③ 散剂，如锡类散、养阴生肌散、西瓜霜粉剂、外用溃疡散等均可局部使用。

④ 含片，可用西吡氯铵含片、溶菌酶片20mg或西地碘片1.5mg等含化，每日3～4次。

⑤ 疼痛剧烈者可局部用利多卡因、苯佐卡因等镇痛。

⑥ 唇疱疹继发感染时，可用温的生理盐水、0.1%～0.2%氯己定溶液湿敷。

（三）物理疗法

复发性唇疱疹可应用激光进行局部治疗，目前多采用低能量激光治疗（low-level laser therapy，LLLT)，优点是可以减轻疼痛、促进愈合以及降低复发频率；对于老年人和免疫功能低下的患者，可以减少药物的副作用。

（四）支持治疗

病情严重者应卧床休息，保证饮入量，维持体液平衡。进食困难者可适当补充营养液，补充维生素 B 族、维生素 C 等。

（五）中医中药治疗

早期可服用中成药如抗病毒颗粒、板蓝根颗粒等疏风、清热、解毒、辛凉解表；中期可服用口炎清颗粒等清心胃热、养阴利湿；晚期可用甘露饮加减等达到清心脾积热、滋阴养液的目的。

四、护理

（一）护理评估

1. 健康史

（1）患者有无全身性疾病，有无家族史、过敏史等。

（2）患者发病前的前驱症状。

（3）口腔黏膜状况及卫生习惯。

（4）患者患病后是否曾做过诊治，使用何种药物，疗效如何。

2. 身体状况

（1）全身状况

① 原发性疱疹性口炎：以 6 岁以下儿童多见，尤其是 6 个月至 2 岁更多。发病前多有发热、头痛、疲乏不适、全身肌肉疼痛，甚至咽喉肿痛等急性症状，下颌及颈上淋巴结肿大、触痛。患儿流涎、拒食、烦躁不安。

② 复发性疱疹性口炎：患者可感到轻微的疲乏与不适。

（2）口腔局部状况　口腔黏膜充血、水肿，特别是牙龈充血、水肿明显，随后黏膜出现簇集性小水疱，疱破后成为表浅溃疡。溃疡一般 10～14 天愈合，不遗留瘢痕。原发性疱疹感染后有 30%～50% 的病例可能发生复发性损害。一般复发感染的部位在口唇或接近口唇处。病损区皮肤水肿、发红，继而出现成簇小水疱，疱很快破裂、结痂，从开始到愈合约 10 天，不遗留瘢痕，但可有色素沉着。

3. 辅助检查

（1）非特异的疱疹病毒检查　包括水疱组织涂片染色观察有无含嗜酸性包涵体的多核巨细胞；电镜检查受损细胞中是否含有不成熟的病毒颗粒等。

（2）特异性疱疹病毒检查　①病毒的分离培养。②应用荧光素标记或酶标记的单克隆抗体直接对病损涂片进行染色。③应用原位核酸杂交法和聚合酶链反应

（PCR）法检测标本中的疱疹病毒DNA以区分HSV1和HSV2感染等。

4. 心理-社会状况

患者因口腔黏膜充血、水肿，影响到进食，表现出烦躁不安、焦虑、悲观等心理反应。

（二）护理流程

湿敷护理用于口周和唇部皮肤病损区。

（1）用物准备　口腔检查的基本器械，弯盘1个（内装0.2%氯己定溶液10mL，消毒方纱布1～2块，镊子2把）。

（2）护理措施　帮助患者围好胸巾（防止药液污染衣服）→置氯己定纱布于患部（约15min）→去掉痂皮待药液干→遵医嘱局部涂抹无环鸟苷软膏。

（三）健康宣教

（1）心理护理　向患者及家属介绍单纯疱疹的病因、治疗方案及疗效、预后及注意事项。

消除患者紧张情绪，积极配合治疗，以缩短疗程，促进组织愈合。

（2）药物护理　嘱患者按医嘱用药，忌用肾上腺皮质激素药物。婴儿高热可采取物理降温措施或遵医嘱应用水杨酸类药物。疼痛剧烈者可口服镇痛药或用利多卡因局部涂擦。

（3）营养护理　让患者充分休息，给予高热量、易消化的食物，补充维生素。进食困难者静脉输液，保证水及电解质平衡。

（4）保持口腔卫生　餐后清洁口腔，可用复方硼酸液或0.2%氯己定液漱口。

（5）预防　原发性疱疹性龈口炎因接触单纯疱疹患者引起，单纯疱疹病毒可经口-呼吸道传播，也可通过皮肤、黏膜、眼角膜等疱疹病灶处传染。单纯疱疹病毒的活动感染患者与无症状的病毒携带者，他们的唾液、粪便中皆有病毒存在，故本病患者应避免接触其他儿童与幼婴。复发性单纯疱疹感染的发生是由体内潜伏的单纯疱疹病毒被激活以后引起的，目前尚无理想的预防复发的方法，主要应消除导致复发的刺激因素。

第三节　口腔念珠菌病

口腔念珠菌病（oral candidasis）是由念珠菌属感染所引起的口腔黏膜疾病，是人类最常见的口腔真菌感染。近些年，抗生素和免疫抑制剂的广泛使用，导致菌群失调和免疫力降低，使口腔黏膜念珠菌病的发病率相应增高。

一、病因

念珠菌是一种常见的条件致病菌，属于酵母样真菌，有学者译之为假丝酵珠菌。其中白色念珠菌和热带念珠菌致病力最强，引起人类念珠菌病的主要是白色念珠菌、热带念珠菌和光滑念珠菌，占60%～80%。

二、临床表现

口腔念珠菌病的临床症状主要为口干、发黏、口腔黏膜烧灼感、疼痛、味觉减退等，主要体征为舌背乳头萎缩、口腔黏膜任何部位的白色凝乳状斑膜、口腔黏膜发红、口角湿白潮红、白色不规则增厚、斑块及结节状增生等。糜烂较少见，仅见于口角及极少数唇红部，在红斑的基础上发生皲裂及糜烂。发病的主要部位是舌背、口角，约占80%。

（一）念珠菌性口炎（candidal stomatitis）

1. 急性假膜型念珠菌性口炎（acute pseudomembranous stomatitis）

可发生于任何年龄，多见于长期使用激素、HIV感染者、免疫缺陷者、婴幼儿及衰弱者，但以新生儿最多见，发生率约为4%，又称"鹅口疮"或"雪口病"。此型念珠菌性口炎好发部位为颊、舌、软腭及唇，损害区黏膜充血，有散在的色白如雪的柔软小斑点，如针头大小，不久即相互融合为白色丝绒状斑片，并可继续扩大蔓延，严重者波及扁桃体、咽部。

2. 急性红斑型（萎缩型）念珠菌性口炎（acute erythematous stomatitis）

可原发或继发于假膜型，又称抗生素口炎、抗生素舌炎。多见于长期使用抗生素、激素后及HIV感染者，且大多数患者原患有消耗性疾病，如白血病、营养不良、内分泌紊乱、肿瘤化疗后等。临床表现为黏膜上出现外形弥散的红斑，以舌黏膜多见，严重时舌背黏膜呈鲜红色并有舌乳头萎缩，双颊、上腭及口角也可有红色斑块。

3. 慢性红斑型（萎缩型）念珠菌病（chronic erythematous candidasis）

本型又称为义齿性口炎（denture stomatitis），损害部位常在上颌义齿腭侧面接触的腭、龈黏膜。义齿性口炎按照炎症程度不同可有不同的病损表现，义齿承托区黏膜充血呈点状或片状红斑和水肿，严重者伴有颗粒或乳头样增生。多数患者伴有口角炎，表现为双侧口角潮红。义齿性口炎大多无症状，少数患者有黏膜灼痛和口干等症状。

4. 慢性增殖型念珠菌病（chronic hyperplastic candidasis）

又称慢性肥厚型念珠菌性口炎、念珠菌性白斑。多见于颊黏膜、舌背及腭部。本型的颊黏膜病损，常对称位于口角内侧三角区，呈结节状或颗粒状增生，或为固着紧密的白色角质斑块，类似一般黏膜白斑。腭部损害可由义齿性口炎发展而来，黏膜呈乳头状增生。肥厚型念珠菌性口炎，可作为慢性黏膜皮肤念珠菌病症状的一个组成部分，也可见于免疫不全综合征和内分泌功能低下的患者。

（二）念珠菌性唇炎（candidal cheilitis）

本病为念珠菌感染引起的慢性唇炎，多发于高龄（50岁以上）患者。一般发生于下唇，可同时有念珠菌性口炎或口角炎。Gansen将本病分为两型：①糜烂型者在下唇红唇中份长期存在鲜红色的糜烂面，周围有过角化现象，表面脱屑，因此极易与盘状红斑狼疮损害相混淆，亦类似光照性唇炎。②颗粒型者表现为下唇肿胀，唇红皮肤交界处常有散在突出的小颗粒，极类似腺性唇炎。因此，念珠菌性唇炎应刮取糜烂部位边缘的鳞屑和小颗粒状组织镜检真菌，如多次发现芽生孢子和假菌丝，并经培养证明为念珠菌时，才能确诊。

（三）念珠菌性口角炎（candidal angular cheilitis）

本病的特征是常为两侧罹患，口角区的皮肤与黏膜发生皲裂，邻近的皮肤与黏膜充血，皲裂处常有糜烂和渗出物，或结有薄痂，张口时疼痛或溢血。多发生于儿童、身体衰弱患者和血液病患者。

（四）慢性黏膜皮肤念珠菌病（chronic mucocutanous candidasis，CMCC）

这是一组特殊类型的念珠菌感染，目前已证实是一种与自身免疫调节基因缺陷相关的疾病，病变范围涉及口腔黏膜、皮肤及甲床。特点为多从幼年时发病，病程数年至数十年，易于复发。常伴有内分泌或免疫功能异常、细胞免疫功能低下，因此本组疾病实际上是一种综合征的表现。CMCC至少可分为四种类型，目前临床采用较多的是Wells分类，即早发型、弥散型、内分泌型和迟发型。但并不包括儿童原发性免疫缺陷病。

各类慢性黏膜皮肤念珠菌病，首先表现的症状，往往都是长期不愈或反复发作的口腔真菌感染；皮损特点初期为红斑、疣状增殖，表面结痂，后形成结节，高出皮面1～3cm，类似皮角样损害。

（五）艾滋病相关性口腔念珠菌病

1. 口腔念珠菌病

在HIV感染者的口腔损害中最为常见，且常在疾病早期表现出来，是免疫抑制的早期征象。其特点：①发生于无任何诱因的健康年轻人或成人（指无放疗、化疗史，无长期应用激素、抗生素史以及无其他免疫功能低下疾病史）；②常表现为假膜型、红斑型口腔念珠菌病和口角炎，以假膜型最常见，病情反复或严重；③假膜型表现为黏膜上白色的膜状物，可擦去，常累及咽部、软腭、腭垂、舌、口底等部位；红斑型多发生于舌背和上腭，颊黏膜也可见，表现为弥散的红斑，严重时伴有舌乳头萎缩。

2. 组织胞浆菌病

由荚膜组织胞浆菌引起的一种真菌病，其特点：①发生于舌、腭、颊部的慢性肉芽肿或较大的溃疡、坏死；②病理改变为肉芽炎性增生，溃疡渗出液涂片、染色镜检，可查见在单核细胞、多形核细胞内、外存在酵母型荚膜孢子，沙保葡萄糖琼脂斜面培养、菌落镜检表现为分隔菌丝及圆形、厚壁、有棘突的齿轮状孢子。

三、治疗原则

口腔念珠菌病的治疗原则为去除诱发因素，积极治疗基础疾病，必要时辅以支持治疗。分为局部治疗及全身治疗。

（一）局部药物治疗

（1）2%~4% 碳酸氢钠（小苏打）溶液　由于念珠菌喜酸恶碱，用该碱性溶液漱口，可以起到抑制念珠菌生长繁殖的作用，可作为口腔念珠菌病的辅助治疗药物。

（2）氯己定　有抗真菌作用，可选用 0.12%~0.2% 溶液或 1% 凝胶局部涂布，冲洗或含漱，也可与制霉菌素配伍成软膏或霜剂。

（3）其他　根据病情选用制霉菌素、西地碘、咪康唑等有抗真菌作用的药物局部制剂。

（二）全身抗真菌药物治疗

1. 氟康唑（fluconazole）

为一种能抑制真菌细胞膜合成的药物。氟康唑是目前临床应用最广的抗真菌药物，抗菌谱广，为治疗白色念珠菌的首选药物。治疗口腔念珠菌病的推荐剂量：首次剂量 200mg，顿服，以后每天 100mg，连续 7~14 天。本品无严重副作用，以恶心（1%）较为常见，其次为皮疹，停药后症状消失。

2. 伊曲康唑（itraconazole）

是一种三唑类抗真菌药，包括口服、静脉制剂等。口服制剂主要用于治疗浅表真菌感染，它可治愈 80% 以上的浅部皮肤黏膜真菌或酵母菌感染。抗菌谱广，对白色念珠菌等多种念珠菌均有效，尤其对耐氟康唑的克柔念珠菌、光滑念珠菌可考虑使用此药。剂量：每日口服 100mg。副作用有轻度头痛、胃肠道症状、脱发等。

（三）支持治疗

加强营养，增强机体免疫力。对于身体衰弱、有免疫缺陷或与之有关的全身性疾病，长期使用免疫抑制剂的念珠菌感染患者以及慢性念珠菌感染者，需辅以增强免疫力的治疗措施，如注射胸腺素、转移因子等。

（四）手术治疗

对于念珠菌白斑中伴上皮异常增生者，应定期严格观察白斑的变化，定期复查，若治疗效果不明显或为中度以上上皮异常增生者，应考虑进行手术切除。

四、护理

（一）护理评估

1. 健康史

（1）患者有无全身性疾病，如营养不良、内分泌紊乱、白血病、肿瘤化疗后等慢性消耗性疾病，有无家族史、过敏史等。

（2）患者有无长期使用抗生素和免疫抑制剂。

（3）患儿有无接触被白色念珠菌污染的人工哺乳器。

（4）口腔局部状况　患有新生儿急性假膜型念珠菌口炎（又称"鹅口疮"或"雪口病"）的患儿，颊、舌、软腭及唇损害区黏膜有出血及厚的、白的能揭去的假膜。成年患者舌背乳头萎缩、口腔黏膜可有白色凝乳状斑膜、黏膜发红、口角湿白潮红、皲裂、糜烂、斑块及结节状增生等。

2. 辅助检查

包括涂片法、分离培养、组织病理学检查、免疫学和基因诊断等。

3. 心理 - 社会状况

患者因口腔黏膜症状影响到进食，表现出烦躁不安、焦虑等。

（二）护理流程

1. 心理护理

向患者及家属介绍口腔念珠菌的病因、治疗方案及疗效、预后、注意事项。消除患者紧张情绪，积极配合治疗，以缩短疗程，促进组织愈合。

2. 对症护理

对于婴儿念珠菌病的预防，应避免产房交叉感染，母亲分娩时注意会阴、产道、接生人员双手及所有接生用具的消毒。此外，可经常用温开水拭洗婴儿口腔，注意哺乳用具煮沸消毒并应保持干燥，产妇在哺乳前可选用2%～4%碳酸氢钠溶液清洗乳头，再用冷开水拭净。儿童在冬季宜防护口唇干裂，改正舔唇吮舌的不良习惯。

3. 义齿护理

老年患者若有活动义齿，可指导其用 2%～4% 碳酸氢钠溶液浸泡义齿及漱口。唇红部及口周皮肤损害者用抗真菌霜剂或糊剂局部涂擦。

4. 药物护理

服用抗真菌药物，注意观察有无不良反应。建议在症状和体征消失后仍需维持用药 1 周，防止复发。制霉菌素不易被肠道吸收，可将药物在口腔内含化后吞服，可能出现肠道反应、食欲减退等情况；酮康唑在体内吸收快，副作用少，可对肝脏产生损害，停药后可恢复。

5. 疼痛护理

有疼痛症状的可用氯己定液加适量 2% 利多卡因与碳酸氢钠液交替漱洗，可减轻疼痛和消除白色念珠菌的协同致病菌。

（三）健康宣教

（1）对于念珠菌白斑中的轻、中度上皮异常增生者应定期复查，密切观察白斑的变化。

（2）告知家长要重视喂养卫生，喂养用具可用消毒碗柜或煮沸 30min 消毒。

（3）哺乳前后注意洗手，并用 2%～4% 碳酸氢钠溶液洗净乳头，哺乳完后擦拭或洗涤口腔，并嘱其擦洗时防止幼儿误吞。

第四节　复发性口腔溃疡

复发性口腔溃疡（recurrent oral ulcer，ROU）又称复发性阿弗他溃疡（recurrent aphthous ulcer，RAU）、复发性阿弗他口炎（recurrent aphthous stomatitis，RAS）是最常见的口腔黏膜溃疡类疾病，调查发现至少人群的 10%～25% 患有该病，女性的患病率一般高于男性，好发于 10～30 岁。本病具有周期性、复发性、自限性特征，溃疡灼痛明显。

一、病因

目前病因及致病机制仍不明，但存在明显的个体差异。学界趋同看法是 RAU 的发生是多种因素综合作用的结果。近年来，大量研究提示免疫因素是 RAU 最重要的发病机制，尤其是细胞免疫应答，与 RAU 的发生有关。其次是与遗传有关系，在临床中，RAU 的发病，有明显的家族遗传倾向；另外，RAU 的发作，还与一些疾病或症状有关，比如消化系统疾病：胃溃疡、十二指肠溃疡、慢性或迁延性肝炎、结肠炎等，另外如偏食、消化不良、发热、睡眠不足、过度疲劳、工作压力大、月经周期的改变等。随着一种或多种因素的活跃，交替出现机体免疫力下降，致使本病频繁发作。

二、临床表现

一般表现为反复发作的圆形或椭圆形溃疡，具有"黄、红、凹、痛"的临床特征，即溃疡表面覆盖黄色假膜、周围有红晕带、中央凹陷、疼痛明显。溃疡的发作周期长短不一，可分为发作期（前驱期 - 溃疡期）、愈合期、间歇期，且具有不治自愈的自限性。根据临床特征，可分为轻型、重型和疱疹样型。

1. 轻型复发性口腔溃疡

患者初发时多数为此型。溃疡好发于唇、舌、颊、软腭等无角化或角化较差的黏膜，初起为局灶性黏膜充血水肿，呈粟粒状红点，灼痛明显，继而形成浅表溃疡，圆形或椭圆形，直径小于10mm。约5天开始愈合，约10～14天溃疡愈合，不遗留瘢痕。溃疡数一般3～5个，最多不超过10个，散在分布。溃疡复发间隙期从半月至数月不等。一般无明显全身症状与体征。

2. 重型复发性口腔溃疡

亦称腺周口疮或复发性坏死性黏膜腺周围炎。溃疡直径可大于10mm，周围组织红肿微隆起，基底微硬，表面有灰黄色假膜或灰白色坏死组织。溃疡持续时间长，可达1～2个月甚至更长。溃疡大而深，外观似弹坑，疼痛剧烈，愈后可遗留瘢痕。初始好发于口角，其后又向口腔后部移行，可造成组织缺损，影响言语及吞咽。常伴低热、乏力等全身不适症状和溃疡局部区域的淋巴结肿痛。

3. 疱疹样型复发性口腔溃疡

亦称口炎型口疮，多发生于成年女性，好发部位及病程与轻型相似，但溃疡直径较小，不超过5mm。溃疡数目多，可达十个甚至几十个，散在分布如"满天星"。相邻的溃疡可融合成片，黏膜充血发红，疼痛最重，唾液分泌增加。可伴有头痛、低热等全身不适、病损局部的淋巴结肿痛等症状。

重型复发性口腔溃疡应与创伤性溃疡、癌性溃疡、结核性溃疡、坏死性唾液腺组织化生鉴别。疱疹样型复发性口腔溃疡应与急性疱疹性龈口炎鉴别。

三、治疗原则

由于RAU的病因及发病机制尚未完全明确，目前国内外还没有根治RAU的特效方法，因此治疗以对症治疗为主，并将减轻疼痛、促进溃疡愈合、延长复发间歇期作为治疗的目的。

（1）积极寻找 RAU 发生的相关诱因并加以控制。

（2）优先选择局部治疗，其中局部应用糖皮质激素已成为治疗 RAU 的一线药物。对于症状较重及复发频繁的患者，采用局部和全身联合用药。

（3）全身疗法仅在病情严重或者复杂的情况下采用，而免疫抑制剂则应用于难治性口腔溃疡或者白塞病累及口腔所致的严重溃疡。

（4）加强心理疏导，缓解紧张情绪。

（5）依据 RAU 的疼痛程度、溃疡的复发频率、临床分型，可将 RAU 分为轻度、中度、重度，并选择不同治疗方案。

① 轻度溃疡，如患者疼痛能耐受，可不需药物治疗，或以局部用药为主。

② 中度溃疡，若在溃疡的前驱期，及时应用糖皮质激素终止其发展；应优先选择局部治疗；对重型 RAU，可行糖皮质激素病损局部黏膜下注射；对病史长、频率高的患者，可全身短期应用糖皮质激素。

③ 重度 RAU 在局部治疗的基础上，全身应用糖皮质激素、硫唑嘌呤或其他免疫抑制剂、沙利度胺等。对免疫功能低下者，可选用免疫增强剂。其他可使用激光、微波等物理疗法。

四、护理

（一）护理评估

1. 健康史

（1）患者有无糖尿病、胃十二指肠溃疡、肝胆疾病及由寄生虫引起的各种消化道疾病或功能紊乱，有无吸烟史、戒烟史、家族史等。

（2）口腔黏膜状况及口腔卫生习惯。

（3）患者病程长短，溃疡发作的频率、疼痛程度，有无自限性及复发性，是否与睡眠、饮食、劳累、消化等因素相关，女性患者与月经周期有无关系。

2. 心理-社会状况

患者是否因口腔黏膜溃疡反复发作，出现烦躁不安、焦虑等。

（二）护理流程

详细询问病史，指导其完善相关检查。针对诱发因素及轻型、重型和疱疹样型复发性口腔溃疡进行个性化护理。

（1）饮食清淡，营养均衡　避免粗糙膨化油炸等硬性食物和过烫食物对黏膜的创伤。少食烧烤、腌制、辛辣等刺激性食物，保持有规律的进餐习惯。

（2）养成良好的生活习惯　保证充足睡眠时间，提高睡眠质量，作息规律，避免熬夜。适当体育运动，提高机体免疫力。

（3）养成每日定时排便习惯　若有便秘，可多食富含纤维的食物，适当活动，必要时可使用通便药物。

（4）定期口腔健康检查　及时去除口腔局部刺激因素（如尖锐牙尖、义齿尖锐边缘、牙结石等），保持口腔卫生。

（5）积极治疗系统性疾病　密切观察药物副作用。当全身使用糖皮质激素、沙利度胺等药物时，应遵医嘱使用，注意副作用，避免发生严重不良反应。

（6）加强心理疏导　因病程长，溃疡疼痛反复，患者多有恐癌心理和焦虑情绪，向其耐心解释，告知预后良好，嘱其树立信心，保持乐观精神，正确面对疾病。积极配合寻找诱因，并进行干预处理。

（三）健康宣教

（1）提醒患者按时复诊，以免延误病情。

（2）提倡健康的生活方式，不过度劳累，不酗酒，保证饮食规律和清淡，保证良好的睡眠与休息。

第五节　天疱疮

天疱疮（pemphigus）是一类严重的、慢性的皮肤黏膜自身免疫大疱性疾病。典型表现为出现不易愈合的大疱性损害。天疱疮主要包括寻常型天疱疮、落叶型天疱疮、其他类型天疱疮，如增殖型天疱疮、红斑型天疱疮、副肿瘤性天疱疮、疱疹样型天疱疮和药物诱导型天疱疮等。以寻常型天疱疮发生口腔黏膜损害最为多见。

一、病因

病因不明，与遗传因素有关。目前趋向于自身免疫学说，认为其发病可能与病毒感染、紫外线照射、含有巯基结构的药物（如青霉胺等）刺激、微量元素、雌激素变化等有关。

二、临床表现

寻常型天疱疮为最常见和严重的类型，好发于 40～60 岁，无明显性别倾向或女性较男性稍多，儿童罕见。该型预后差，在将糖皮质激素应用于该病的治疗之前，死亡率为 75%，使用糖皮质激素后死亡率降至 5%～10%。死亡原因多为长期大剂量应用糖皮质激素和免疫抑制剂后引起的感染等并发症及多脏器衰竭，也可因病情持续发展导致大量体液丢失、低蛋白血症、恶病质而危及生命。寻常型天疱疮为慢性病程，患者就诊时常诉口腔黏膜反复或持续溃烂数月或数年，经久不愈，伴或不伴有皮肤起疱及溃烂。

1. 口腔黏膜

约有70%的患者口腔黏膜最早受累，约有90%的患者在病程中出现口腔黏膜损害，有少数患者损害仅局限于口腔黏膜。损害易出现于颊、腭、牙龈等易受摩擦的部位。病情严重者，口腔内难以找到外观正常的黏膜。

病损初始为小而无症状的水疱，疱壁很薄，极易破溃，遗留不规则糜烂面。新鲜的糜烂面外形不规则、界限清楚、表面呈鲜红色无假膜或假膜少、周围黏膜色泽正常无明显炎症反应，不易愈合。通常在皮肤病损好转愈合后，口内黏膜的糜烂面仍难以愈合。陈旧性糜烂面表面有黄白色假膜覆盖。

患者用舌舔及黏膜，可使外观正常的黏膜表层脱落或撕去，口腔黏膜检查时用口镜柄或棉签按压挤揉外观正常的牙龈，牙龈表面出现水疱或黏膜表层脱落，这种现象称尼科尔斯基（Nikolsky）征，即尼氏征阳性。此外，还有几种变异型的尼氏征阳性，如探针试验阳性：在糜烂面的边缘处将探针轻轻平行置入黏膜下方可见探针无痛性伸入；揭皮试验阳性：水疱破后可遗留疱壁，并向四周退缩，若撕去糜烂面边缘的残留疱壁，常连同邻近外观正常的黏膜一并无痛性地撕去，并遗留下新的鲜红创面。口腔黏膜损害可使患者咀嚼、吞咽、言语均感疼痛和困难，可出现非特异性口臭，唾液增多并常带有血迹，可伴淋巴结肿大。

2. 皮肤

水疱常出现在前胸、头皮、颈、腋窝、腹股沟等易摩擦处。皮肤损害症状为轻度瘙痒和疼痛。

3. 其他部位

除口腔外，鼻腔、眼、外生殖器、肛门等处黏膜均可发生与口腔黏膜类似的损害，且多不易愈合。

三、治疗原则

天疱疮的治疗目的为控制新发病损，促进愈合。治疗的关键在于糖皮质激素和免疫抑制剂的合理应用，防止各种并发症，即尽量以最小不良反应的药物治疗获得最大程度的病情缓解和长期稳定。天疱疮的治疗是一个长期过程，需综合考虑患者的病情、机体状况、对糖皮质激素的敏感性等因素来拟定个体化治疗方案。

（1）糖皮质激素 是治疗天疱疮的首选药物，使用中应遵循"早期应用，足量控制，合理减量，适量维持"的原则。根据用药的过程，可动态地分为起始控制阶段、减量阶段和维持阶段。起始控制阶段应"量大从速"，减量维持阶段应"递减忌躁"。对于严重天疱疮患者，可以选用冲击疗法和间歇给药法。

（2）局部用药　口内糜烂而疼痛者，进食前可用1%～2%利多卡因液涂搽。保持口腔卫生是减少口腔继发感染的重要环节，细菌感染明显者，可用0.25%四环素液或复方氯己定液含漱。可选择适用于口腔的糖皮质激素制剂，如软膏糊剂、凝胶注射液局部使用，以减轻口腔创面的炎症。真菌感染者，可用2%～4%碳酸氢钠溶液含漱。

（3）支持疗法　应给予高蛋白质、高维生素饮食，或经静脉补充能量。注意水、电解质与酸碱平衡。

（4）免疫抑制剂　如环磷酰胺、硫唑嘌呤、甲氨蝶呤等。此类药物与糖皮质激素联合运用，可以达到减少后者的用量，降低副作用的目的。

（5）静脉注射人血丙种免疫球蛋白、血浆置换和免疫吸附。

（6）中医治疗　中医治则扶持正气，补脾胃气血。糖皮质激素对天疱疮明显有效，配合中药治疗，对减少糖皮质激素的副作用是有益的。

四、护理

（一）护理评估

1. 一般情况

了解患者的病史、家族史、服药史、治疗史，有无药物过敏史，有无全身性疾病。

2. 专科疾病评估

（1）全身状况　患者可有发热、无力、厌食等全身症状，体瘦弱，甚至恶病质。

（2）口腔局部状况　口腔是早期出现病损的部位，是否有揭皮试验阳性，是否有尼氏征阳性。口腔糜烂面不易愈合，病情严重者口内难以找到正常黏膜。糜烂面易感染，继发感染则疼痛加重。由于长期的糜烂面存在，患者咀嚼、吞咽，甚至说话均有困难。伴有非特异性口臭，淋巴结肿大，唾液增多并带有血迹。

（3）皮肤　前胸、躯干以及头皮、颈、腋窝、腹股沟等易受摩擦处是否有水疱。除口腔外，鼻腔、眼、外生殖器、肛门等处黏膜均可发生与口腔黏膜相同的病损。

3. 辅助检查

组织病理学和免疫病理学。

4. 心理－社会状况

天疱疮需长期服药治疗，患者可有悲观、失望、忧郁、焦虑等情绪，因长期不愈而出现恐癌等心理。另外，家庭主要成员对疾病的认识、对患者的态度、能否正确处理突来的刺激、家庭经济情况、有无亲友帮助等均可影响患者病情。

（二）护理流程

1. 心理护理

关心体贴、安慰和鼓励患者，劝导其以良好的心境对待疾病，减轻患者心理负担。

2. 药物护理

嘱患者按医嘱坚持服药，按时复诊调整药量，不可擅自改变药物剂量或骤然停药。注意监测糖皮质激素的各种不良反应，主要包括继发感染、高血压、高血糖、消化性溃疡、出血、电解质紊乱、骨质疏松等。嘱患者注意用药后的反应，特别是皮损对激素的反应；定期复查血常规、尿常规、血糖、电解质、肝肾功能等指标；眼底功能及骨密度检查，注意观察有无黑便、血便等消化性溃疡症状。

3. 口腔护理

大剂量的糖皮质激素治疗容易继发真菌感染，需加强口腔护理。平时应用2%～4%碳酸氢钠溶液或复方氯己定含漱液（口泰）漱口，有真菌感染时在漱口液中加入制霉菌素片含漱，避免使用棉签和棉球擦洗。进食后应立即用含漱液清除口腔内的食物残渣，保持口腔清洁。口唇糜烂结痂时，创面不易愈合，用生理盐水棉球轻轻擦拭后，外涂红霉素软膏或2%莫匹罗星软膏，防止口唇干裂出血，必要时外用重组人表皮生长因子。

4. 皮肤护理

尽可能保持皮肤干燥清洁。水疱直径超过2cm者，用无菌注射器进行抽液处理，使疱壁紧贴创面起保护作用；创面较大者可用具有收敛作用的含漱液湿敷。

5. 饮食护理

给予高热量、高维生素、高蛋白质的饮食，保证机体的营养需要和维持水、电解质平衡，增强机体抵抗力，促进康复。

6. 预防感染

各项治疗、护理技术操作均严格无菌，合理应用抗生素，有效控制感染。

（三）健康宣教

（1）嘱患者保持充足睡眠和愉快情绪，防止受凉和感染。

（2）按医嘱坚持服药，不可擅自改变药物剂量或骤然停药。按时复诊。

第六节　口腔扁平苔藓

口腔扁平苔藓（oral lichen planus，OLP）是一种常见于口腔黏膜的慢性炎性疾病。OLP 好发于中年女性，患病率 0.1%～4%。大多数患者有疼痛、粗糙不适等症状，进食刺激性食物时疼痛加重，影响生活质量。由于部分病例有癌变风险，2005 年世界卫生组织将其列入口腔潜在恶性病变（oral potentially malignant disorders，OPMDs）。2017 年研究显示口腔扁平苔藓的恶变率为 0.8%～1.5%。

一、病因

OLP 的病因和发病机制目前尚不明确，可能与多种致病因素有关，如免疫因素、精神因素、系统性疾病、药物因素、遗传因素、感染因素及口腔局部刺激因素等。目前比较认可的 OLP 病因学假说是，口腔黏膜上皮角质形成细胞（keratinocytes，KCS）可能受到了某些遗传、表观遗传、口腔微环境和（或）感染性因素的刺激，从而异常表达，诱导 T 淋巴细胞介导的局部免疫应答紊乱，最终造成了角质形成细胞的过度凋亡，形成临床损害。

二、临床表现

OLP 病损为小丘疹连成的线状白色、灰白色花纹，类似皮肤损害的 Wickham 纹，好发于颊、舌、牙龈、前庭、唇、腭、口底等部位，以颊部最为多见，为多发或双侧对称分布。根据损害类型，临床上将口腔扁平苔藓分为糜烂型和非糜烂型（丘疹型、网纹型、斑块型、萎缩型和水疱型）。

1. 糜烂型

口腔黏膜出现形状不规则的糜烂损害，表面覆盖淡黄色或白色假膜，周围充血、水肿，有灰白色网纹环绕，可发生于口腔黏膜的任何部位。患者常有刺激痛和自发痛等自觉症状。

2. 非糜烂型

（1）丘疹型　密集分布的灰白色或珠光色针尖大小的丘疹，多见于颊黏膜，常对称发生，常与网纹型损害同时出现。患者通常无自觉症状。

（2）网纹型　稍高隆起的灰白色条纹，交织成网状和环状，可发生于口腔黏膜的任何部位，常对称发生。患者常无自觉症状，或仅有黏膜粗糙感、木涩感、烧灼感、口干等不适。

（3）斑块型　灰白色丘疹融合成斑块状，损害呈圆形或椭圆形，多不高于黏膜表面，对称或单侧发生，多见于舌背，伴舌乳头萎缩或消失。患者多无自觉症状。

（4）萎缩型　微凹向下的白色斑块并伴有舌乳头萎缩；多发于舌背。

（5）水疱型　透明或半透明的水疱，周围伴有灰白色斑纹或丘疹，水疱破溃后形成溃疡、糜烂面。可发生于颊、唇、前庭沟、翼下颌皱襞及牙龈处黏膜。

部分患者可伴发口腔外损害，累及四肢皮肤时，表现为紫红色扁平丘疹，可有瘙痒感；累及头皮时，可出现毛囊周围红斑和毛囊角质栓，可导致脱发；累及生殖器时，可表现为损害处不规则灰白色环状花纹，严重时可出现充血、糜烂；累及指（趾）甲时，表现为萎缩变薄、甲板起皱或裂开。

三、治疗原则

OLP 治疗的主要目的是去除局部刺激因素，促进糜烂性病损的愈合、缓解进食疼痛和不适、防止癌变。对于非糜烂型 OLP 不伴明显症状者，无须药物治疗，建议观察，定期复诊。

（1）对于非糜烂型仅有粗糙感者，可予以复方丹参滴丸、β 胡萝卜素、维生素 E 口服；局部可用鱼肝油或维生素 AD 滴剂或维生素 E 涂搽，局部白色斑纹明显增厚粗糙者，可用维 A 酸软膏局部涂搽。

（2）对于非糜烂型伴进食疼痛者，若免疫功能低下，可予以提高免疫力，口服免疫增强剂如：转移因子、胸腺素肠溶片、匹多莫德、白芍总苷胶囊等，卡介菌多糖核酸注射液肌注。局部用药包括含漱液和涂搽制剂，含漱液可选氯己定溶液、复方硼砂溶液、1% 聚维酮碘溶液含漱。涂搽制剂可选用糖皮质激素制剂涂敷患处。

（3）对于糜烂型，糜烂面积较小且局限者，可应用曲安奈德注射液等行糜烂病损基底局部小剂量多点注射，口服及局部药物应用与非糜烂型伴进食疼痛者相同。

（4）对于糜烂型，糜烂面积较大或有数处小糜烂者，可应用曲安奈德注射液等行糜烂病损基底局部小剂量多点注射，口服免疫抑制剂如雷公藤总苷、羟氯喹和昆明山海棠等。局部治疗除同非糜烂型伴进食疼痛者之外，还应予以 2% 碳酸氢钠溶液含漱。

（5）对于糜烂型，糜烂病损广泛者，可先口服泼尼松，晨起顿服，并配合超声雾化治疗。控制病情后可口服雷公藤总苷、羟氯喹、昆明山海棠等；或口服白芍总苷胶囊。局部治疗除同非糜烂型伴进食疼痛者之外，还应予以 2% 碳酸氢钠溶液含漱和制霉菌素涂剂涂搽，以预防真菌感染。

四、护理

（一）护理评估

1. 健康史

（1）在病史采集时需注意询问患者有无不良生活事件如患病、家庭变故、纠纷、过度劳累等；系统疾病史如糖尿病、甲状腺疾病等；长期用药史及药物种类如奎尼丁、甲基多巴等；精神疾病史以及 OLP 家族史等。

（2）口腔黏膜状况、口腔病损区有无念珠菌感染及口腔卫生习惯。

2. 心理 - 社会状况

因病情反复，患者可有悲观、忧郁、失望、焦虑等不健康的心理。

3. 实验室及其他检查

舌缘及舌腹部充血、糜烂病损并伴有自发性疼痛者，应注意观察并进行活体组织检查，必要时辅以免疫病理等实验室检查。

（二）护理流程

仔细采集病史；指导其完善相关的检查项目，对检查结果异常者，指导其至专科排查相关疾病；根据 OLP 患者不同症状、分型和病情轻重程度制订个性化护理方案。

（1）积极消除局部刺激因素　对于口腔内有锐利牙尖、残根残冠、银汞合金充填体、不良修复体刺激的患者，向其解释刺激物可加重病情，应积极消除局部刺激因素。

（2）加强口腔卫生宣教　保持口腔清洁，指导正确刷牙方式，选用软毛小头牙刷。必要时进行全口超声龈上洁治或牙周基础治疗。

（3）鼓励患者积极治疗系统性疾病　如怀疑 OLP 与长期服用某种药物有关，向其耐心解释，建议咨询专科酌情更换药物。

（4）建立健康的生活方式　勿过度劳累，积极预防和治疗系统性疾病。

（5）注意调整饮食结构及营养搭配　多进食高热量、高蛋白、营养丰富、易消化的食物，勿进食辛辣、热烫等刺激性食物，戒烟酒及戒槟榔。服用糖皮质激素的患者应给予低盐饮食，定期测定电解质。

（6）心理护理　由于本病有一定的恶变倾向，患者及家属对本病易产生各种顾虑及猜疑，护理人员应加强心理疏导，缓解患者紧张焦虑情绪，提高睡眠质量。必要时可建议患者进行心理咨询及治疗。

（三）健康宣教

（1）提醒患者遵从医嘱按时复诊，病情控制、症状缓解后仍应遵循治疗方案，每 3～6 个月复查一次。病情严重者需根据病情变化增加访视次数，出现糜烂或增生时应及时就诊。对于长时间未复诊的患者，主动与之联系，督促其及时复诊，以免延误病情。

（2）注意保持情绪稳定，调节睡眠，女性患者调节月经状况等。

第七节　口腔白斑病

口腔白斑病（oral leukoplakia，OLK）是发生于口腔黏膜上以白色为主的损害，不能擦去，也不能以临床和组织病理学的方法诊断为其他可定义的损害，属于癌前病变或潜在恶性疾患（potentially malignant disorders，PMD）范畴，不包括吸烟、局部摩擦等局部因素去除后可以消退的单纯性过角化症。

一、病因

口腔白斑病的发病与局部因素的长期刺激以及某些全身因素有关。目前仍有相当数量的口腔白斑病病因不明。烟草等理化刺激因素是口腔白斑病发病的重要因素。流行病学的调查显示，口腔白斑病的发病率与吸烟史的长短及吸烟量成正比关系。乙醇是发生口腔白斑病的独立危险因素，与酒的类型或饮酒方式无关。食用过烫或酸辣食物、嚼槟榔等局部理化刺激也与口腔白斑病的发生有关。此外，局部刺激因素如咬颊习惯、牙齿错位、牙齿不均匀磨损后形成的锐尖利缘、残根残冠、牙结石等，均可刺激口腔黏膜，与口腔白斑病的发生有一定相关性。流行病学的调查显示口腔白斑病患者中，白色念珠菌检出率为 34% 左右。除白色念珠菌外，星形念珠菌和热带念珠菌可能与口腔白斑病的发生也有密切关系。有学者认为人乳头瘤病毒可能与口腔白斑病的癌变有关。全身因素如微量元素、微循环改变、遗传易感性、脂溶性维生素缺乏等与口腔白斑病有关。

二、临床表现

口腔白斑病好发于 40 岁以上的中老年男性，但近年来女性患者有增多的趋势。口腔白斑病可发生在口腔的任何部位。好发部位包括牙龈、颊黏膜咬合线区域和舌部，唇、前庭沟、腭、口底也有发生。患者可无症状或自觉局部粗糙、木涩，较周围黏膜硬。伴有溃疡或癌变时可出现刺激痛或自发痛。

口腔白斑病可分为均质型与非均质型两大类。前者如斑块型、皱纹纸型；而颗粒型、疣状型及溃疡型等属于后者。

（1）斑块型　口腔黏膜上出现白色或灰白色均质型斑块，斑块表面可有皲裂，平或稍高出黏膜表面，边界清楚，触之柔软，不粗糙或略粗糙，周围黏膜多正常。患者多无症状或有粗糙感。

（2）皱纹纸型　多发生于口底及舌腹。病损呈灰白色或白垩色，边界清楚，表面粗糙，但触之柔软，周围黏膜正常。患者除粗糙不适感外，亦可有刺激痛等症状。

（3）颗粒型　亦称颗粒 - 结节型白斑，颊黏膜口角区多见。白色损害呈颗粒状突起，致黏膜表面不平整，病损间杂黏膜充血，似有小片状或点状糜烂，患者可有刺激痛。本型白斑损害中多数可查到白色念珠菌感染。

（4）疣状型　损害呈灰白色，表面粗糙呈刺状或绒毛状突起，明显高出黏膜，质稍硬。疣状损害多发生于牙槽嵴、口底、唇、腭等部位。增殖性疣状白斑（proliferative verrucous leukoplakia，PVL）是疣状型白斑的一个亚型，多发生于老年女性，呈多病灶，易复发，且持续进展，癌变风险高。

（5）溃疡型　在增厚的白色斑块上有糜烂或溃疡，可有或无局部刺激因素。患者有感疼痛。

三、治疗原则

目前尚无根治的方法。管理的目标是缓解症状、监测和预防癌变。主要的管理措施包括卫生宣教、去除刺激因素、药物治疗、手术治疗、物理治疗、中医中药治疗和定期随访。

1. 卫生宣教

是口腔白斑病早期预防的重点。

2. 去除刺激因素

提倡 OLK 患者应培养健康的生活方式，如戒烟酒，停止咀嚼槟榔，少食酸、辣、烫、麻、涩等食物；调磨过于锐利的牙齿边缘；去除残根、残冠、不良修复体。

3. 药物治疗

（1）维生素 A　可促进生长发育，维持皮肤、黏膜的正常功能，缺乏时会出现上皮干燥、增生和角化。口服过量维生素 A 可致畸胎，故孕妇禁用。严重肝、肾功能损害者慎用。

（2）维 A 酸类　是维生素 A 的代谢中间体，为细胞诱导分化药，主要影响上皮代谢和骨的生长，具有促进上皮细胞增生分化及较明显的角质溶解作用，以防止上皮过角化。严重肝、肾功能损害者禁用，冠心病、高脂血症者忌用；孕妇禁用，育龄妇女慎用；儿童慎用；若出现不良反应，应控制剂量或与谷维素、维生素 B_1、维生素 B_6 等同服，可使头痛等症状减轻或消失。由于全身应用毒副作用较大，常使用维 A 酸类药物的局部制剂治疗 OLK。

4. 手术治疗

对于危险区的均质型口腔白斑病以及疣状型、颗粒型和溃疡型口腔白斑病，当除去可能的刺激因素及保守治疗 3～6 周后仍未见明显好转者，可考虑手术治疗。对活检发现有重度异常增生者应及时手术。轻、中度异常增生者，可置于严密观察下，但临床有恶变倾向或位于危险区时也可手术。

5. 物理治疗

包括光动力治疗、激光治疗、冷冻治疗等。与药物治疗相比较，物理治疗可以更有效地去除病损；与手术治疗相比较，物理治疗创伤较小，出血较少，引起的组织缺损和功能障碍较轻微。

6. 定期随访

所有类型的口腔白斑病，无论采用何种治疗方法，均应定期随访。不伴异常增生者，建议每 3 个月复查一次。伴有异常增生或是癌变风险升高的其他因素者，建议 1～3 个月复查一次。

四、护理

1. 光动力治疗护理（表 11-7-1）

表 11-7-1　光动力治疗护理

步骤	流程	图示	操作要点
一、护理评估			
1	患者评估		① 基本信息：姓名、年龄、主诉、诊断； ② 现病史、既往史、个人史（嚼槟榔史、吸烟史、饮酒史等）、家族史、用药史，进食情况，确认患者麻醉前有无进食； ③ 评估跌倒、自理能力、疼痛、营养、心理（有无焦虑、恐惧等心理状态）
2	病变部位评估		确定患者白斑部位

步骤	流程	图示	操作要点
3	环境评估		环境清洁、安全，光线充足，设备性能完好
4	自身评估		洗手，着装整洁，仪表端庄；无长指甲；戴口罩、手术帽
5	用物准备		
（1）	口腔一般检查用物		避污膜、口腔检查器械盘（口镜、镊子、探针、棉球）、手套、吸唾管，口杯盛 0.1% 苯扎溴铵（新洁尔灭）溶液
（2）	用物、药物准备		0.5% 碘伏、盐酸氨酮戊酸外用散、灭菌注射用水、利多卡因、棉卷、棉签、一次性 5mL 口腔注射器、一次性 1mL 注射器、止血钳、剪刀、保鲜膜、浆米纸、吸引管
（3）	光动力治疗仪		
二、护理流程			
6	配置药物		遵医嘱抽取 0.5mL 灭菌用水溶解盐酸氨酮戊酸外用散备用（现配现用，避光保存）
7	局部敷药		① 患者含漱新洁尔灭漱口液；② 传递 0.5% 碘伏棉签进行术区消毒；③ 将配制好的药液敷在病损区 2h，注意隔湿（每小时更换隔湿层）

步骤	流程	图示	操作要点
8	调节仪器参数		打开光动力仪器，协助医生调节参数
9	光动力治疗		在暗室中进行光动力治疗，协助医生将光纤针摆放合适的部位
10	整理用物		针头、探针、镊子、口镜等放入锐器盒，其他用物放入医疗垃圾桶
11	健康指导		嘱患者戒槟榔、戒烟、戒酒，清淡饮食，张口训练，定期复查

2. 健康宣教

（1）心理护理　向患者及家属介绍口腔白斑病的病因、治疗方案及疗效、预后、注意事项。消除患者紧张情绪，积极配合治疗，以缩短疗程，促进组织愈合。

（2）对症护理　对于治疗中疼痛，嘱患者放松心情，心理安抚，外喷利多卡因气雾剂镇痛。治疗后疼痛者，给予冷敷缓解。

（3）健康的生活方式　保证充足的睡眠；进食温凉易消化的食物，少食酸、辣、烫、麻、涩等食物；戒烟、戒酒，停止咀嚼槟榔。

（4）保持口腔卫生　餐后清洁口腔，可用复方硼酸液或 0.2% 氯己定溶液漱口。

（5）定期复查　每 3 个月复查一次。伴有异常增生或是癌变风险升高的其他因素者，建议 1～3 个月复查一次。

第八节　口腔黏膜下纤维性变

口腔黏膜下纤维性变（oral submucous fibrosis，OSF）是一种慢性、进行性、具有癌变倾向的口腔黏膜疾病，常见于咀嚼槟榔的人群。世界卫生组织将口腔黏膜下纤维性变列为口腔潜在恶性疾患。我国主要见于湖南、海南和台湾。

一、病因

目前普遍认为 OSF 的发生是多因素共同作用的结果。

1. 咀嚼槟榔

是目前公认的、确定的 OSF 病因。槟榔已被国际癌症研究机构列为 I 类致癌物，其主要活性成分槟榔碱被国际癌症研究机构列为 2B 类致癌物。咀嚼槟榔人群患口腔黏膜下纤维性变的危险概率为不咀嚼槟榔人群的 109～287 倍，同时，每日咀嚼槟榔的频率越高、咀嚼槟榔的年限越长，患口腔黏膜下纤维性变的概率越大。目前为止，几乎所有的 OSF 患者都有咀嚼槟榔的历史。OSF 发生后，即使停用槟榔，任意阶段的 OSF 不可逆转。

2. 其他刺激因素

进食辣椒、吸烟、饮酒等因素可以加重黏膜下纤维化。

3. 营养因素缺乏

维生素 A、B 族维生素、维生素 C 的缺乏，低血清铁、硒与高血清锌、铜是 OSF 易感性增高的重要因素。

4. 免疫因素

有学者认为黏膜的纤维化可能与槟榔生物碱等外源性抗原刺激所致的变态反应有关。部分 OSF 患者血清免疫球蛋白、抗核抗体、抗平滑肌及抗壁细胞等自身抗体明显高于正常人。

5. 遗传因素

研究发现 OSF 患者中 HLA-A10、DR3、DR7、B76 表型，HLA-B48/Cw7、HLA-B51/Cw7、HLA-B62/Cw7 单倍型发生频率较高，外周血淋巴细胞姐妹染色体交换频率（SCE）显著高于对照组。

6. 其他因素

部分患者存在微循环障碍及血液流变学异常等。

二、临床表现

最常见的体征包括口腔黏膜发白并伴有皮革样的质地改变。患者常见的症状为口腔黏膜灼痛感，尤其在进食刺激性食物时更明显，也可表现为口干、味觉减退、唇舌麻木、黏膜水疱、溃疡等。口腔黏膜渐进性出现苍白或灰白色病损，进食过硬食物时部分患者软腭出现水疱及破溃。翼下颌韧带区、颊、唇系带区等部位可见浅白色、不透明、无光泽的纤维条索样损害。患者逐渐感到口腔黏膜僵硬、进行性张口受限、吞咽困难等症状。

颊、软腭、唇、舌、翼下颌韧带、牙龈等处黏膜皆可发病。颊部常对称性发生，颊黏膜苍白，可扪及垂直向纤维条索。用双侧咀嚼者双颊黏膜受累，单侧咀嚼者咀嚼侧黏膜受累；腭部受累的主要是软腭，黏膜出现斑块状苍白或灰白色病损，严重者出现软腭缩短、腭垂变小，组织弹性降低，舌、腭咽弓出现瘢痕样条索，常伴有口腔溃疡与吞咽困难。舌背、舌腹口底黏膜出现苍白，舌乳头消失，严重时舌系带变短、舌活动度减低。唇部可累及上下唇黏膜，受累黏膜表面苍白，沿口裂可扪及环形、僵硬的纤维条索。病损累及咽鼓管时可出现耳鸣、耳聋，咽部声带受累时可产生音调改变。随着病情的发展，在病程后期患者可出现进食、咀嚼、发音等功能障碍，严重影响患者的营养摄入和社会交流。

部分患者口腔黏膜可并存有扁平苔藓、口腔白斑病、良性黏膜过角化、癌性溃疡等，这种并存性疾病的临床症状在各自的疾病特征基础上还可表现出其特异性，如 OSF 并存 OLP 的患者少见张口受限，OSF 并存口腔癌的情况多见于颊癌和舌癌。

三、治疗原则

1. 卫生宣教

OSF 的发病与咀嚼槟榔密切相关，应加大卫生宣教，增强人们对咀嚼槟榔潜在危害的意识，对出现临床症状者，应尽早去医院诊治。

2. 去除致病因素

戒除嚼槟榔习惯、戒烟、戒酒，避免辛辣、粗糙食物，补充维生素，防治营养不良。

3. 药物治疗

OSF 的药物治疗原则主要包括抗炎、抗纤维化、改善缺血状态以及抗氧等。临床常用的 OSF 治疗药物主要包括以下几大类：

（1）糖皮质激素　糖皮质激素能抑制炎症因子产生、促进炎症细胞凋亡，从而发挥抗炎和抑制纤维化的进程的作用。短效糖皮质激素（氢化可的松）、中效糖皮质激素（曲安奈德）和长效糖皮质激素（倍他米松和地塞米松）均可用于

OSF 的病情控制。推荐的方案是病损局部注射 2～3mL 曲安奈德混悬液 +1mL 利多卡因，两侧黏膜下多点注射。局部注射疗程：1～2 周一次，4～10 周为 1 个疗程，根据患者具体情况决定具体剂量及疗程数，每个疗程间隔 1～2 个月。

（2）抗纤维化药物和蛋白水解酶　外源性的抗纤维化因子及蛋白水解酶可以逆转 OSF 纤维化的进程。在临床上透明质酸酶常与激素联用。

（3）外周血管扩张药　有学者认为 OSF 药物治疗效果不佳可能与病损区域血管闭塞有关。目前已用于 OSF 治疗的外周血管扩张药主要有己酮可可碱、丁咯地尔、盐酸布酚宁和异克舒令等。

（4）抗氧化剂及营养元素　在 OSF 的治疗中给予抗氧化及补充营养元素治疗，可以减少活性氧对大分子造成的损伤，从而减缓 OSF 病程的进展。目前最常用的抗氧化剂是番茄红素。维生素 A、B 族维生素、维生素 C、维生素 D、维生素 E 均为常用的 OSF 辅助治疗药物。

4. 非药物治疗

张口训练、高压氧治疗、光动力治疗、激光治疗等。

5. 手术治疗

OSF 手术治疗包括微创切除纤维条索病变和组织修复。

6. 中药治疗

活血化瘀，主药为丹参、玄参、当归、生地、黄芪、红花等。

四、护理

1. 病损内局部注射护理（表 11-8-1）

表 11-8-1　病损内局部注射护理

步骤	流程	图示	操作要点
一、护理评估			
1	患者评估		① 基本信息：姓名、年龄、主诉、诊断； ② 现病史、既往史、个人史（嚼槟榔史、吸烟史、饮酒史等）、家族史、用药史，进食情况，确认患者治疗前有无进食； ③ 评估跌倒、自理能力、疼痛、营养、心理（有无焦虑、恐惧等心理状态）
2	张口度评估		测量患者张口度

步骤	流程	图示	操作要点
3	环境评估		环境清洁、安全，光线充足，设备性能完好
4	自身评估		洗手，着装整洁，仪表端庄；无长指甲；戴口罩、手术帽
5	用物准备		
（1）	口腔一般检查用物		避污膜、口腔检查器械盘（口镜、镊子、探针、无菌棉球）、手套、口杯、吸唾管
（2）	用物、药物准备		棉签、0.5% 碘伏、一次性 5mL 口腔注射器、利多卡因、曲安奈德混悬液
	二、护理流程		
6	配置药物		遵医嘱配置 1mL 利多卡因 +2mL 曲安奈德，共 2 支
7	术区消毒		① 请患者含漱漱口液；② 传递 0.5% 碘伏棉签进行术区消毒

步骤	流程	图示	操作要点
8	配合医生注射		① 协助固定患者的头部，以确保注射部位的稳定； ② 密切观察患者的反应，如表情、呼吸等，以便及时发现异常情况； ③ 注射完毕后，嘱患者咬紧棉球并在诊室观察半小时，待医生查看无碍后方可离开
9	整理用物		针头、探针、镊子、口镜等放入锐器盒，其他用物放入医疗垃圾桶
10	健康宣教		告知患者可使用多种张口训练器。常用的张口训练器：硅胶开口器、鸭嘴开口器、自制木质开口器
11	张口训练		指导患者使用开口器进行张口训练

2. 健康宣教

（1）戒槟榔 明确咀嚼槟榔的危害，认识到咀嚼槟榔可能导致口腔黏膜下纤维性变或口腔癌。停止咀嚼槟榔，使用咀嚼替代物，如口香糖、甘草等。转移注意力，在想要咀嚼槟榔时进行运动等。请家庭成员、亲戚朋友监督、劝阻咀嚼槟榔。戒槟榔、戒烟、戒酒，减少进食辛辣、刺激、粗糙等食物是口腔黏膜下纤维性变有效的预防措施。

（2）张口训练 正常张口度为三指及以上，当张口度减小时需要进行张口训练。指导患者选取适宜的开口器（鸭嘴开口器、硅胶开口器或自制木质开口器等）。嘱患者尽力张大嘴，手持开口器从右侧口角由前往后塞入右侧磨牙区，将上下颌撑开 10～15min。将开口器移至左侧，同样的方法练习 10～15min，每轮练习 20～30min，每天 3 次，坚持 3～6 个月。如果出现面部的肌肉和关节疼痛可予以热敷。

（3）定期复查 及时发现白斑、口腔癌等并发症，早诊断早治疗。

（4）心理护理　患者容易出现焦虑、恐癌等心理，向患者介绍本病的病因、诱发因素、治疗过程及今后如何预防。耐心解释，消除其焦虑心理，积极配合治疗。

第九节　光化性唇炎

唇炎（cheilitis）是发生于唇部的炎症性疾病的总称。唇炎是特发于唇部的疾病中发病率最高的疾病。目前，对唇炎的分类尚不统一，根据病程分为急性唇炎和慢性唇炎；根据临床症状特征分为糜烂性唇炎、湿疹性唇炎和脱屑性唇炎；根据病因病理分为腺性唇炎、良性淋巴增生性唇炎、肉芽肿性唇炎、光化性唇炎、变态反应性唇炎和慢性非特异性唇炎等。以下将主要介绍光化性唇炎。

光化性唇炎（actinic cheilitis）又称日光性唇炎（solar cheilitis），是过度日光照射引起的唇炎，分急性和慢性两种。急性光化唇炎以水肿、水疱、糜烂、结痂和剧烈瘙痒为主要临床特征；慢性光化性唇炎以黏膜增厚、干燥、秕糠样白色鳞屑为主要临床特征。

一、病因

该病为日光中紫外线过敏所致。症状轻重与个体对光线的敏感程度以及日光光线强弱、照射时间长短、光照范围大小有关。正常人体经日晒后会产生黑色素沉积反应，出现的皮肤变黑能自行消退。而日光敏感者，在超过一定剂量的日光照射后，除黑色素生成外还会发生细胞内和细胞外水肿、胶原纤维变性、细胞增殖活跃等变化，从而引发该病。研究表明卟啉对紫外线具有高度的敏感性，肝疾病能引起体内卟啉代谢障碍；某些药物如磺胺、四环素、灰黄霉素、金霉素、异烟肼、甲苯磺丁脲（D860）、仙鹤草、当归、荆芥、补骨脂以及某些植物如芹菜、芥菜、胡萝卜、橙、无花果、茴香等，也可影响卟啉代谢而诱发该病。此外吸烟、唇部慢性刺激因素对该病亦有诱发作用。有些患者可有家族史。

二、临床表现

该病有明显的季节性，往往春末起病，夏季加重，秋季减轻或消退。多见于农民、渔民及户外工作者。以50岁以上男性多发。

临床上根据起病的快慢及临床症状的轻重，将光化性唇炎分为急性和慢性两类。

1. 急性光化性唇炎

此型起病急，发作前常有暴晒史。表现为唇红区广泛水肿、充血、糜烂，表面覆以黄棕色血痂或形成溃疡，灼热感明显，伴有剧烈的瘙痒。往往累及整个下唇，影响进食和说话，如有继发感染则可出现脓性分泌物，结成脓痂，疼痛加重，较深的病损愈后遗留有瘢痕。一般全身症状较轻，2~4 周内可能自愈，也可转为亚急性或慢性。

2. 慢性光化性唇炎

又称脱屑性唇炎。隐匿发病或由急性演变而来。早期唇部干，无分泌物，不断出现白色细小秕糠样鳞屑，厚薄不等，易剥去，鳞屑脱落后又生新屑，病程迁延日久可致唇部组织失去弹性，形成皱褶和皲裂。长期不愈者，可出现局限性唇红黏膜增厚，角化过度，继而发生浸润性乳白斑片，称为光化性白斑病，最终发展成疣状结节，易演变成鳞癌，因而该病被视为口腔潜在恶性病损。患者瘙痒感不明显，但常因干燥不适而用舌舔唇，引起口周 1~2cm 宽的口周带状皮炎，致使口周皮肤脱色变浅，伴灰白色角化条纹和肿胀。此外，尚可并发皮肤的日光性湿疹。

三、治疗原则

因该病可能发生癌变，故应尽早诊断和治疗。一旦诊断明确，应立即减少紫外线照射，停用可疑的药物及食物，治疗影响卟啉代谢的其他疾病。

1. 局部治疗

可用具有吸收、反射和遮蔽光线作用的防晒剂，例如 3% 羟氯喹软膏、5% 二氧化钛软膏等，减少紫外线对唇部黏膜皮肤的损伤。唇部有渗出、糜烂、结痂时用抗感染溶液或漱口液湿敷，去除痂膜，保持干燥清洁。干燥脱屑型可局部涂布维 A 酸、激素类或抗生素类软膏。

2. 全身治疗

口服硫酸羟氯喹、烟酰胺、对氨基苯甲酸、复合维生素 B 等。

3. 物理疗法

可使用二氧化碳激光照射、冷冻疗法、光动力疗法等。

4. 手术治疗

对怀疑癌变或已经癌变的患者应抓紧手术，但应注意对唇红切除缘的修补。

5. 预防

尽可能避免日光暴晒。户外活动时要采取防护措施，例如戴遮阳帽或戴口罩。唇部涂布 5% 奎宁避光软膏等。

四、护理

（一）护理评估

1. 一般情况

了解患者的病史、家族史、服药史、治疗史，有无药物过敏史，有无全身性疾病。针对性询问患者饮食或使用化妆品情况及精神情绪等。

2. 专科疾病评估

检查患者口腔状况。有无残根、残冠、锐利边缘及不良修复体，近期是否进行过口腔治疗或修复，是否在替牙期，有无咬唇、咬颊、常伸舌等不良习惯。

3. 辅助检查

检查变应原。

4. 心理－社会状况

患者因唇部改变会影响容貌，出现烦躁不安、焦虑等情况。

（二）护理流程

1. 心理护理

向患者介绍本病的病因、诱发因素、治疗过程及今后如何预防。耐心解释，消除其抑郁、焦虑心理，积极配合医护治疗。

2. 唇部护理

保持局部清洁，指导患者每日湿敷治疗 2～3 次，每次湿敷 15～20min，湿敷过程中应使纱布保持湿润状态，若药液已干，吸取适量的湿敷剂滴在覆盖于病损处的纱布上。但液量不宜过多，防止浸湿患者的衣领。湿敷时间要充足，敷厚痂时不能急躁，要等痂软后才能去除痂皮。禁用手撕痂皮，防止感染。湿敷后洗净双唇残余药水后，涂抹唇甘油。忌用唇膏、口红，忌长时间戴口罩，忌用纸巾、湿巾擦拭双唇，可自备手帕或纱巾，忌咬唇、频繁舔唇、撕皮屑等不良习惯。

3. 饮食护理

避免进食光敏性食物，避免进食辛辣、坚硬、油炸等食物。光敏性食物包括具有光敏成分的食物如蒲公英、苋菜、茴香、荠菜、萝卜缨、菠菜、马齿苋、莴苣等蔬菜；无花果、柑橘、柠檬、芒果和菠萝等水果。另外，一些常见药物也含有光敏性成分，如磺胺药、阿司匹林、四环素、氯苯那敏（扑尔敏）、口服避孕药、雌激素等。这些食物中的光敏物被人体吸收，随血液分布到皮肤中，经过紫外线照射后，容易造成植物日光性皮炎，严重时出现皮肤溃烂。

4. 用药指导

按医嘱坚持用药，包括按时按量服药、服药的方法正确；用药注意事项和不良反应、药物的贮存方法，特殊药物的用法和检测法等；避免滥用药物。

（三）健康宣教

（1）定期随访复查。

（2）避免日光照射。

第十节　地图舌

地图舌（geographic glossitis）又称地图样舌，是一种浅表性非感染性的舌部炎症。因其表现类似地图上标示的蜿蜒国界而得名。其病损的形态和位置多变，又被称为游走性舌炎（migratory glossitis）。好发于儿童，尤以6个月至3岁多见，也可发生于中青年。成人中女性多于男性，常伴沟纹舌。有报道称该病患病率达0.1%～14.1%。

一、病因

确切病因尚不明了，可能与下列因素有关：免疫因素、遗传因素、过敏体质、精神压力、吸烟、内分泌因素以及缺锌等。可伴发于其他疾病如沟纹舌、银屑病、糖尿病、胃肠紊乱、灼口综合征或唐氏综合征等。

二、临床表现

地图舌好发于舌背、舌尖、舌缘部，病损多在舌前2/3，一般不越过人字沟。病损由周边区和中央区组成。中央区表现为丝状乳头萎缩呈剥脱样，黏膜表面光滑、充血发红且微凹。周边区表现为丝状乳头增厚、呈黄白色条带状或弧线状分布，宽约数毫米，与周围正常黏膜形成明晰的分界。

病损多突然出现，初起为小点状，逐渐扩大为地图样，持续1周或数周内消退，同时又有新病损出现。因病损的这种萎缩与修复同时发生的特点，使病变位置及形态不断变化，似在舌背"游走"。可昼夜间发生明显的位置移动。地图舌往往有自限性，发作一段时间后可有间歇缓解期，此时黏膜恢复如常，间歇期后会复发。地图舌常与沟纹舌伴发。患者一般无疼痛等不适感觉，但若合并真菌感染或细菌感染，食用刺激性食物或饮料时则会有烧灼样疼痛或钝痛。

三、治疗原则

该病预后良好。对患者进行病情解释说明和心理疏导，帮助其克服恐惧是主要的治疗目标。若无明显不适，一般不予治疗。若有症状则对症治疗并保持口腔清洁。合并真菌感染者可用2%～4%碳酸氢钠溶液含漱。

四、护理

（一）护理评估

1. 健康史
了解患者的病史、家族史、服药史、治疗史，有无药物过敏史，有无全身性疾病。针对性询问患者饮食情况等。

2. 心理-社会状况

患者因舌部改变发生变化，出现烦躁不安、焦虑等情况。

（二）护理流程

预防地图舌的措施包括：

① 积极纠正与地图舌有关的发病因素，如调节情绪，避免恼怒，同时避免劳累。

② 积极治疗全身性疾病和口腔内病灶。

③ 注意饮食营养均衡，注意多食富含维生素的食物，必要时可直接服用复合维生素 B。

④ 日常生活中应注意排除和避免可能诱发地图舌的刺激因素，与变态反应有关者应避免食用可能引起变态反应的食物如海鲜、鱼虾、刺激性调味品等。

（三）健康宣教

该病预后良好，对患者进行病情解释说明和心理疏导，帮助其克服恐惧。

第十一节　灼口综合征

灼口综合征（burning mouth syndrome，BMS）是以舌部为主要发病部位，以烧灼样疼痛为主要表现的一种综合征，又称舌痛症（glossdynia）、舌感觉异常、口腔黏膜感觉异常等。常不伴有明显的临床损害体征，也无特征性的组织病理改变，但常有明显的精神因素。在围绝经期或绝经后阶段妇女中发病率高，男性也可能受到该病的困扰。

一、病因

灼口综合征病因复杂，精神因素起重要作用。可能的诱发因素有局部因素、系统因素、神经系统病变等多方面。

（1）精神因素　①人格因素：灼口综合征患者多属焦虑型、抑郁型性格，情绪不稳定。②恐癌心理：多数患者担心得了癌症，部分患者偶尔发现舌侧缘和舌根部"疙疙瘩瘩"的叶状乳头和轮廓乳头而频繁对镜自检，陷入了"自检—恐慌—再自检—更恐慌—舌痛加重"的恶性循环。失业和受教育程度低的患者BMS 患病率较高，而紧张的生活事件是最常见的诱因。

（2）局部因素　包括：牙石、锐利牙尖、不良修复体、唾液成分改变、真菌感染、口腔不良习惯、对某些材料过敏等。

（3）系统性因素　包括：围绝经期综合征、营养元素缺乏、糖尿病、甲状腺疾病、免疫功能抑制等。

（4）神经系统病变　目前较多研究显示为神经病变的参与，其疼痛感可能涉及中枢和周围神经系统，发病机制不明，目前更倾向于被认为是神经性疼痛的一种形式。

二、临床表现

舌烧灼样疼痛为最常见的临床症状，但也可表现为麻木感、刺痛感、无皮感、味觉迟钝、钝痛不适等感觉异常。有时伴有口干等。疼痛呈现晨轻晚重的时间节律性改变。过度言语或食干燥性食物后、空闲静息时加重，但在工作、吃饭、熟睡、饮食、注意力分散时无疼痛加重，或反而疼痛减轻或消失。病程长短不一，多数患者病程较长，逐渐加重，常连续发生数月或数年，可无间歇期。临床检查无明显阳性体征。

三、治疗原则

缺乏特殊有效疗法，但心理治疗的作用不可忽视，建议采用多学科联合治疗。但必须首先排除三叉神经痛、舌癌、舌部溃疡、舌淀粉样物质沉积等其他所有可能的器质性病变。

1. 对因处理

消除局部刺激因素，停用可疑药物。并且要纠正患者频繁伸舌自检不良习惯。积极治疗系统性疾病。

2. 对症处理

对伴有失眠、抑郁等精神症状者可建议于精神科会诊。疼痛明显者可用2%利多卡因稀释后含漱。口干唾液黏稠者可口服盐酸溴己新片。α-硫辛酸是一种有效的神经保护剂，具有抗氧化能力，可减轻伴有先天性味觉障碍的患者的症状，也能减轻糖尿病患者外周神经系统的症状。很多研究认为α-硫辛酸能有效缓解灼口综合征患者的症状，与抗精神病类药物联合使用效果更佳。

3. 心理治疗

又称精神治疗，就是应用心理学的原则和技巧，通过治疗者的言语或非言语的沟通方式对患者施加影响，帮助患者学习建立新的、有效的适应反应，去除旧的、失败的反应方式。

四、护理

（一）护理评估

1. 健康史

（1）评估患者有无全身性疾病，如有无糖尿病、贫血等，有无家族史、过敏史等，全身用药情况。

（2）评估口腔有无局部刺激因素；评估有无口腔不良习惯。

（3）有无长期频繁地伸舌自检等不良习惯；围绝经期或绝经期前后的妇女有无围绝经期综合征的症状。

2. 心理 - 社会状况

患者正常生活受到影响，出现烦躁、焦虑，甚至抑郁的情绪。

3. 实验室及其他检查

血糖、性激素水平等检查有助于发现系统性发病因素。

（二）护理流程

（1）详细询问病史，指导其完善相关的检查项目，根据躯体不适、人际关系敏感及精神心理性因素等方面采用个性化护理。

（2）热情接待，认真耐心倾听，不断创造良好条件，满足其合理要求，取得患者信任。

（3）做好心理疏导及释疑解虑。详细介绍疾病的发生、发展过程，治疗措施和护理方法，也可通过杂志、电视等进行宣传，使患者对该病有清楚的感性认识，消除恐癌心理，使其正确对待疾病，配合治疗。鼓励患者通过文体活动放松身心，保持正常作息，避免过度劳累，改善患者的心理状态和行为方式。

（4）积极处理系统性疾病。指导其积极去除局部因素，保持口腔清洁，去除异常结构，维持正常咬合咀嚼功能。

（5）纠正伸舌自检、咬舌、咬颊、紧咬牙等口腔不良习惯。

（6）纠正患者自行用药尤其滥用抗生素的习惯。

（7）改善饮食习惯，多喝白开水，多吃新鲜蔬菜水果，不吃辛辣、过热、过烫等刺激及粗糙食物。

（三）健康宣教

（1）保证休息与营养，定期随访复查，消除恐癌心理。

（2）对明显存在心理障碍的患者进行随访复查，定期复查有助于消除恐惧和疑虑，必要时可到心理专科门诊就诊配合治疗。

第十二章 口腔修复护理

第一节 概述

一、定义

口腔修复学（prosthodontics）是应用符合生理的方法，采用人工装置对口腔及颌面部各种缺损进行修复以恢复相应功能，并预防、治疗口颌系统疾病的一门临床科学。其任务是研究口腔及颌面部各种缺损及口颌系统疾病的病因、机制、症状、诊断、预防和治疗，采用人工材料制作的各类修复体修复缺损，并对口颌系统疾病进行预防和治疗，以达到恢复口颌系统正常形态和生理功能，促进患者身心健康的作用。

牙体缺损、牙列缺损及其畸形、牙列缺失及颌面部缺损，多是由龋病、牙周病、外伤、肿瘤和先天畸形造成的人类常见病及多发病。口腔修复的基本治疗手段是通过设计、制作修复体来恢复上述各类缺损、缺失和畸形造成的形态和功能丧失，使之尽可能达到或接近正常水平。此外，还包括牙周疾病的修复治疗、颞下颌关节疾病的修复治疗等。

二、口腔修复前准备

修复前准备（pre-restorative preparation）是指经过全面检查、诊断之后，按照拟定的口腔修复设计，对口腔组织的病理情况进行适当的处理，以保证预期效果。

（一）一般处理

1. 处理急性症状

包括牙折、急性牙髓炎、慢性牙髓炎急性发作、牙槽脓肿、急性冠周炎或龈炎、颞下颌关节紊乱病引起的不适等情况。

2. 保持良好的口腔卫生

良好的口腔卫生与牙龈、牙周组织的健康以及修复效果和修复体的寿命密切相关。修复前应彻底洁治牙结石和牙垢，以防影响印模的准确性。

3. 拆除不良修复体

拆除设计不当、制造粗糙、质量低劣、危害口腔健康以及已丧失原设计功能的修复体。

4. 控制龋病

龋齿应根据牙髓情况分别进行充填治疗、根管治疗；残根视情况拔除，对于牙槽骨正常高度、根面齐龈的残根，完善根管治疗后可做根内固位体的基牙或者覆盖基牙者，应予保留；固定义齿基牙牙髓情况存在可疑病变时，应观察症状，择期行修复治疗。

5. 控制牙周病

修复治疗前应行牙周系统治疗并保持良好的口腔卫生，利于修复体的远期疗效。慢性牙周炎应及早控制和治疗，必要时进行系统的牙周序贯治疗。一般牙周术后 6~8 周可进行修复治疗。

（二）余留牙

1. 松动牙

松动牙的处理应视治疗计划而决定是否拔除，部分不良修复体或创伤所致的松动牙，去除病因后可逐渐恢复稳定。牙槽骨吸收达牙根 2/3 以上，松动度达 Ⅲ 度者一般予以拔除；未达前述严重程度的松动牙，经有效治疗后尽量保留。

2. 残根

残根的保留与否应根据牙根的缺损破坏范围、根尖周组织的健康情况，并结合治疗效果与修复的关系综合考虑。残根破坏大、缺损达龈下且经牙冠延长术或正畸牵引仍无法获得生物学宽度、根尖周组织病变范围较广、治疗效果不佳者，可考虑拔除。残根较稳固、根面齐龈、根尖周组织病变范围小或无明显病变，且对义齿有支持及固定作用、完善根管治疗后可作为根内固位体的基牙或者覆盖基牙者，应予保留。

3. 根分叉病变牙

较轻的多根牙根分叉病变，可通过龈上洁治、龈下刮治、牙龈切除术或牙龈成形术、保持良好的口腔卫生等措施取得较好的疾病控制和预后。严重的根分叉病变，需另行牙 - 骨成形术、牙根切断术或分根术，尽可能保留患牙。

4. 其他情况

经过调磨或正畸治疗后仍然严重影响修复治疗的错位牙、额外牙（又称多生牙）、倾斜牙、阻生牙等，应考虑拔除。

（三）咬合关系

咬合关系的调整是为引导殆力沿牙长轴传导，使所有牙在牙尖交错位时均有接触、使正中关系位与牙尖交错位协调一致、建立尖牙保护殆或组牙功能殆而进行的。可通过殆垫、诊断性调殆、临床调殆对咬合异常且有症状的患者进行纠正。

1. 伸长牙的调磨

未及时修复的长期缺牙者，往往会有对颌牙的伸长，当其丧失功能、造成殆干扰时，应进行调磨。调磨可一次或分几次完成，也可先行牙髓治疗后再行调磨。调磨的目标是使过长牙达到正常殆平面，且有足够的殆龈间隙。部分重度过长牙，如出现过长牙咬至对颌缺隙的牙槽嵴黏膜，或出现咬合锁结等情况，可行根管治疗后截冠，加以全冠修复来改形。

2. 不均匀磨耗牙尖、边缘嵴的调磨

将尖锐的尖、嵴磨低并圆钝处理。上颌颊尖、下颌舌尖在牙齿殆面磨耗不均时，常会形成尖锐牙尖、边缘嵴，造成食物嵌塞、殆创伤、软组织刺激等不良现象。

3. 创伤性咬合的调磨

正中颌或非正中颌位的早接触点或殆干扰可能对牙体、牙周组织造成创伤，应进行调殆处理。

（四）其他情况处理

1. 暂时性修复

暂时性修复是固定修复体完成前期的必须要求。暂时性修复一定程度上满足了患者的形态和功能要求，且为临床提供了有利于制订修复方案的诊断信息。临床医师应根据暂时性修复体材料的物理性能、操作性能、患者接受度、材料价格等因素选择合适的临时修复材料，以达到最佳的临床效果。方法可分为直接法和间接法。

（1）直接法　是直接在口腔中已预备的牙体上进行的。一般适用于单冠或短固定桥修复（不超过 3 个单元）。通常在术前根据研究模型或蜡型准备好成型器，并在牙体预备完成后试戴。将适当的修复体材料放入成型器中，并避免产生气泡。再将成型器放置在冲洗并吹干的已预备牙体上等待聚合。注意材料的可操作时间，用三用枪吹气喷水帮助降温以减少聚合放热的不利影响，并避免材料陷入预备牙或邻牙的倒凹无法取出。直接法效率更高，操作更简便。但在口腔操作中，聚合放热产生的热量会直接影响牙髓组织和新鲜牙本质，其他刺激性化学物质也会产生不良影响。

（2）间接法　相对直接法更加复杂。一般用于多个桥体的复杂固定桥或多单位牙体的临时修复。使用合适的印模材料对预备牙体取得印模，再用石膏或超硬石膏灌注模型。模型上试戴成型器后，调整模型或成型器使之完全就位。

均匀涂布分离剂于模型上预备后的牙体、邻牙和组织，并将导入修复材料的成型器准确牢固地放在模型上。由于间接法是在口外操作，避免了材料聚合放热和单体及化学物质对牙髓和牙本质带来的不良影响。其缺点是印模材料和石膏模型的运用使工作时间和材料使用增加。此外，虽然间接法侧重于口腔外操作，但当预备体边缘记录不正确和聚合作用变化，修复体可能仍需在口内进行修补和重衬。

2. 修复前正畸治疗

对各种原因引起的牙错位（扭转牙、低位牙等）、冠折或残根达龈下或出现根侧壁穿孔的情况，可在修复前通过牙少量移动的正畸技术（minor orthodontic tooth movement，MTM），将目标牙矫正到正常位置，或牵引到适当位置并修复暴露的根侧穿孔后，再予以修复治疗。在正畸牵引时，应对牙牵出的距离进行准确评估，形成有效的修复体颈部箍效应，避免修复体边缘龈下的过度延伸。在伴有上前牙间隙的牙列缺损时，可先关闭间隙，再行修复治疗。MTM无须改变整个牙列的位置关系，因此技术操作相对简单，修复医师可在修复前独立完成。然而，对于较为复杂的错𬌗畸形，需请正畸医师正畸后再进行修复治疗。

3. 牙冠延长术

对临床牙冠过短，与邻牙龈缘曲线不协调，影响修复美观效果的患牙，可考虑临床牙冠延长术（crown lengthening surgery）。健康牙齿的生物学宽度是恒定的，即从龈沟底至牙槽嵴顶的距离，一般为2mm。没有达到生物学宽度要求的牙冠延长术，往往会出现如术后牙龈增生、红肿等炎症及牙槽骨吸收等现象。牙根过短、过细或骨组织支持不足的患牙，不适合进行牙冠延长术。

4. 治疗口腔黏膜疾病

在行系统修复治疗前应对口腔黏膜病患如口腔黏膜溃疡、炎症等进行治疗。对于因义齿佩戴造成的义齿性口炎，应分析病因，对因施治，给予系统治疗，防止复发。

5. 修复前外科处理

正常形态结构的口腔软硬组织对修复成功至关重要。理想口腔条件包括：缺牙区骨质正常、丰满，无尖锐骨突或骨嵴；无软组织和系带增生，无瘢痕组织影响牙齿的稳定和固位；无倒凹和悬突妨碍义齿就位；上下颌牙槽嵴关系良好和唇颊沟深度足够。

对于不满足上述条件的患者，在系统修复治疗前可行修复前外科处理，恢复口腔软硬组织的正常形态，具体包括唇、舌系带的矫正术、瘢痕或松动软组织的切除修整术、牙槽嵴修整术、骨性隆突修整术、前庭沟加深术、牙槽嵴重建术。

（1）唇、舌系带的矫正术　舌系带过短，或唇、舌系带接近牙槽嵴顶，影响义齿的固位和功能活动时，需行系带矫正术。

（2）瘢痕或松动软组织的切除修整术　对义齿稳定、固位有影响的口腔内瘢痕组织可考虑切除。长期戴用不良修复体可导致骨质大量吸收，使牙槽嵴表面覆盖一层松软、可移动的软组织。对于义齿支持无效的软组织，可在修复治疗前进行切除修整，避免其因受压产生炎症和疼痛。

（3）牙槽嵴修整术　拔牙后骨质吸收不均，或拔牙时创伤过大造成牙槽嵴变形甚至骨折而未及时复位，都可导致骨尖或骨突的形成。长时间不消退且伴疼痛，或形成倒凹，明显不利于义齿摘戴的骨尖或骨突，应行牙槽骨修整术去除。手术时间一般为拔牙后 1 个月。

（4）骨隆突修整术　骨隆突组织学上与正常骨组织无异，是正常骨骼上的骨性隆起。但若骨性隆突过大，可引起义齿摘戴时的组织破溃、疼痛，从而妨碍义齿摘戴甚至无法戴入，影响修复效果。在修复治疗前，应对骨隆突进行充分的估计和判断，及时施行修整术。常见的骨隆突部位为：①下颌磨牙和前磨牙的舌侧，亦称下颌隆突，多为双侧对称，也有单侧隆突；②腭中缝部位，亦称腭隆突，可呈现分叶状；③上颌结节，可由过度增生的结节形成较大骨性倒凹。对于双侧肥大的上颌结节通常只需修整单侧，能使义齿顺利就位即可。

（5）前庭沟加深术　过度吸收的牙槽嵴会妨碍义齿固位，此时应行前庭沟加深术。通过改变黏膜和肌肉的附着位置，即在上颌位置上移，下颌位置下移，从而增加牙槽嵴的相对高度，扩大义齿基托的伸展范围，扩大基托接触面积，达到增强义齿固位和稳定的目的。

（6）牙槽嵴重建术　使用自体骨移植、骨替代材料植入、骨牵引等方法，治疗严重吸收、萎缩的无牙颌牙槽嵴。

第二节　牙体缺损

牙体缺损（tooth defect）是指牙体硬组织不同程度的外形和结构的破坏、缺损或发育畸形，造成牙体形态、咬合和邻接关系的异常，影响牙髓和牙周组织甚至全身的健康，对咀嚼、发音和美观等也将产生不同程度的影响。

一般的牙体缺损可以采用口内直接充填的治疗方法。但当牙体缺损严重，剩余牙体组织薄弱，不能提供良好固位，牙体组织和充填体难以达到足够强度；或单纯充填治疗无法满足更高的美学要求时，则应采用修复治疗的方法。

牙体缺损的修复是用人工制作的修复体恢复缺损牙的形态、美观和功能。用于牙体缺损的修复体包括部分冠、全冠、桩核冠、嵌体和贴面等。

一、病因

牙体缺损最常见的病因是龋病，其次是牙外伤、磨损、楔状缺损、酸蚀症和发育畸形等。

（1）龋病　是在以细菌为主的多因素作用下，由无机物脱矿和有机物分解引起的一种牙体硬组织的慢性破坏。

（2）牙外伤　多由外力造成，常见原因包括交通事故、意外撞击或咬硬食物等。

（3）磨损　多是由不良习惯和夜磨牙等原因造成的病理性磨损，有别于咀嚼时产生的生理性磨耗。

（4）楔状缺损　可由机械摩擦、酸蚀和应力集中等造成，多发于尖牙和前磨牙唇面、颊面的牙颈部。

（5）酸蚀症　是酸雾或酸酐作用下牙体组织的丧失，多见于经常接触酸的工作人员，主要表现于前牙。长期饮用碳酸饮料也可引起酸蚀症。

（6）发育畸形　导致牙体缺损的发育畸形是指在牙发育和形成过程中出现的结构和形态异常，包括牙结构发育异常（牙釉质发育不全、牙本质发育不全、四环素牙、氟牙症等）、牙形态发育畸形（过小牙、锥形牙等）。

二、临床表现

（一）不同病因下的临床症状

（1）龋病　龋病造成的牙体缺损，缺损大小、深浅及形状均不同。程度较轻可表现为脱矿、变色和龋洞形成，随着病情发展可引起牙髓充血、牙髓炎、牙髓坏死、根尖周炎和根尖周脓肿等病症，龋坏严重者可因牙冠大部分丧失或全部丧失而仅存残冠或残根。

（2）牙外伤　外力大小和作用部位的不同，造成的缺损程度也不同。轻者仅伤及切角或牙尖，重者可出现冠折、根折或冠根折，可为伴随症状不明显的慢性牙髓病变、根尖周病变以及根折或牙槽骨折断。

（3）磨损　磨损表现为牙冠咬合面降低，严重者可导致垂直距离变短，引起咀嚼功能障碍和颞下颌关节紊乱病。

（4）楔状缺损　常有牙本质敏感和牙龈退缩等症状，重者可出现牙髓暴露甚至牙折。

（5）发育畸形　可导致牙体正常的颜色、形态和机械性能发生改变。

（二）牙体缺损的影响

牙体缺损范围、程度的不同，以及牙列中牙体缺损患牙数目的多少，会造成不同并发症及不良影响。因此，牙体缺损应及时修复，恢复牙冠原有形态和功能，阻止病变发展。

（1）牙本质敏感　牙体缺损若发展至牙本质以内，可出现不同程度的牙本质敏感症状。

（2）牙髓症状　牙体缺损达深层牙本质或牙髓时，可出现牙髓充血、炎性病变、变性坏死及根尖周病变。

（3）牙周症状　累及邻面的缺损破坏了正常的邻接关系，可导致局部牙周组织炎症、患牙和邻牙的倾斜移位、创伤的形成；累及轴面的缺损，可影响自洁，从而引起龈炎。

（4）咬合症状　少量牙体缺损对咀嚼影响较小；严重的大范围牙体缺损直接影响咀嚼效率，可造成偏侧咀嚼的不良习惯，导致患侧咀嚼功能丧失、出现面部畸形；更严重者可影响垂直距离，从而出现口颌系统的功能紊乱。

（5）其他不良影响　牙体缺损可对患者的功能、美观、发音及心理状态产生直接影响。缺损的锐利边缘可造成口内软组织的损伤；全牙列的严重磨损可致垂直距离变短；残冠、残根可成为影响全身健康的病灶。

三、治疗原则

牙体缺损的修复，首先应去除牙体缺损的病因，阻止缺损的继续发展；其次需恢复患牙的生理形态及合乎者自身情况的美观、发音和咬合功能；完成的修复体应能预防病变发生。具体修复原则包含以下四点：

1. 正确地恢复形态与功能

（1）轴面形态　目前主张人造冠颊、舌面外形应有一定凸度，但不宜过凸，便于洗刷和去除牙菌斑。邻面接触点应尽量接近切缘（𬌗面）和颊侧，接触点以下到颈缘平直或微凹，可使楔状隙畅通而便于洗刷，从而控制邻面菌斑。前牙和前磨牙的唇（颊）面还应注意美观效果。

（2）邻接关系　正常的邻接面接触紧密。恢复邻接区时，应注意恢复其正常位置和良好接触关系。接触过紧可致牙周膜损伤，接触过松可致食物嵌塞。前牙接触区近切缘，切龈径大于唇舌径；后牙接触区近𬌗缘，近中靠近𬌗缘，远中在𬌗缘稍下，往后则降至冠中 1/3 处，颊舌径大于𬌗龈径。前磨牙和第一磨牙近中接触区多在邻面的颊 1/3 与中 1/3 交界处；第一磨牙远中和第二磨牙近中接触区多在邻面中 1/3 处。

（3）外展隙和邻间隙　外展隙是在邻接区周围，环绕着向四周展开的空隙，可作为食物的溢出道。邻间隙位于邻接点的龈方，呈三角形，其底为牙槽骨，两边为邻牙的邻面，顶则为邻接点。正常情况邻间隙被龈乳头充满，对牙槽骨和邻牙起保护作用。修复治疗时，应根据具体情况尽可能复原。

（4）咬合关系　在修复前应进行咬合调整，纠正不协调的咬合情况，达到良好的咬合基础。良好的咬合应包括以下几点：①具有稳定而协调的咬合关系；②非正中关系协调；③咬合力的方向应接近牙长轴方向，与牙周支持能力相协调；④咬合功能恢复的程度应与牙周条件相适应。

（5）修复体外形应符合美学形态要求。

2. 牙体预备过程中注意保护软硬组织健康

（1）去除病变组织　不同病因引起的病变，处理方式亦不同。对于龋病，除去除龋坏腐质外，软化牙本质也应尽量去除，保留硬化牙本质层，以避免继发龋坏。对于外伤造成的牙折，也应做一定处理及预备。

（2）防止损伤邻牙　预备患牙邻面时，易损伤邻牙，从而导致菌斑聚集，增加龋易感性。

（3）保护软组织　应在操作过程中正确使用口镜和吸引器，避免牙钻对颊部和舌软组织造成损伤。

（4）保护牙髓　高温、化学刺激和微生物的侵犯都可造成牙髓不可逆的炎性反应，因此在牙体预备的过程中应特别注意对牙髓的保护。可包含以下几点。

① 避免温度过高：随着车针种类、形状、磨耗、旋转速度和术者施压大小的不同，金刚砂车针切割牙体时的产热亦不同。高速手机预备时为预防过热，需喷水冷却。此外，预备牙切割面时较轻地施力不仅能有效磨除牙体组织，还能防止温度升高。预备固位沟及针道时，由于喷水冷却难以到达沟和针道的深在部位，故需调低手机转速。当雾水影响术者视野妨碍边缘处的精修时，可降低手机转速。

② 避免化学性损害：如用对牙髓刺激性较大的修复材料（垫底材料、树脂、粘接剂等）处理新鲜牙本质时，需采取护髓措施。

③ 防止细菌感染：由于活髓的牙本质本身即带抗菌能力，加之部分牙用材料，如磷酸锌水门汀自带的抗菌作用，故在彻底去除感染牙本质后，没有必要常规使用抗生素预防感染。

（5）适当磨除牙体组织　牙体预备时，会磨除轴面倒凹，使轴面的最大周径降至修复体所设计的边缘区，以取得良好就位道，利于修复体顺利就位。尽管如此，在符合牙体预备生物力学和美学的要求下，应尽量保存牙体组织，存留尽量厚的牙本质。有资料表明，存留牙本质厚度越厚，牙髓反应越小。但过于保守的牙体预备也会影响远期的修复效果，如磨除不足的轴面会不利于口腔自洁，导致龋坏或牙周炎；殆面磨除不足会导致修复体早接触、殆干扰和过度调磨修复体引起的穿孔。因此，为了达到保留更多牙体组织的目的，应遵循以下牙体预备原则：①能用部分冠修复达到良好固位时，尽可能不选择全冠；②各轴面聚合度不应过大；③按照牙体解剖外形均匀磨除殆面；④在修复前使用正畸治疗纠正严重错位牙；⑤了解不同修复体边缘形态对牙体组织保存的影响；⑥避免修复体边缘向根端的不必要延伸。

（6）预防和减少继发龋　由于水门汀和粘接剂在唾液中的可溶性，修复体与牙齿的边缘结合部位多为继发龋的好发部位。应尽量缩短修复体边缘线，使表面尽可能光滑。修复体的边缘应扩展至自洁区，此外，牙齿的点、隙、沟、裂均应被修复体覆盖。

（7）牙体预备尽量一次完成　牙体预备时不可避免地会对牙髓组织产生或多或少的刺激，使之处于受激惹状态。因此，短期内二次牙体预备，不仅会增加患者痛苦，还会造成较大牙体损伤。所以，应尽量一次完成牙体预备。

（8）临时冠保护　牙体预备完成后，正式修复体戴用前，应戴用临时冠对牙髓进行保护，并维持间隙。

3. 修复体龈边缘设计应合乎牙周组织健康的要求

修复体边缘设计常见三种观点，其一是将修复体龈边缘止于龈沟内，从而达到预防龋齿、提高美观、加强固位的效果，但需要防止修复体边缘进入牙周生物学宽度的范围内；其二是将修复体龈边缘止于龈上，既不损伤龈组织，也不易于积存食物形成菌斑，还便于检查和调整；最后一种观点是将修复体边缘止于龈嵴顶，这样可避免对龈组织的刺激，减少牙体磨除，还不会影响美观。

一般而言，在考虑修复体边缘位置时，应尽可能设计龈上边缘或齐龈边缘，这样便于制备和取模，不会刺激牙周组织。龈下边缘常被视为牙周病的致病因素，不过在某些情况下，龈下边缘也被认为是合理的，如龋坏范围到达龈下，要求不显露修复体金属边缘等。

4. 修复体应合乎抗力形与固位形的要求

（1）抗力形　缺损患牙在修复后，修复体和患牙都能抵抗咬合压力而不致被破坏或折裂。

（2）固位形　人造冠固定在患牙上，不因咀嚼外力而致移位、脱落，这种抵御脱落的力称为固位力。为了增强固位力，而在患牙上合理设计的面、洞、钉洞、沟等几何形状，则称为固位形。固位形是修复体固位的重要因素。

四、护理

（一）全冠修复

1. 全冠修复护理（表 12-2-1）

表 12-2-1　全冠修复护理

步骤	流程	图示	操作要点
一、护理评估			
1	患者评估		① 有无全身性疾病、过敏史、家族史等； ② 口腔卫生状况及卫生习惯； ③ 有无焦虑、恐惧等心理状态
2	环境评估		环境清洁、安全，光线充足，设备性能完好
3	自身评估		洗手，着装整洁，仪表端庄；无长指甲；戴口罩、手术帽
4	用物准备		
（1）	口腔一般检查用物		避污膜、一次性口腔器械盘、手套、口杯、吸唾管、三用枪
（2）	印模技术用物		咬合记录硅橡胶、硅橡胶轻体、橡皮碗、调拌刀、藻酸盐印模材料量勺、藻酸盐印模材料、PVC 手套、托盘、硅橡胶重体、硅橡胶重体量勺、水计量器

步骤	流程	图示	操作要点
（3）	石膏灌注用物		牙科石膏、橡皮碗、调拌刀
（4）	全冠修复器械		抛光磨头、钨钢磨头、金刚砂车针、低速直牙科手机、高速牙科手机、强吸头、去冠器、排龈器、排龈线
（5）	全冠修复材料		牙线、调拌刀、调拌纸、粘接剂、小毛刷、避光盒、氧化锌、咬合纸、咬合记录硅橡胶、临时冠材料、光固化灯
（6）	比色用物		比色板、镜子
二、护理流程			
5	口腔一般检查		准备用物，备好相关知情同意书；调整椅位灯光，准备漱口杯及漱口水
6	比色		传递比色板，协助医生在自然光中比色

步骤	流程	图示	操作要点
7	基牙预备		传递高速牙科手机、低速弯牙科手机，使用三用枪和吸唾管保持术野清晰
8	排龈		传递排龈线、排龈器，并吸唾
9	选择印模托盘		根据患者口腔情况选择合适的托盘
10	对颌印模制取		调拌藻酸盐印模材料放置于托盘上递予医生
11	工作印模制取		传递硅橡胶轻体，按1:1调拌硅橡胶重体放入托盘内递予医生，待材料凝固取出后送往技工室
12	灌注石膏模型		印模检查消毒，调拌石膏，灌注模型，待石膏冷却后分离

步骤	流程	图示	操作要点
13	制作临时修复体		传递临时冠材料，协助医生调改临时修复体，完成后调拌暂时粘接材料
14	填写技工设计单，预约复诊时间		填写全冠技工设计单，协助预约下次复诊时间
15	去除临时修复体		拧紧去冠器各关节递予医生
16	试戴、调𬌗、抛光		传递低速直牙科手机及磨头，强吸吸除粉末，传递咬合纸检查咬合，传递牙线检查邻接关系
17	粘固		调拌粘接材料，传递牙线协助医生去除多余粘接材料。传递光固化灯，协助医生光照固化
18	调𬌗		传递高速牙科手机及咬合纸，协助医生调整咬合，使用吸唾管保持术野清晰

步骤	流程	图示	操作要点
19	健康指导		指导患者注意事项，维持良好口腔卫生状况
20	终末处理		分类处理器械、垃圾，消毒牙椅及操作台，洗手

2. 健康宣教

（1）戴用临时冠医嘱

① 临时冠起到保护基牙的作用，能暂时填补缺牙位置，以防止对颌牙过长及相邻牙齿向缺隙侧倾倒。但临时冠不能承受过大咬合力，需嘱患者避免咬硬或黏的食物。

② 牙体预备后的活髓牙常有牙齿敏感的现象，因此需嘱患者避免食用过冷、过热等对牙髓有刺激作用的食物。若牙齿出现剧烈疼痛，应立即前往医院就诊。

③ 嘱患者保持口腔卫生，特别是戴有临时冠的牙齿。不能因为害怕临时冠脱落而不认真刷牙。可使用牙线保持邻间隙清洁。牙线进入接触点以下的牙间隙后，轻轻上下拉动，清洁牙面后从颊舌侧将牙线拉出，不要有向上提拉的动作。

④ 若临时冠松动、脱落，需及时与医院联系。

（2）冠修复粘固后医嘱

① 嘱患者保持口腔卫生，并向患者强调牙周健康对基牙和修复体的意义。通过正确使用牙线，必要时可使用牙间隙刷、牙缝刷等清洁工具，来维护牙周组织的健康。

② 嘱患者于粘接修复体后的24h内，勿用患侧咀嚼过硬、过黏的食物。

③ 嘱患者避免咬过硬的食物。金属冠的硬度较高，咬硬物会损伤对颌牙。烤瓷冠可以咀嚼正常食物，但需避免咬硬物和突然的外力导致的崩瓷，如：咬坚果，啃瓶盖，用牙齿打开发卡等。

④ 使用固定义齿后需要定期复查，一般半年或1年复查一次。出现义齿松动或感觉不适时，应及时前往医院就医。

（二）桩核冠修复

1. 桩核冠修复护理（表12-2-2）

表12-2-2　桩核冠修复护理

步骤	流程	图示	操作要点
一、护理评估			
1	患者评估	同表12-2-1	
2	环境评估		
3	自身评估		
4	用物准备		
（1）	口腔一般检查用物	同表12-2-1	
（2）	桩核取模器物		咬合记录硅橡胶、硅橡胶轻体、橡皮碗、调拌刀、藻酸盐印模材料量勺、藻酸盐印模材料、PVC手套、托盘、硅橡胶重体、硅橡胶重体量勺、水计量器
（3）	石膏灌注用物	同表12-2-1	
（4）	牙体预备用物		高速牙科手机、低速弯牙科手机、金刚砂车针、钨钢车针、根管预备钻
（5）	桩核冠修复材料		无菌生理盐水、冲洗针、无菌口杯、酒精棉球、根管尺、吸潮纸尖、纤维桩
（6）	其他用物		光固化灯、充填器、光固化树脂、小毛刷、避光盒、粘接剂、自粘接树脂水门汀、暂时封闭材料、咬合纸
二、护理流程			
5	口腔一般检查	同表12-2-1	
6	牙体预备		传递高速牙科手机，吸唾，维护视野清晰

步骤	流程	图示	操作要点
7	根管预备		打开 X 线片，传递低速弯牙科手机及相应车针、机钻
8	隔湿与干燥		夹取棉球协助医生隔湿
9	粘固纤维桩		传递纤维桩予医生并协助医生就位、粘固
10	树脂堆核		依次传递粘接剂、树脂，并协助光照固化
11	再次牙体预备		传递高速牙科手机，吸唾，维护视野清晰
12	对颌印模制取		
13	工作印模制取	同表 12-2-1	
14	灌注石膏模型		
15	暂封		取适量暂时封闭材料置于充填器上，递予医生

步骤	流程	图示	操作要点
16	整理用物，填写技工设计单，预约复诊时间	同表 12-2-1	
17	术区隔离		传递棉球并吸唾
18	粘固	同表 12-2-1	
19	调𬌗		
20	健康指导		
21	终末处理		

2. 健康宣教

（1）指导患者保持口腔卫生，强调牙周健康对基牙和修复体的重要性。适当使用牙线，必要时使用牙间隙刷及牙缝刷。

（2）修复体粘接后的 24h，嘱患者不得用患侧咀嚼坚硬、过黏的食物。

（3）嘱患者避免咬硬食物，且避免突然的外力，如咬瓶盖等。

（4）固定义齿使用后需要定期复查，一般半年或 1 年复查。义齿松动时如有不适，应及时到医院就诊。

（5）桩核制作期间，嘱患者小心使用患侧，避免食用过硬的食物，避免暂封物脱落、牙体劈裂或折断。若暂封材料脱落，需及时预约复诊。

（6）24h 内避免食用过黏的食物，以防止修复体脱落。

（7）嘱患者需保持良好的口腔卫生。

（三）嵌体修复

1. 嵌体修复护理（表 12-2-3）

表 12-2-3　嵌体修复护理

步骤	流程	图示	操作要点
一、护理评估			
1	患者评估	同表 12-2-1	
2	环境评估		
3	自身评估		
4	用物准备		

步骤	流程	图示	操作要点
（1）	口腔一般检查用物	同表 12-2-1	
（2）	牙体预备用物		金刚砂车针、高速牙科手机、牙周探针
（3）	印模技术用物	同表 12-2-1	
（4）	石膏灌注用物		
（5）	局部麻醉用物（患者疼痛明显时使用）		0.5% 碘伏、棉签、麻醉药（遵医嘱备）、一次性使用无菌牙科注射针、卡局式注射器
（6）	嵌体粘接用物		酒精棉球、自粘接树脂水门汀、粘接剂、避光盒、小毛刷、氧化锌、调拌刀、调拌纸、牙线、咬合纸、光固化灯
（7）	其他用物		充填器、暂时封闭材料

二、护理流程

5	口腔一般检查	同表 12-2-1	
6	牙体预备		传递高速牙科手机、低速弯牙科手机，吸唾，协助医生保持术野清晰
7	对颌印模制取	同表 12-2-1	
8	工作印模制取		
9	灌注石膏模型		

步骤	流程	图示	操作要点
10	取𬌗记录		传递咬合记录枪
11	暂封		取适量暂时封闭材料置于充填器上递予医生
12	填写技工设计单，预约复诊时间	同表 12-2-1	
13	嵌体试戴		核对患者姓名及修复体，准备用物
14	术区隔离	同表 12-2-2	
15	粘固	同表 12-2-1	
16	再次调𬌗，抛光		更换高速牙科手机车针，传递咬合纸，协助医生调整咬合
17	健康指导	同表 12-2-1	
18	终末处理		

2. 健康宣教

（1）需告知患者，嵌体完成粘接后立即出现的疼痛，多为牙髓受刺激造成的一过性疼痛，一般可随时间自行缓解消失。若疼痛持续未消失，或使用一段时间后再出现疼痛，应及时到医院复诊。

（2）嘱患者避免咀嚼过硬、过黏的食物，以免嵌体折裂或脱落。

（3）嘱患者遵医嘱定期复诊，观察嵌体的使用效果。

（四）贴面修复

1. 贴面修复护理（表 12-2-4）

表 12-2-4　贴面修复护理

步骤	流程	图示	操作要点
一、护理评估			
1	患者评估	同表 12-2-1	
2	环境评估		
3	自身评估		
4	用物准备		
（1）	口腔一般检查用物	同表 12-2-1	
（2）	印模技术用物		
（3）	石膏灌注用物		
（4）	局部麻醉用物（患者疼痛明显时使用）	同表 12-2-3	
（5）	牙体预备用物		排龈线、排龈器、金刚砂车针、高速牙科手机
（6）	贴面粘接用物		特氟龙、牙线、硅烷偶联剂、氢氟酸、避光盒、光固化灯、粘接剂、小毛刷、咬合纸、酸蚀剂、试色糊剂、光固化树脂
（7）	比色用物	同表 12-2-1	
二、护理流程			
5	口腔一般检查	同表 12-2-1	
6	比色		
7	牙体预备		安装高速牙科手机及车针，吸唾，保持术野清晰

步骤	流程	图示	操作要点
8	排龈		传递排龈线、排龈器
9	对颌印模制取		调拌藻酸盐印模材料放置于托盘上递予医生
10	工作印模制取	同表 12-2-1	
11	灌注石膏模型		
12	填写技工设计单，预约复诊时间		
13	贴面试戴		核对患者信息及修复体
14	瓷贴面表面处理		按步骤分别用小毛刷蘸取氢氟酸、硅烷偶联剂递予医生
15	基牙预备面处理		传递酸蚀剂，冲洗过程中吸净水、酸蚀剂，传递粘接剂
16	涂布粘接剂		协助医生将粘接剂均匀涂抹到贴面组织面

步骤	流程	图示	操作要点
17	光照固化		协助医生光照固化
18	调𬌗，抛光		传递高速牙科手机，吸唾，协助调整咬合
19	健康指导	同表 12-2-1	
20	终末处理		

2. 健康宣教

（1）患牙术后可能会出现轻度疼痛或不适感，属正常反应，应告知患者。

（2）经修复治理的牙齿需注意清洁，除日常刷牙外，在每日三餐后应使用牙线清洁邻面。

（3）嘱患者避免使用患牙咬硬物。

（4）1～2 周后复诊。

（5）瓷贴面的临床效果虽普遍良好，但陶瓷材料普遍都有一定脆性，因此，在瓷贴面修复后，应嘱患者注意保持口腔卫生，除正常刷牙外，还可使用牙线辅助清洁，并避免啃食过硬、过黏食物，定期复查。

第三节　牙列缺损

牙列缺损（dentition defect）是指在上颌或下颌的牙列内有数目不等的牙缺失，同时仍余留不同数目的天然牙。

一、病因

牙列缺损的常见病因包括：龋病、牙周病、根尖周病；此外还有颌骨和牙槽骨外伤、颌骨疾患、发育性疾病等。牙列缺损是指牙列中部分牙齿的缺失，缺一个牙到只剩一个牙的牙列均称牙列缺损。

二、临床表现

（一）牙列缺损的影响

牙列缺损后不会引起疼痛，不会像肢体缺损般引起高度生活困难，也不会像耳鼻缺损般导致面容毁坏，但亦会造成一系列正常功能受损。牙列前部缺损会影响美观，而后部缺损在缺牙少、时间短时不会造成明显障碍。但神经、肌肉、关节与咬合是一个有机的完整体，任何一部分的异常都会对其他部分造成不良影响。牙列作为一个高强度、高频率的受力器官，其中任何一颗牙的缺失便会导致三维动力平衡的破坏，从而导致邻牙倾斜、对颌牙伸长、牙周组织破坏、殆紊乱、殆干扰的产生。

（1）咀嚼功能受影响　不同缺牙数量、部位和缺牙的持续时间，可对咀嚼功能减退造成不同程度的影响。前牙缺失影响切割食物的功能，多个后牙缺失影响研磨食物的功能；久未修复的个别牙缺失，如常见的第一磨牙缺失，可造成邻牙向缺隙侧倾斜移位、缺牙间隙缩小、对颌牙向缺隙伸长，从而致使咬合关系紊乱、咀嚼功能降低。

（2）牙周组织受影响　久未修复的缺牙导致邻牙向缺隙倾斜移位，致使咬合关系紊乱，从而出现邻牙牙间隙、继发龋、牙周袋及牙周创伤等症状。

（3）发音功能受影响　多个前牙的缺失主要影响发音的准确性，其次为发音的清晰度，具体主要对齿音、唇齿音、舌齿音影响较大。

（4）美观受影响　完整的牙列对面部外形的维持十分重要。多数前牙的缺失，尤其是上颌前牙缺失，除缺隙本身存在外，还会导致唇部软组织失去支持而内陷，对美观影响极大；多数后牙的缺失，若造成后牙支持的丧失，则会导致面下 1/3 垂直距离变短、鼻唇沟加深、面部皱纹增加，从而形成苍老面容，对美观和心理的影响均大。

（5）颞下颌关节受影响　久未修复、较多数量的后牙缺失，可造成颞下颌关节病变，主要原因包括殆干扰引起的咬合关系紊乱、一侧咬合丧失导致的咀嚼肌张力不平衡、垂直距离变短后的髁突后上移位、盘突关系异常造成的关节症状等。

（二）牙列缺损的 Kennedy 分类

（1）第一类，牙弓双侧远中游离端缺牙，亦称牙弓双侧远中游离缺失。

（2）第二类，牙弓单侧远中游离端缺牙，亦称牙弓单侧远中游离缺失。

（3）第三类，单侧后牙缺隙，缺隙的前后都有基牙。牙弓单侧后牙非远中游离端缺牙。

（4）第四类，单个缺隙，位于基牙前面，跨过中线。

若前后均有缺牙，以上述分类顺序为准。第四类没有亚类，其他三类的亚类按照以下规则：除主缺隙外，还有另一缺隙为第一亚类，有另两个缺隙为第二亚类，以此类推。

此外，Applegate 对 Kennedy 分类提出了几条补充原则：①分类以拔牙后为准；②缺失且不修复的第三磨牙，分类时不纳入考虑；③存在且作为基牙的第三磨牙，分类时纳入考虑；④缺失且不修复的第二磨牙，分类时不纳入考虑；⑤确定分类时优先考虑后牙最末端缺隙；⑥以不作为确定主要分类的缺隙数量命名亚类；⑦亚类命名时，不考虑缺隙范围大小，仅考虑缺隙数量；⑧第四类牙列缺损无亚类。

（三）牙列缺损的 Cummer 分类

按照可摘局部义齿直接固位体的连线和牙弓的位置，牙列缺损也可被分为四类。支点线，亦称卡环线，是固位体的连线。某些学者提出，支点线仅仅是通过两侧末端固位体的𬌗支托的连线，也被称为转动轴。

（1）第一类，斜线式，卡环线斜割牙弓。

（2）第二类，横线式，卡环线横割牙弓。

（3）第三类，纵线式，卡环线位于牙弓一侧，呈前后方向。

（4）第四类，平面式，卡环线构成多边形。

三、治疗原则

恢复形态和功能的原则；保护基牙及口腔组织健康的原则；维护患者身心健康的原则。

（一）固定局部义齿的设计原则

固定局部义齿（fixed partial denture）是修复牙列中一个或几个缺失牙的修复体。靠粘固剂、粘接剂或固定装置与缺牙两侧预备好的基牙或种植体连接在一起，从而恢复缺失牙的解剖形态与生理功能。从义齿分类上它属于局部义齿一类，由于这种修复体患者不能自由摘戴，故简称为固定义齿，又由于它的结构很像工程上的桥梁结构也称固定桥（fixed bridge），由固位体、桥体和连接体三部分组成。

1. 固位体的设计

固位体与基牙之间稳固持久的固位是固定义齿恢复咀嚼功能的前提之一。传统的固位体包括冠内固位体、冠外固位体、根内固位体三种。固位体都应尽可能满足以下条件：

（1）有良好固位形和抗力形。咀嚼过程中，面对不同大小、方向的力，固位体不会松动、脱落、变形、破裂。

（2）各固位体间有良好的就位道。就位时不会发生基牙倾斜、扭转或移位。

（3）不需过度磨除基牙牙体组织。降低牙本质敏感、露髓、牙折的可能性。

（4）恢复基牙形态、美观、功能。能够恢复基牙的解剖形态与外观，满足生理功能和自洁要求，有良好的边缘密合性，不刺激牙周组织。

（5）有良好的材料性能。材料的机械强度高，经久耐用，热导率低不刺激牙髓，良好的化学稳定性，不易腐蚀变性。

2. 桥体的设计

桥体是固定义齿修复缺失牙形态和功能的部分。按照龈端外形，桥体可分为球形、改良盖嵴式、悬空式三种，而根型、鞍式等类型，因不易清洁、易引起桥体下方黏膜炎症而被淘汰；按照材料分类，桥体可分为金属桥体、非金属桥体、金属非金属混合桥体。任何桥体都应尽可能满足以下条件：

（1）恢复缺失牙的形态与功能。

（2）有良好的自洁作用，戴入口腔后易于清洁。

（3）对下方黏膜不产生不良刺激。

（4）桥体的长度、宽度、形态与基牙的固位体条件相适应。

（5）有着较高的机械强度，不发生变形、折断。

（6）有着良好的化学稳定性，不易发生腐蚀变性。

（7）桥体外形美观、戴入舒适。

3. 连接体的设计

连接体是连接固位体和桥体的部分，可分为固定连接体和活动连接体。前者是将固位体与桥体连接成一个无法活动的整体，修复应用中，除半固定的活动连接端使用活动连接体外，其余情况都使用固定连接体。活动连接体是使用栓道式连接体将固位体与桥体相连接，临床中用于半固定桥的活动连接端与复合固定桥时中间基牙的远中。

由于唇舌径和𬌗龈径的限制，连接体在四个外展隙往往最薄弱。前牙可增大连接面积的唯一部位是舌外展隙处，后牙为舌外展隙和不影响咬合时的颌外展隙。

（二）可摘局部义齿的设计原则

可摘局部义齿（removable partial dentures，RPD）是利用天然牙、基托下黏膜和骨组织作支持，依靠义齿的固位体和基托来固位，用人工牙恢复缺失牙的形态和功能，用基托材料恢复缺损的牙槽嵴、颌骨及其周围的软组织形态，患者能够自行摘戴的一种修复体。目前可摘局部义齿仍然是我国牙列缺损患者常用的修复方法。可摘局部义齿的设计原则即必须满足的基本要求，符合要求的可摘局部义齿应在保证口腔剩余组织健康的情况下，支持、固位和稳定良好，功能效果良好，且戴用舒适、摘戴方便、坚固耐用。

（1）不损伤口腔剩余组织健康 保护基牙及口腔软硬组织的健康，是可摘局部义齿修复最基本的要求，即在恢复功能的同时，不能对口腔剩余组织产生进一步的损害。具体包括：合理地分散𬌗力，减少基牙的扭力和侧向力；正确恢复咬合关系；保护余留牙牙体组织等。

（2）恢复咀嚼、发音和美观功能 义齿修复应恢复缺牙所致的咀嚼、发音和美观功能障碍。美观、切割食物和辅助发音是前牙功能的恢复目标；咀嚼食物、恢复面下 1/3 高度和丰满度则为后牙功能的恢复目标。众多因素影响功能恢复的效果，如缺牙的部位与数目、基牙情况、黏膜和牙槽嵴情况、余留牙的咬合等。

（3）拥有良好的支持、固位、稳定作用 良好的支持、固位和稳定是义齿行使功能的基础。余留牙和缺牙区的牙槽嵴均可作为可摘局部义齿的支持组织，起到承担咬合力的作用。在义齿行使功能时，应避免发生脱位、相对位置移动的情况，从而确保咬合力能合理地传导、分散到各支持组织。

（4）舒适、方便摘戴 在保证良好的支持、固位和稳定下，义齿的结构设计应简单合理，尽量减小体积和组织覆盖，且不妨碍周围组织活动，从而减小异物感，提高患者佩戴舒适度。此外，义齿的摘戴应方便进行，有利于患者清洁义齿，保持口腔卫生。摘戴困难的义齿，不仅会对软、硬组织造成损失，亦不利于患者的口腔清洁和卫生保持，易发生余留牙龋坏、牙周炎等疾病。

（5）经济、坚固耐用 义齿的设计应简单合理，降低制作成本，减少患者经济负担。同时，义齿应坚固耐用，不易磨损、变形和破坏。合理的材料选择和结构设计、足够的修复空间都有助于提高义齿强度。此外，除固位卡臂和特殊结构，义齿其余部分应坚硬无弹性。薄弱的义齿部位和应力集中区应加强处理，避免损坏。

四、护理

（一）固定义齿修复

1. 固定义齿修复护理（表 12-3-1）

表 12-3-1 固定义齿修复护理

步骤	流程	图示	操作要点
一、护理评估			
1	患者评估	同表 12-2-1	
2	环境评估		
3	自身评估		
4	用物准备		

步骤	流程	图示	操作要点
（1）	口腔一般检查用物	同表 12-2-1	
（2）	印模技术用物		
（3）	暂时桥用物		一次性混合头、临时冠材料、临时冠桥注射枪
（4）	牙体预备用物		金刚砂车针、高速牙科手机、牙周探针
（5）	粘接用物		酒精棉球、自粘接树脂水门汀、暂时封闭材料、粘接剂、避光盒、小毛刷、氧化锌、调拌刀、调拌纸、牙线、咬合纸、光固化灯
（6）	比色用物		比色板、镜子
（7）	试戴用物		磨头、低速直牙科手机、强吸头
（8）	石膏灌注用物	同表 12-2-1	
（9）	其他用物		排龈线、排龈器

步骤	流程	图示	操作要点
二、护理流程			
5	口腔一般检查	同表 12-2-1	
6	比色		传递比色板，协助医生在自然光中比色并记录
7	牙体预备		传递高速牙科手机及车针，使用三用枪和吸唾管保持术野清晰
8	排龈		传递排龈线、排龈器
9	对颌印模制取	同表 12-2-1	
10	工作印模制取		
11	灌注石膏模型		
12	记录、确定咬合关系		传递咬合记录枪
13	暂时修复体制作	同表 12-2-1	
14	粘固暂时修复体		取适量暂时粘接材料，均匀薄涂一层于暂时桥内递予医生

步骤	流程	图示	操作要点
15	调拾		安装高速牙科手机及车针，递予医生，吸唾，保持术野清晰
16	填写技工设计单，预约复诊时间	同表 12-2-1	
17	试戴		安装低速直牙科手机及车针，吸尘，传递咬合纸、牙线
18	术区隔离		准备棉球隔湿并吸唾
19	粘固		调拌粘接水门汀，协助医生光照固化
20	调拾，抛光		递高速牙科手机予医生，吸唾，协助调整咬合
21	健康指导	同表 12-2-1	
22	终末处理		

2. 健康宣教

（1）嘱患者在修复体粘固后的 24h 内，避免食用过黏、过硬的食物。活髓牙修复的患者还应避免食用过冷、过热的食物。

（2）粘接完成的当日，嘱患者避免使用含酒精的漱口液，防止影响粘接树脂的聚合。

（3）嘱患者注意保持良好的口腔卫生，正常刷牙，必要时使用牙线辅助清洁口腔，以延长固定桥的使用时间，更好地恢复功能，达到满意的修复效果。

（4）固定桥修复的患者，不能自行摘戴修复体，因此需注意邻间隙和桥体龈方的清洁，可使用牙线对邻间隙进行清洁，并用牙线牵引器牵引牙线对桥体底部进行清洁，并仔细刷洗基牙的龈沟部位。

（5）固定桥修复完成后，嘱患者半年至一年复查一次。

（6）若发生修复体松动、脱落等突发情况，或患牙出现自发痛的情况，需及时前往医院复诊。

（二）活动义齿修复

1. 活动义齿修复护理（表 12-3-2）

表 12-3-2 活动义齿修复护理

步骤	流程	图示	操作要点
一、护理评估			
1	患者评估	同表 12-2-1	
2	环境评估		
3	自身评估		
4	用物准备		
（1）	口腔一般检查用物	同表 12-2-1	
（2）	印模技术用物		托盘、水计量器、橡皮碗、调拌刀、藻酸盐印模材料量勺、藻酸盐印模材料
（3）	牙体预备用物		金刚砂车针、高速牙科手机、牙周探针
（4）	石膏灌注用物	同表 12-2-1	
（5）	试戴用物		钨钢磨头、金刚砂磨头、低速直牙科手机、强吸头
（6）	其他用物		调拌刀、零膨胀石膏、𬤩架、蜡刀、蜡片、酒精灯、打火机、咬合记录硅橡胶
二、护理流程			
5	口腔一般检查	同表 12-2-1	

步骤	流程	图示	操作要点
6	基牙和余留牙调磨		递高速牙科手机予医生，吸唾，维护视野清晰
7	印模制取	同表 12-2-1	
8	灌注石膏模型		
9	颌位关系记录		点燃酒精灯，传递蜡片，蜡刀，协助记录患者上下颌位关系
10	颌位关系转移		准备𬌗架，零膨胀石膏
11	填写技工设计单，预约复诊时间	同表 12-2-1	
12	试排牙		点燃酒精灯，传递蜡片，蜡刀
13	义齿初戴		核对患者姓名及修复体，并传递修复体

步骤	流程	图示	操作要点
14	义齿初戴处理		传递低速直牙科手机及磨头，协助医生调整咬合
15	复诊		传递低速直牙科手机及磨头，吸尘
16	健康指导	同表 12-2-1	
17	终末处理		

2. 健康宣教

（1）告知患者正确摘戴义齿的方法，避免咬合错位，防止出现义齿折断、卡环变形的情况。

（2）初戴义齿后若出现黏膜压痛、溃疡、咬腮、咀嚼无力、卡环过松或吃饭易脱位等不适情况，应停戴义齿并及时复诊，禁止自行修改。但在复诊前数小时应戴上义齿，吃少量食物，以便找出不适部位和原因。

（3）初戴义齿后常出现异物感、恶心、发音不清、口水多、咀嚼不便、义齿摘戴不便等暂时现象，告知患者需逐步适应、耐心练习，1～2 周后可改善。

（4）初戴义齿时，需避免咬切食物，应从小块、较软的食物开始吃，再咀嚼较硬食物，以便逐渐适应。

（5）进食后必须取下义齿刷洗干净，可用软毛牙刷洗净义齿表面的食物残渣，并进行漱口，保持义齿和口腔卫生清洁，防止基牙龋坏。清洁时避免义齿掉落。清洁完成后将义齿戴回口内。

（6）睡前必须取下义齿刷洗干净，清洁过程同进食后清洗过程。夜间建议不戴义齿，使口腔支持组织得以休息。清洁后的义齿应浸泡于清水中。若水碱较大，可将水烧开后放凉浸泡，切忌将义齿浸泡于开水或酒精溶液。

（7）损坏或折断的义齿，须携带折断的部分到医院及时进行修理。

（8）嘱患者每半年到 1 年复诊一次。

第四节　牙列缺失

一、病因

无牙颌（edentulous jaw）是指各种原因导致的上颌或（和）下颌牙列全部缺失后的颌骨。牙列缺失是一种临床常见病、多发病，多见于老年人，它是天然牙列的病变未得到有效治疗和控制的最终结果。其最常见的直接病因为龋病、牙周病，其余还有遗传性疾病、外伤、不良修复体等。除直接病因外，还有多种复杂的间接、潜在因素，如不同国家和地区的性别、教育程度、文化背景、生活环境、生活水平、医疗水平、医疗保险政策、人口构成、平均寿命等。口腔医疗和保健水平的提高，可使牙列缺失的病因得到一定控制，但社会老龄化的加重使得牙列缺损仍然保持着一定的比例。

全口义齿修复是一种常见的口腔修复治疗方法，尤其适用于老年患者，其有着各种各样的合适结构材料、设计和治疗策略。全口义齿修复的临床实施取决于患者的解剖特异性和每个患者对个人假牙适应的反应。

二、临床表现

1. 剩余牙槽嵴的形成

剩余牙槽嵴是指牙缺失后残留的呈嵴状的牙槽骨及其覆盖的黏骨膜组织。不同患者的牙槽嵴，或同一患者牙槽嵴的不同时期或不同部位可呈现不同的形态：骨质吸收少，牙槽嵴有一定高度和宽度，形态丰满；牙槽嵴吸收较多，主要沿唇颊侧和舌侧斜面吸收，有一定高度但宽度极窄，呈现刀刃状；牙槽嵴大量或全部吸收，高度显著降低，呈现低平状。刀刃状和低平状牙槽嵴常见于下颌，严重者可造成口底和口腔前庭的界限消失。

上下颌牙槽嵴的吸收方向不同，亦导致上下颌牙槽嵴的空间位置关系不协调：上颌牙槽嵴向上向内吸收，前部牙槽嵴顶位置后移，后部颌弓宽度变窄；下颌牙槽嵴向下向外吸收，前部牙槽嵴顶位置前移，后部颌弓宽度增加。

Atwood 根据无牙颌牙槽嵴的形态，将牙槽嵴吸收程度分为四级：

① 一级：牙槽嵴吸收较少，保留一定高度和宽度，形态丰满。

② 二级：高度降低，宽度显著变窄，牙槽嵴呈刀刃状。

③ 三级：高度显著降低，牙槽嵴大部分吸收，呈低平状。

④ 四级：牙槽嵴吸收达基骨，后部形成凹陷者。

2. 黏膜的改变

覆盖牙槽嵴和硬腭部分的黏膜是咀嚼黏膜，有着良好的韧性和黏弹性，承受咬合压力的能力强。牙槽嵴的不断吸收使得咀嚼黏膜的面积越来越少，逐渐转化为被覆黏膜。被覆黏膜承受咬合压力的能力较差，容易发生压痛和创伤。此外，还可能伴随味觉功能减退、唾液分泌减少、口干等问题。

3. 舌体的改变

久不做修复的牙列缺失患者，舌体会因失去牙的限制及咀嚼功能的代偿作用而增大，充满口腔并与颊部内陷的软组织接触，也可能形成舌后缩的习惯。

4. 面部形态的改变

面下 1/3 高度降低，下颌向前上旋转和前伸，颏部前突，颏唇角丧失，面部表情肌张力降低，唇颊软组织塌陷，鼻唇沟加深，口唇过度闭合，唇红变薄，口角下垂，面部形态呈现苍老面容。

5. 消化功能影响

由于缺少牙齿对食物的切割、研磨作用，无牙颌患者的口腔初步消化功能受影响，从而导致胃肠消化负担增加。

6. 发音影响

牙列缺失患者的发音功能受到影响，特别是齿音和唇齿音。

7. 其他影响

随着时间的推移，无牙颌患者的颞下颌关节和肌肉神经系统也会发生进一步的退行性或病理性改变。

8. 心理影响

牙列缺失造成的上述改变和影响，可导致患者的心理障碍，甚至影响社交活动。

三、治疗原则

主要目的为恢复咀嚼功能、纠正发音不清及面下部形态的异常。在防止失用性萎缩的同时，避免不良修复体导致的牙槽嵴吸收、压痛和妨碍周围组织功能活动及健康。

（一）全口义齿的固位与稳定

全口义齿的固位（retention）是指义齿抵抗垂直向脱位的能力，即抵抗重力、黏性食物和开闭口运动时的作用力——脱位力而不脱位。全口义齿的稳定（stability）是指义齿能抵抗水平和转动作用力，避免翘动、旋转和水平移动，从而使义齿在功能性和非功能性运动中保持其与无牙颌支持组织之间的位置关系稳固不变。

1. 影响固位的因素

（1）颌骨的解剖形态　颌弓宽大、牙槽嵴高而宽、系带附着位置距离牙槽嵴顶远、腭穹隆高拱、义齿基托面积大，则固位作用好。

（2）义齿承托区黏膜的性质　黏膜应厚度适宜，有一定弹性和韧性。过于肥厚、松软、移动度大，或过薄、缺乏弹性的黏膜，则不利于基托和黏膜的贴合。

（3）唾液的质量　唾液应有一定的黏稠度和分泌量，以保证义齿基托的边缘封闭。唾液分泌过少，难以生成基托与黏膜间的唾液膜，无法产生足够的吸附力和界面作用力；唾液分泌过多，下颌义齿浸泡在唾液中而难以发挥界面作用力，亦会影响义齿固位。

（4）义齿基托的边缘伸展　在不妨碍周围组织功能活动的情况下，义齿基托边缘应充分伸展，且有适宜的厚度和形态。基托边缘伸展不足会减小基托的吸附面积，难以形成良好的边缘封闭；基托边缘过度伸展会妨碍周围组织的功能活动，产生脱位力，破坏义齿固位，并对周围软组织造成损伤。上颌义齿基托后缘应伸展至软硬腭交界处的软腭，形成后堤，并利用此处的黏膜弹性，达到边缘封闭。

2. 影响稳定的因素

（1）颌骨解剖形态　颌弓宽大、牙槽嵴高而宽、腭穹隆高拱的患者，义齿较稳定。

（2）上下颌弓的位置关系　上下颌弓的位置关系异常者，义齿不易达到稳定。

（3）承托区黏膜的厚度　过厚、松软、移动度大的承托区黏膜也不利于义齿稳定。承托区的骨性隆突部位应做缓冲处理，否则易以此为支点发生翘动。

（4）人工牙的排列位置与咬合关系　人工牙的位置应处在中性区，并尽量靠近牙槽嵴顶；人工牙的高度和倾斜方向及排列应按照一定规律，以形成适宜的补偿曲线和横𬌗曲线。正中咬合时形成适宜的覆𬌗、覆盖关系和均匀广泛的接触，前伸、侧方运动时达到平衡𬌗，或采用特殊𬌗面形态的人工牙，以避免咬合接触造成的侧向作用力和义齿翘动。

（5）颌位关系　无牙颌患者在使用全口义齿修复牙列缺失时，应首先确定上下无牙颌的位置关系，形成稳定、可重复的义齿咬合关系和位置。

（6）义齿基托磨光面的形态　义齿基托的磨光面形态应形成一定的凹斜面，使唇、颊、舌侧肌肉和软组织对义齿形成挟持力，从而使义齿基托稳定贴合于牙槽嵴。

（二）人工牙的排列原则

1. 美观原则

（1）恢复面部丰满度。

（2）体现患者的年龄、性别和其他个性特征。

2. 组织保健原则

（1）人工牙的排列应不妨碍唇、颊、舌肌的功能活动。

（2）人工牙列的𬌗平面应大致平分颌间距离。

（3）人工牙的排列位置在垂直方向上应尽量靠近牙槽嵴顶。

（4）上下人工牙要形成正常的覆𬌗，覆盖关系，正中𬌗、侧方𬌗和前伸𬌗平衡。

（5）前牙浅覆𬌗，浅覆盖，正中𬌗前牙不接触。

3. 咀嚼功能原则

（1）支持组织健康条件允许的情况下，尽量选择解剖式人工牙。

（2）做到最广泛的尖窝接触关系和𬌗平衡。

（三）全口义齿的𬌗型与平衡

1. 全口义齿的𬌗型

𬌗型是指牙齿的𬌗面形态特点，以及由此确定的上下颌牙相对的咬合和滑动接触关系。全口义齿的𬌗型可分为解剖式𬌗（采用解剖式人工牙或半解剖式人工牙的𬌗型，其中较为特殊的是舌向集中𬌗）、非解剖式𬌗（采用非解剖式人工牙的𬌗型，包括平面𬌗、线性𬌗等）。

2. 平衡𬌗

是指全口义齿的上下颌相对应的牙齿在正中咬合以及下颌前伸和侧方接触滑动过程中能保持同时接触的咬合关系。虽然天然牙列中不存在平衡𬌗，但对全口义齿来讲，平衡𬌗必不可少。所有类型的全口义齿都需要平衡𬌗来保持行使功能时的固位和稳定，以利于功能恢复和组织保健。

（1）正中平衡𬌗　下颌在正中𬌗位时，上下颌人工牙具有尖窝交错的最大面积的广泛均匀接触。

（2）非正中平衡𬌗

① 前伸𬌗平衡：下颌前伸至上下前牙切端相对，再滑回正中颌位的过程中，前、后牙都有接触。

② 侧方𬌗平衡：下颌侧方咬合至工作侧的上下颌后牙颊尖相对，再滑回正中颌位的过程中，工作侧同名牙尖相对接触，同时非工作侧的上牙舌尖与下牙颊尖相对接触。

（四）设计全口义齿前应考虑的因素

义齿修复设计前应考虑一系列因素，以决定修复后的效果，具体包括：

① 牙槽嵴和可摘全口义齿基底之间相互作用时的细节；

② 人工牙排列不同倾角对义齿基托的影响；

③ 通过考虑义齿设计来调整的治疗策略；

④ 患者在义齿使用和咀嚼方面的一些个体特征。

（五）义齿断裂的可能因素

据文献报道，义齿断裂的可能原因包括：

① 医师的一些错误（如在设计支持组织的石膏模型或缩短义齿基托周围的边界时，以及在确定下颌骨相对于上颌骨的位置以及下颌骨的高度时）；

② 修复技师在排列人工牙和义齿基托时出现的任何技术故障；

③ 塑性聚合的过程被破坏；

④ 在研磨和抛光时缩短义齿基托边界；

⑤ 两颌牙槽嵴明显萎缩；

⑥ 义齿基托和支持组织之间缺乏一致性；

⑦ 所应用结构材料的物理、化学和机械特征不适当；

⑧ 患者对义齿的不正确使用（取出或戴入时掉落、损坏等）。

四、全口义齿修复

1. 全口义齿修复护理（表 12-4-1）

表 12-4-1　全口义齿修复护理

步骤	流程	图示	操作要点
一、护理评估			
1	患者评估	同表 12-2-1	
2	环境评估		
3	自身评估		
4	用物准备		
（1）	口腔一般检查用物	同表 12-2-1	
（2）	常规用物		钨钢磨头、低速直牙科手机、强吸头

步骤	流程	图示	操作要点
（3）	特殊用物		光照固化暂基托材料、水计量器、橡皮碗、调拌刀、藻酸盐印模材料、藻酸盐印模材料量勺、修整刀、消毒纱布、水浴容器、红白打样膏、总义齿托盘
（4）	颌位关系记录用物		调拌刀、零膨胀石膏、殆架、蜡刀、蜡片、酒精灯、打火机、咬合记录硅橡胶
（5）	其他用物		牙科分离剂、咬合纸

二、护理流程

步骤	流程	图示	操作要点
5	口腔一般检查	同表 12-2-1	
6	初印模制取		用热水软化红白打样膏递予医生，传递修整刀，吹干初印模备用
7	终印模制取	同表 12-2-1	
8	灌注石膏模型		
9	暂基托制作		石膏模型表面涂布分离剂，准备光固化暂基托材料；将塑形后的暂基托进行光照固化；准备低速直牙科手机及磨头予医生修整暂基托外形

步骤	流程	图示	操作要点
10	蜡堤制作		点燃酒精灯，传递修整刀及蜡片
11	颌位关系记录		传递咬合记录枪，协助医生记录颌位关系
12	颌位关系转移		调拌零膨胀石膏，上𬌗架，协助医生转移颌位关系
13	填写技工设计单，预约复诊时间	同表 12-2-1	
14	义齿初戴		核对患者姓名及修复体，并传递修复体
15	义齿初戴处理		传递低速直牙科手机及磨头，协助医生调整咬合
16	健康指导	同表 12-2-1	
17	终末处理		

2. 健康宣教

（1）告知需拔牙后行全口义齿修复的患者，应在牙齿拔除后的1～3个月，直至拔牙窝愈合后方可进行修复。创口愈合期间，可佩戴过渡义齿修复。

（2）若因佩戴旧义齿出现黏膜炎症、破溃等情况，嘱患者停戴旧义齿1周，直至炎症消退后行全口义齿修复。

（3）告知患者，初戴义齿时可出现异物感、唾液多、唾液吞咽困难、恶心、发音不清等现象，需耐心试戴，坚持训练，数日内可逐渐好转。

（4）初戴义齿时常发生正中殆位寻找困难。应告知患者可先做吞咽动作，再用后牙咬合，即可咬至正确的正中殆位。

（5）告知患者进食时从小而软的食物吃起，咀嚼动作缓慢，勿用前牙撕咬切割食物。适应、锻炼一段时间后，再开始过渡至正常饮食。

（6）告知患者饭后及睡前应取下义齿，漱口保持口腔清洁，并在牙刷刷洗清洁干净义齿后，将义齿浸泡于冷水。这有利于防止义齿变形，使口腔支持组织在夜间得到休息，维护组织健康。必要时使用义齿清洁剂对义齿进行护理。

（7）告知患者摘戴义齿过程中避免将其掉落至地面摔坏。

（8）告知患者可能会在义齿戴用一段时间后出现压痛等不适症状，不可自行调改，需及时复诊由医生进行修改。就诊前2～3h将义齿戴入口中，使医生可通过黏膜压痕找出压痛原因和部位，协助诊断和调改。

第五节　颌面缺损

颌面赝复学（maxillofacial prosthetics）是口腔修复学的一个重要组成部分，是应用口腔修复学的原理和方法，修复患者颌面部缺损的一门学科。人工材料制作用以修复颌面部缺损的修复体称为颌面赝复体。

一、病因

1. 先天性因素

包括最常见的唇裂和腭裂，此外还有先天性耳缺损、鼻缺损以及面裂等，其中以耳缺损者较多见。

2. 后天性因素或获得性因素

常见的外伤包括工伤、跌打伤、自杀、枪伤、烧伤、爆炸伤、战时的火器伤以及交通伤所造成的颌骨、耳、鼻、眼缺损；常见的疾病因素包括颌骨及颜面部肿瘤手术切除后造成的缺损，尤以上颌骨缺损最为多见，还包括清除放射治疗形成的坏死组织而造成的缺损，以及炎症，如走马牙疳、颌骨骨髓炎所造成的缺损。

二、临床表现

（一）颌面缺损的分类

按照缺损的部位进行分类，可分为颌骨缺损和面部缺损两大类。

（1）颌骨缺损多为获得性缺损；包括上颌骨缺损和下颌骨缺损，大部分颌面缺损患者属于颌骨缺损。

（2）面部缺损包括耳、鼻、眼、眶各器官的缺损和其他面部组织的缺损。

（3）联合缺损是指多个颌面部器官或部位同时涉及缺损的情况。

（二）国内常用上颌骨缺损的分类

国内目前多采用赵铱民提出的，在 Aramany 六类法分类基础上改良的上颌骨缺损八类法分类。

（1）Ⅰ类　上颌骨硬腭部缺损。

（2）Ⅱ类　一侧部分的上颌骨缺损，按照前后颌的缺损分为两个亚类。Ⅱ类第 1 亚类为颌骨前部的缺损，记为 $Ⅱ_1$；Ⅱ类第 2 亚类为颌骨后部的缺损，记为 $Ⅱ_2$。

（3）Ⅲ类　上颌骨前部的缺损。

（4）Ⅳ类　上颌骨后部的缺损。

（5）Ⅴ类　一侧上颌骨的缺损。

（6）Ⅵ类　双侧过中线的上颌骨大部分缺损。

（7）Ⅶ类　无牙颌的上颌骨缺损。

（8）Ⅷ类　全部的上颌骨缺失。

（三）上颌缺损分类的进展

在 2010 年 Brown 发表的综述中，提出了一种涉及面中部和上颌骨的新分类。相对于之前的分类，新分类的划分被扩展到面中部，并且在上颌缺失的水平或功能方面被阐明。Ⅰ～Ⅳ类描述了在垂直维度上的上颌缺损增加程度，表现为逐级增大。对于面中部，Brown 增加了眶颌缺损（Ⅴ类）和鼻上颌缺损（Ⅵ类），其中大多数不涉及腭或牙槽的消融。相较眶颌缺损，鼻上颌缺损更为复杂，如果鼻骨丢失，则需要进行复合重建。此外，Brown 还阐明了缺陷的齿端或功能侧。这种分类提供了一个框架来解释每种缺陷的不同问题和复杂性，并指出了重建选项的基本原理。

1. 垂直分类

（1）Ⅰ　不会引起口鼻瘘的上颌骨切除术。

（2）Ⅱ　不涉及眼眶的上颌骨切除术。

（3）Ⅲ　涉及眼眶附件，但有眼眶保留的上颌骨切除术。

（4）Ⅳ　伴有眼眶剜除术或摘除术的上颌骨切除术。

（5）Ⅴ　眶颌缺损。

（6）Ⅵ　鼻上颌缺损。

2. 水平缺损

（1）a　仅腭部缺损，不涉及牙槽的上颌骨切除术。

（2）b　涉及牙槽，且小于或等于1/2单边的颌骨切除术。

（3）c　涉及牙槽，且小于或等于1/2的双侧或横向前部的颌骨切除术。

（4）d　涉及牙槽，且大于1/2的上颌骨切除术。

（四）国内常用下颌骨缺损的分类

我国多使用樊森的二类分类法，首先根据植骨与否分为两大类，再依据缺损的具体部位和特点分为几个亚类。分类的记述方法为，罗马数字标出大类，阿拉伯数字标出亚类，如 I_2，即为第一类第二亚类。

1. 第一类

未植骨类。未行植骨恢复下颌骨连续性的所有下颌骨缺损，包括植骨术失败者。

（1）第一亚类　双侧余留骨段均有活动性的下颌骨前部缺损（包含假关节形成）。

（2）第二亚类　一侧余留骨段有活动性的下颌骨后部，或一侧，或大部分缺损。

（3）第三亚类　无牙颌的下颌骨缺损，包含下颌骨前部或后部缺损。

（4）第四亚类　全下颌骨缺失。

2. 第二类

已植骨类。用各种植骨方式恢复了下颌骨的连续性、恢复或部分恢复了双侧髁突功能、仅有部分牙槽嵴缺损而无下颌骨本体缺损者属此类。由于第二类缺损患者的下颌骨体缺损已恢复，其缺损主要为牙列缺损和牙槽嵴缺损，因此，其亚类可根据牙缺失的情况进行分类。

（1）第一亚类　包括个别牙缺失和多数牙缺失的下颌牙部分缺失。

（2）第二亚类　下颌牙全部缺失。

（五）下颌骨缺损分类的进展

肿瘤切除术后的下颌骨缺损尚无公认的分类系统。2016年，Brown发表的综述提出了一种新的分类系统。分类建议（面板）基于下颌骨有四个转角的原则：

两个垂直转角形成下颌骨的角度，两个水平转角集中在有牙齿的下颌骨两侧的尖牙处，距离无牙颌的颏孔大约 7mm。这些转角显示了下颌骨形状的变化点。前转角或水平转角对保持功能和美观至关重要。分类包括Ⅰ类（外侧）、Ⅱ类（半下颌切除术）、Ⅲ类（前部）和Ⅳ类（广泛）。其他类别（Ⅰc、Ⅱc和Ⅳc）包括髁突切除术。缺损类别的扩展与缺损的大小、截骨率、功能和美学结果有关，可以指导颌骨的重建方法。

（1）Ⅰ类　外侧不包括尖牙或髁突：下颌外侧切除术（包括角或一个垂直转角，但不包括髁突）。

（2）Ⅰc类　外侧涉及髁突：下颌外侧切开术，包括髁突。外侧涉及髁突。

（3）Ⅱ类　下颌半切除术包括同侧尖牙：半下颌骨切除术［包含角（垂直转角）和同侧尖牙（水平转角），但不包含对侧尖牙］。

（4）Ⅱc类　下颌半切除术和髁突：半下颌和髁状突切除术。

（5）Ⅲ类　前部包括两个尖牙：前下颌切除术［包括两个尖牙（两个水平转角），但不包括任何一个下颌角］。

（6）Ⅳ类　广泛包括尖牙和角：广泛下颌切开术，包括两个尖牙和一个或两个角（三到四个角）。

（7）Ⅳc类　广泛包括尖牙、角和髁突：广泛下颌和髁突（广泛的前下颌骨切除术，包括尖牙和一个或两个髁突）。

（六）颌面缺损的影响

颌面部是人体暴露在外的最重要部分，不仅构成每个人的正常面容特征，还担负着咀嚼、语言、吞咽、吮吸及呼吸等重要生理功能。颌面部缺损会给患者带来诸多负面影响，若不及时治疗，可发生继发畸形，引起更严重的不良影响。

（1）咀嚼功能　颊部、舌部缺损可使咀嚼功能受影响；多颗牙的缺失可使咀嚼功能明显减退；下颌骨缺损时，余留下颌骨会向缺损侧偏移，使上下牙列失去正常咬合关系，极大限度地影响咀嚼功能。

（2）语言功能　口腔器官特有结构发生变化，共鸣腔遭到破坏，则发音随之改变。上颌骨或腭部缺损时，口、鼻腔的相通使原有的封闭性能遭破坏，导致发出的元音带有浓重鼻音；下颌骨缺损者，由于余留颌骨向缺损侧偏移，导致舌的正常功能受限，从而影响语言功能。

（3）吞咽功能　上颌骨、腭骨或颊部的缺损穿孔，会使食团难以形成，或难以正常进入咽部而通过缺损处蹿入鼻腔或流向口外，从而影响吞咽。

（4）吮吸功能　上颌骨、腭部、面颊或唇部的缺损穿孔破坏了口腔的封闭负压腔，从而影响吮吸功能。

（5）呼吸功能　上颌骨的缺损使口鼻腔相通、鼻黏膜缺损，导致吸气时无法对外界的浑浊冷空气进行过滤、润湿和加温，从而引发气管炎、肺炎等疾病。

（6）面部外形　颌面部的缺损使面部失去了完整性和对称性；下颌骨的缺损可引起下颌骨偏位或畸形；面部大面积缺损者，畸形更为严重。

（7）精神情绪　上述的一系列影响易使患者产生悲观和厌世情绪，对患者的工作、学习和生活造成极大影响。

三、治疗原则

（一）颌骨缺损的修复原则

颌骨缺损首选方案是采用骨、皮瓣移植的外科方式修复缺损、恢复颌骨外形，同时结合种植牙恢复咀嚼功能。而对于无法用外科方法进行颌骨重建的患者，则采用修复体进行修复。颌骨缺损修复遵循以下修复原则：

（1）早期系列修复治疗　颌骨缺损造成不同程度的口腔功能障碍和面部畸形，给患者带来极大的痛苦，因此，尽早进行修复治疗至关重要。虽然正式义颌需在创口愈合后制作，但术后立即戴上预成修复体，如即刻外科阻塞器、腭护板、颌导板等，不仅可以避免创面污染、减少瘢痕挛缩、减轻面部畸形、恢复部分生理功能，还对患者心理起到一定的安慰作用。

（2）尽可能恢复生理功能　颌骨缺损的修复需以恢复生理功能为主，尽量恢复咀嚼、语音、吞咽、吮吸以及呼吸等功能。在此基础上，再根据不同颌面部缺损的具体情况，尽量考虑面部外形的修复。

（3）保护余留组织　对不能治愈的残根或过度松动的牙只能拔除，骨尖和骨突需要修整，不能利用反而妨碍修复的瘢痕组织需要切除。除此之外，应尽量保留剩余组织。

（4）要有良好的固位和承力条件　颌骨缺损会造成修复体的固位和承力条件部分甚至全部丧失，因此，需要设计新的方式便于修复体固位、承力，且必须二者兼顾，才能使修复体稳定地行使功能。良好的固位和承力是颌骨缺损修复成功的关键。

（5）修复体要坚固轻巧，使用方便，舒适耐用　修复体的重量是固位的不利因素，因此需要尽量减少重量，设计轻巧，不能过厚，阻塞部分应做成中空形式甚至开顶式。此外还应容易摘戴、使用方便、舒适耐用。

（二）面部缺损的修复原则

（1）早期修复　面部缺损修复的主要目的是恢复缺损区外形。尽早修复可对患者心理起到一定安慰作用；早期对面颊部缺损和鼻缺损进行修复，可起到保护创面，防止周围组织挛缩的作用；早期修复亦有利于患者语言、吞咽和呼吸功能的恢复。

（2）尽可能恢复面部功能　面部缺损的主要目的在于恢复外形，并起到部分恢复功能的作用。因此，需要研究并找出合理的方法和材料，保证修复体形态逼真，表面颜色和透明度力求自然。

（3）要有足够固位　面部修复体暴露在外界，需要有足够的固位力，来抵抗碰撞、挤压等外力。

（4）修复体要轻巧、使用方便、舒适耐用　除需尽量减轻重量外，还要方便患者使用、易于清洁，不能对组织产生不良刺激和过大压迫，且应舒适耐用。

四、护理

1. 义颌修复护理（表 12-5-1）

表 12-5-1　义颌修复护理

步骤	流程	图示	操作要点
一、护理评估			
1	患者评估		
2	环境评估	同表 12-2-1	
3	自身评估		
4	用物准备		
（1）	口腔一般检查用物	同表 12-2-1	
（2）	牙体预备用物		金刚砂车针、高速牙科手机、牙周探针
（3）	印模制取用物		藻酸盐印模材料、藻酸盐印模材料量勺、红白打样膏、水浴容器、消毒纱布、橡皮碗、调拌刀、水计量器、托盘、修整刀
（4）	试戴用物		钨钢磨头、低速直牙科手机、强吸头、压痛糊剂、咬合纸、棉签

步骤	流程	图示	操作要点
（5）	石膏灌注用物	同表 12-2-1	
二、护理流程			
5	口腔一般检查	同表 12-2-1	
6	口腔准备与基牙预备		传递高速牙科手机及车针，使用三用枪和吸唾管保持术野清晰
7	印模制取		传递热水软化红白打样膏、修整刀，吹干初印模备用
8	灌注石膏模型	同表 12-2-1	
9	试戴恒基托，取颌位记录		安装低速直牙科手机及磨头，备咬合纸及压痛定位糊剂、备红蜡片、蜡刀、酒精灯和打火机，协助医生取颌位记录
10	试排牙		传递修复体排牙蜡型，协助医生排牙
11	填写技工设计单，预约复诊时间	同表 12-2-1	
12	义颌初戴		核对患者信息和修复体。备咬合纸、压痛定位糊剂及棉签，安装低速直牙科手机，吸尘，合适后备橡皮轮和抛光轮

步骤	流程	图示	操作要点
13	义颌复诊		传递低速直牙科手机及磨头，吸尘，协助医生调改义颌
14	健康指导	同表 12-2-1	
15	终末处理		

2. 健康宣教

（1）告知患者初戴义颌时出现的异物感、口水多、发音不清、咀嚼不便、恶心呕吐等症状，常会随着 1～2 周的适应期减弱或消失。

（2）告知并指导患者正确摘戴义颌的方法。

（3）初戴合适后，须叮嘱患者练习使用。避免在缺损侧咀嚼食物，以防损伤口腔组织。

（4）告知患者延长义颌寿命的关键是正确使用和保养修复体。嘱患者每日进食后应取下义颌，通过冷水冲洗或软毛牙刷清洗，去除口内余留牙和义齿表面的食物残渣；此外，还需定期使用专业清洗剂对修复体进行浸泡消毒，以防止食物残渣对缺损腔和口腔黏膜组织产生不良刺激。

（5）嘱患者睡前将义颌取出，使用牙刷、牙膏进行彻底清洁并放于清水中浸泡，使口腔支持组织得到休息，维护口腔健康。

（6）嘱患者定期复查口内情况，并对修复体进行修整。必要时，需用专业喷砂进行清洁维护。

第十三章 口腔种植护理

Chapter

第一节　概述

一、定义

口腔种植学（oral implantology）是以解剖生理为基础，研究如何应用生物材料制作人工牙龈、牙冠等，修复缺失牙及周围组织，获得长期稳定、舒适的咀嚼功能和牙齿外形的一门临床医学。口腔种植学的起源和发展与外科学的发展密不可分，它涉及医学及多个相关学科，被誉为 20 世纪口腔医学史上最具突破性进展的一门学科。

口腔种植是指在牙槽骨内植入牙种植体，借以支撑、固位完成缺牙修复。种植义齿是以牙种植体为支持、固位基础所完成的一类缺牙修复体。种植义齿在功能、结构和美观等方面与天然牙非常相似，因此越来越多缺牙患者选择这种修复方式。

（一）牙种植体材料应具备的条件与性能

理想的种植义齿材料应具备以下条件和性能：①无毒、无刺激、无抗原性；②防腐性能良好；③优良的生物相容性；④良好的口腔软硬组织生物力学适应性；⑤易于加工成型。

（二）牙种植成功标准

1. Albrektsson-Zarb 标准

瑞典 Albrektsson 和 Zarb 教授在 1986 年提出的口腔种植成功评价标准：

（1）种植体无动度。

（2）X 线片显示种植体周围无透射区。

（3）种植体功能负载 1 年后，垂直方向骨吸收小于 0.2mm/ 年。

（4）种植体无持续性或不可逆的症状，如疼痛、感染、麻木、坏死、感觉异常及下颌管损伤。

（5）达上述要求者，5 年成功率 85% 以上，10 年成功率 80% 以上为最低标准。

2. Spiekermann 种植成功标准

国内 1995 年在此基础上稍作补充，在珠海种植义齿研讨会形成中华口腔医学会推荐标准：

（1）种植体行使支持和固位义齿的功能条件下，无任何临床动度。

（2）种植体周围骨界面没有透射区。

（3）垂直方向的骨吸收不超过种植手术完成时种植体在骨内部分长度的 1/3（采用标准投照方法 X 线片检查）。

（4）没有下牙槽神经、上颌窦、鼻底组织的损伤，感染及疼痛、麻木、感觉异常等症状。

（5）达到上述要求者，5 年成功率大于 85%，10 年成功率大于 80%。

二、种植义齿的基本组成

种植体植入缺牙区后，周围骨组织受力不同，同时上部修复体戴用后义齿内部各部件间的应力分布的差异，都直接影响种植体边缘骨组织的吸收，从而影响种植体长期的功能性、稳定性和美观性。因此，种植体的结构设计是成功种植修复的关键因素之一。

口腔种植体系统繁多，它们在结构、形态、组成等方面各有不同，部分结构尚无统一的分类和命名。常用的种植体系统由种植体（implant）、基台（abutment）和上部结构（superstructure）三个部分组成（图 13-1-1）。

（一）种植体

种植体又称人工牙根，是替代脱落牙根的柱形或锥形结构。通过外科手术的方式，将其植入人体缺牙部位的颌骨内，与周围的骨组织产生骨结合。种植体有支持、固位、传导、稳定的作用。目前，种植体主要由具有良好生物相容性的纯钛或钛合金制成。种植体分为颈部、体部、根端 3 部分（图 13-1-2）。

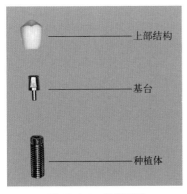

图 13-1-1　种植系统

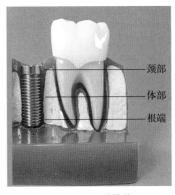

图 13-1-2　种植体

1. 种植体颈部

是种植牙和基台连接的部位，又称种植体 - 基台连接，于牙槽嵴处穿出骨面。有些系统将颈部设计在软组织内，而另一些系统则将颈部设计在骨平面或骨平面根方。与基台的接点通常被设计成负责轴向咬合力的平台。

2. 种植体体部

有许多形状，例如圆柱形、圆锥形或其他形状。种植体表面的处理方法有多种，如酸蚀、喷砂、钛浆喷涂等。

3. 种植体根端

根端光滑和圆钝，可以减少种植体植入时对周围组织的损伤。有些种植体系统的根端设计有切割凹槽，使种植体具有一定的自攻性，减少植入阻力。

（二）基台

基台是安装在种植体平台上，用于连接种植体与上部结构的部分。通过黏结或螺丝固位的方式，起到连接、支撑和（或）固定上部结构的作用。

（三）上部结构

因缺失牙及修复设计的差别，上部结构一般分为固定上部结构和可摘上部结构。前者又可分为种植单冠、种植连冠、种植固定桥。种植上部结构多由以下一种或几种构件组成：①人造冠及人工牙；②金属支架；③基托；④固定螺丝；⑤附着体。

三、种植体类型与分类

经过长期的基础和临床研究，种植体的结构设计由最初 Branemark 教授设计的纯钛光滑表面的螺纹柱状，逐渐变为纯钛粗糙表面，兼具各种形态的螺纹种植体。目前种植体结构设计发展主要有以下几个方面。

1. 按手术方式及受载情况分类

（1）一段式种植体（one-stage implant） 基台与位于骨内的种植体为一整体。多用于制作种植体支持的过渡义齿或对美学要求不高的种植修复，目前临床使用较少。

（2）二段式种植体（two-stage implant） 由种植体和基台两个独立的部分组成，通过中心螺丝相互连接。相较于一段式种植体，二段式种植体有利于上皮袖口的封闭和颈部应力的分散，在种植体愈合后，还可以根据软硬组织以及咬合情况来选择不同形式的基台。因此，二段式种植体成为目前主流的种植体类型。

2. 按种植体颈部设计分类

（1）骨水平种植体（bone-level implant） 颈部与牙槽嵴顶平齐或位于牙槽嵴根方。颈部设计可以为粗糙表面或光滑表面。粗糙表面有助于种植体与周围组织更好产生骨结合，而光滑表面则有利于种植体周围边缘骨吸收后的清洁。对于骨水平种植体，其稳定性主要依赖于基台与周围软组织的形成。基台与软组织的密切结合能够形成软组织封闭，起到保护种植体周围组织的作用。

（2）软组织水平种植体（soft tissue-level implant）　种植体的光滑颈部位于软组织内，而粗糙的部分则植入骨内，与周围骨组织的骨结合。光滑的颈部与周围软组织愈合形成软组织封闭，有效防止细菌的侵入。与骨水平种植体相比，种植体与基台之间的微小间隙有助于避免连接处的微移动和微小间隙中可能引起病原微生物对种植体周围骨组织的刺激。这种设计不仅避免了种植体与基台之间的微小位移，还减少了牙龈成形术的二期手术风险，并降低了种植体周围软组织的闭合受损风险。

3. 按种植体外形分类

目前临床上常见的种植体形状有柱形、根形、阶梯形、楔形和锥形等，其中以柱形和根形种植体应用最为广泛。

4. 按照种植体－基台的连接方式分类

（1）基台外连接种植体　种植体平台的中心向冠方凸起为外连接种植体。外基台可以是外六角、外八角等形状，具有分散咬合力的作用。

（2）基台内连接种植体　基台内连接是指将基台深入种植体内部，通过种植体的内部结构和基台的设计，实现基台的固位、定位和分散咬合力等功能。种植体内部可以采用内六角、内八角、内三角等抗旋转结构，也可以设计成莫氏锥度，利用基台与种植体内壁间的机械摩擦力提供固位力。在骨水平种植体修复中，通过选择比种植体平台直径小的基台，将基台和种植体底座的位置向内移动到种植体平台的中心。临床试验和动物实验表明，平台转换技术可以减少种植体周围的垂直骨吸收，从而维持种植体周围骨组织的稳定性。

第二节　牙种植体植入术

一、口腔种植治疗方案

口腔种植治疗方案包括种植前准备、手术方案、修复方案、健康维护方案以及相关问题处理措施等几个主要方面。

种植前准备阶段涉及对患者的全面评估，包括一般检查（既往史及现病史、口腔种植专科检查、术前须完成的各项抽血检查等）、影像学检查［全口牙位曲面体层片、锥形束 CT（CBCT）］，以确定是否适合接受种植治疗。

手术方案的制订考虑到种植位置、种植体数量、种植体形态和材料选择等因素，以确保手术过程的安全性和预期的治疗效果。

修复方案根据患者的牙列情况和个人需求，选择合适的修复体材料、形态和色泽，以恢复牙齿的功能和美观。

健康维护方案是为了保证种植牙的长期稳定性和健康，包括定期检查、牙周病管理和口腔卫生指导等。同时，对于可能出现的相关问题，如种植失败、周围组织感染等，也需要制订相应的处理措施。

制订完善的种植牙治疗方案对于口腔种植修复的成功至关重要。它不仅能够满足患者个体化的修复需求，还为医患双方提供了明确的治疗目标和沟通基础，有效应对可能出现的问题，提高治疗的成功率和患者的满意度。

二、适应证及禁忌证

种植牙手术应严格掌握手术适应证和禁忌证，评估手术风险。如果患者有不利于手术的疾病，一定要及时到相关科室会诊。

（一）适应证

（1）患者除局部病变外，无系统性疾病。

（2）牙缺失，邻牙健康，局部软硬组织健康。

（3）张口度正常，颞下颌关节功能无异常。

（4）颌间间隙无明显异常。

（5）全身健康状况能耐受种植体植入手术。

（6）患者主动要求。

（二）绝对禁忌证

绝对禁忌证是指如果采用种植体治疗，可能危及患者整体健康和生命，或严重影响种植体骨结合并引起慢性并发症的身体状况。如急性白血病、癌症、晚期糖尿病、严重的局部感染等危及生命安全、功能丧失的严重全身性疾病。

1. 近期心肌梗死

对于近期经历心肌梗死的患者来说，通常需要经过首次治疗后的6～12个月才能达到稳定状态。在这种稳定状态至少持续3～6个月之后，才能考虑进行手术治疗。这是因为手术会引起心理应激反应，导致血管收缩和心搏加速，从而增加心律失常的风险。此外，心血管保护剂、β受体阻滞剂、抗高血压药、抗凝血药等药物也可能带来一些并发症。因此，在患者病情完全稳定之前进行种植手术存在严重风险，可能对患者的整体健康甚至生命造成危害。

2. 人工心脏瓣膜术后

当更换人工心脏瓣膜的患者受到细菌侵袭时，会对心脏瓣膜的生命造成极大的威胁。口腔被认为是此类细菌感染的主要门户。此外，人工心脏瓣膜置换术后常使用抗凝血药，会增加术中和术后出血的风险。因此，心脏手术后15～18个月，患者病情稳定后，才可以考虑植入手术。在计划治疗时必须考虑手术压力、抗凝失衡和感染（急性感染性心内膜炎）风险。

3. **严重的肾功能不全**

是任何形式的种植手术和植骨手术的绝对禁忌证。肾功能受损可导致抗感染能力下降、代谢性骨质疏松、术后感染风险大和骨再生不良。

4. **失控的内分泌系统疾病**

治疗无效的严重糖尿病以及甲状腺、甲状旁腺、肾上腺、垂体、卵巢等其他内分泌系统严重功能障碍，可影响患者的软硬组织代谢障碍，造成伤口愈合困难、感染和骨代谢紊乱。

5. **静脉注射双膦酸盐类的患者**

双膦酸盐常用于治疗多种骨病，包括骨质疏松症、多发性骨髓瘤、恶性肿瘤骨转移和畸形性骨炎。近年有报道，使用该药患者在口腔术后发生颌骨坏死。因此，静脉注射双膦酸盐的患者应被视为口腔种植术的禁忌证。

6. **近期行放疗和化疗的患者**

接受放化疗的肿瘤患者，可能会出现免疫功能下降、骨髓抑制、消化功能障碍等症状，影响骨代谢和全身防御机制，阻碍种植体与周围的骨组织形成骨结合。放化疗至少6个月内视为种植术的绝对禁忌证。

7. **吸毒、酗酒或烟瘾**

多数吸毒成瘾者抗病能力差，存在感染倾向、营养不良、心理障碍、口腔卫生差、难以追踪等弊端。酒精中毒常导致肝损伤，常因营养不良、肝功能不全、心理障碍、口腔卫生不良、严重感染等导致伤口愈合迟缓。大量吸烟容易导致许多种植体并发症，例如早期伤口愈合不良和骨质流失更快。

8. **需要定期服用类固醇的患者**

长期使用类固醇且伴有伤口愈合障碍、钙磷代谢障碍（骨质疏松症）和骨髓发育不良者。

9. **其他疾病**

严重的心理障碍和精神疾病；恶病质和血液系统疾病（如白血病、血友病及各种严重影响凝血功能的疾病）等。

（三）相对禁忌证

相对禁忌证是指某些系统性疾病或不健康的生活方式，经治疗或改变不健康的生活方式后才可以接受种植手术。

1. 胃肠道功能紊乱

如反复发作的结肠炎、慢性痢疾和克罗恩病（Crohn's disease）等，可导致磷钙比例失调。应经过长期有计划的治疗，改变不良的饮食习惯，康复后再进行。

2. 轻度肾功能不全

经治疗后功能及全身情况好转者，可手术治疗。

3. 心理疾患、精神病以及难以理解和配合者

经治疗和必要的心理测试及相关检查后，能理解和配合治疗者可进行手术治疗。

4. 其他

曾经做过骨放射治疗、可控制的糖尿病、夜磨牙患者等。

三、种植手术分类

（1）根据种植体植入的时间分为即刻种植、早期种植、延期种植。

（2）根据种植体埋入软组织内还是暴露在口腔内分为埋入式种植、非埋入式种植。

（3）根据术中是否分离黏骨膜瓣分为翻瓣种植术、不翻瓣种植术。

四、护理

以下以埋入式种植为例介绍种植牙患者的手术护理。

1. 埋入式种植护理（表 13-2-1）

表 13-2-1　埋入式种植护理

步骤	流程	图示	操作要点
一、护理评估			
1	患者评估		① 有无全身性疾病、过敏史、家族史、口内牙体、牙周治疗状况等； ② 实验室检查、放射学检查完善情况； ③ 签署手术同意书； ④ 术前遵医嘱常规用药（抗生素、镇痛药），抗菌含漱液（如 0.5% 氯己定或 0.12% 氯己定含漱液等）漱口； ⑤ 监测生命体征； ⑥ 协助医生试戴导板，消毒备用； ⑦ 协助患者穿隔离衣，戴帽子、鞋套； ⑧ 有无焦虑、恐惧等心理状况

步骤	流程	图示	操作要点
2	环境评估		① 环境宽敞明亮、安全、舒适、整洁，做好空气消毒，符合种植手术室的二类环境； ② 检查口腔设备性能是否完好
3	自身评估		着装整洁、仪表端庄、无长指甲；洗手，戴手术帽、口罩、护目镜，穿洗手衣，戴手套
4	用物准备		
（1）	复习病历及计划书		① 再次核查实验室检查结果； ② 核查 CBCT 检查结果； ③ 复习病历，评估患者情况，了解既往史、过敏史、全身状况、口内完成牙周牙体状况等； ④ 了解治疗计划
（2）	无菌手术包		PE 袋一块、治疗巾三块、洞巾一块、手术衣三件、锡箔纸三张、机头套两套、敷料五块、弯盘一个
（3）	手术常规器械包		双人核对器械，口镜、牙周探针、刀柄、24G 骨膜分离器、外科刮匙、149 骨膜分离器、Buser 骨膜分离器、组织镊、缝合镊、颊面拉钩、持针钳、手术剪、止血钳
（4）	局部麻醉用物		遵医嘱备麻醉药、专用一次性使用无菌牙科注射针、卡局式注射器

步骤	流程	图示	操作要点
（5）	消毒用物		0.5% 氯己定溶液、漱口杯、0.5% 碘伏、无菌棉球、无菌口杯、镊子
（6）	吸引用物		吸引器管
（7）	其他		凡士林润滑剂、低温无菌生理盐水、一次性使用灭菌外科手套、15 号无菌刀片、4/0 可吸收缝线、6/0 可吸收缝线
（8）	种植器械和设备		种植机、马达导线、脚踏板、根据需要选择相应的种植器械盒（以 Straumann 为例）、种植机弯牙科手机、冷却水管
二、护理流程			
5	口内、口周消毒		调整椅位，依次传递 0.5% 氯己定溶液、0.5% 碘伏棉球
6	常规铺巾及连接种植设备		① 传递治疗单包裹患者头部，传递治疗单铺于患者胸前； ② 铺大孔单； ③ 连接吸引器、种植机马达导线、冷却水管及牙科种植手机； ④ 空踩种植机 30s，冲洗冷却水管和牙科手机管道，检查牙科种植手机功能是否良好； ⑤ 打开手术常规器械包和种植器械盒备用； ⑥ 安装球钻或先锋钻备用； ⑦ 用凡士林润滑口角； ⑧ 有无焦虑、恐惧等心理状况

步骤	流程	图示	操作要点
7	麻醉		① 检查注射器性能是否良好； ② 核对麻醉剂的名称、浓度、剂量、有效期及患者姓名等； ③ 将安装好麻醉药的注射器递予医生
8	切开		用持针器将 15 号小圆刀安装在刀柄上递予医生，视情况备 11 号、12 号刀片
9	翻瓣		传递骨膜分离器或剥离子
10	逐级备洞		① 传递安装球钻的牙科种植手机，如备有种植导板，应同时传递； ② 在牙科种植手机上更换先锋钻； ③ 依次在牙科种植手机上更换 2.2mm、2.8mm 的先锋钻递予医生； ④ 协助医生测量种植体深度、轴向； ⑤ 依照直径 3.5mm、4.2mm 的顺序依次更换钻针； ⑥ 根据患者需要更换并传递颈部成型钻或者攻丝钻
11	种植体植入		巡回护士与医生核对种植体型号无误后拆种植体，器械护士传递安装适配器的牙科种植手机和种植体

步骤	流程	图示	操作要点
12	安装覆盖螺丝或愈合基台		将覆盖螺丝或愈合基台固定于螺丝刀上递予医师
13	缝合		① 传递夹好的缝合针和 4/0 或 6/0 的可吸收缝线的持针器、齿镊予医生；② 如需减张，则递刀柄刀片、齿镊
14	冲洗伤口，压迫止血		冲洗伤口、传递无菌湿纱布，协助医生止血
15	术后清点器械		洗手护士和巡回护士双人清点器械及敷料
16	术后健康指导		指导患者术后用药、影像学检查和术后医嘱等
17	终末处理		分类处理器械、垃圾，消毒牙椅及操作台，洗手

2. 健康宣教

（1）术后咬紧口内棉球，30min 后吐出，在此期间请尽量少吐口水。局部冰敷 2～3 天，预防术区肿胀。

（2）术后 2h 可进食，饮食宜软、稀、温凉，避免用患侧咀嚼。

（3）手术部位 24h 内禁刷牙和牵拉唇颊，以免导致缝线脱落、伤口裂开及破坏伤口凝血块，引起出血。术后 2h 可用漱口水，每日含漱（不要鼓漱）3～5 次，用餐后必漱，复方氯己定含漱液最长使用时间不超过一周。

（4）术后口水内含有少量血丝属正常现象，若出血严重时需来医院就诊。

（5）术后一般遵医嘱服用抗生素至少 3 天，若术区明显肿痛，应及时就医。

（6）术后 7～10 天拆线。

（7）术后应注意保持口腔卫生，尽量避免吸烟、饮酒，防止因感染或牙槽骨进行性吸收而导致种植体脱落。指导患者如何清洁特殊基台。

（8）种植牙邻近的牙齿发生龋坏、牙髓炎、根尖周炎、牙周炎等口腔疾病时，应及时诊治，以免影响到种植区的牙槽骨和牙周组织健康。

（9）保持良好的口腔卫生习惯和生活习惯，纠正患者不良的咬合习惯，如咬硬物、单侧咀嚼等。

（10）种植义齿修复后应定期随访，及时发现种植体和修复后义齿存在的问题，监测患者的口腔卫生情况。种植后 1 周、1 个月、3 个月及义齿修复完成后 1 周、1 至 3 个月、1 年，以后每年 1 至 2 次。

（11）专业维护包括种植体周围的健康维护和咬合调整。此外，在口腔种植手术和修复后的不同阶段，由于各种原因可能会出现生物或机械并发症，及时发现、评估和正确治疗非常重要。

第三节　种植二期手术

一、定义

埋入式种植需要在术后 3～6 个月种植体完成骨结合后，即取出覆盖螺丝，安装愈合基台，对牙龈进行塑形，称为种植二期手术。

种植二期手术依然需要按照一期手术的标准评估患者系统疾病史和口腔情况。通过影像学检查（根尖片、曲面体层片或 CBCT）判断患者种植体位置、周围骨质情况、骨结合程度等。

二、种植二期手术的软组织处理方法

（1）切开翻瓣　术野好，创伤大。
（2）牙龈环切　微创，操作要求精准。

三、护理

1. 以切开翻瓣为例介绍种植二期手术患者的护理流程（表 13-3-1）

表 13-3-1　切开翻瓣种植二期手术护理

步骤	流程	图示	操作要点
一、护理评估			
1	患者评估		① 核对患者和病历，了解其既往史、过敏史、全身状况； ② 口腔清洁情况、伤口愈合情况； ③ 给患者介绍二期手术流程，做好心理护理
2	环境评估	同表 13-2-1	
3	自身评估		
4	用物准备		
（1）	复习病历及计划书		了解一期手术时选用的种植系统，种植类型、数目和牙位，骨增加材料和引导骨再生膜的使用情况，一期手术时有无并发症等
（2）	放射学检查		协助医生做好二期手术前常规拍摄放射性检查，如 X 线、CBCT
（3）	手术常规器械包		双人核对器械，包布、孔巾、颊面拉钩、口镜、刀柄、骨膜分离器、挖器、组织镊、持针器、止血钳、手术剪、刀片、纱布、缝针

步骤	流程	图示	操作要点
（4）	局部麻醉用物	同表 13-2-1	
（5）	消毒用物		
（6）	吸引用物		
（7）	其他		小骨凿、刮治器、螺丝刀、愈合基台

二、护理流程

步骤	流程	图示	操作要点
5	口内、口周消毒	同表 13-2-1	
6	常规铺巾		传递孔巾，协助铺巾
7	麻醉	同表 13-2-1	
8	切开		用持针器将 15 号小圆刀安装在刀柄上递予医生
9	剥离和翻瓣		传递骨膜分离器

步骤	流程	图示	操作要点
10	去骨		传递刮治器或小平凿、去骨钻
11	安装愈合基台		将螺丝刀递予医生，协助取下覆盖螺丝，将愈合基台固定于螺丝刀上递予医生
12	修整软组织，缝合创口		① 传递齿镊、15 号小圆刀； ② 传递夹好缝针和 4/0 或 6/0 可吸收缝线的持针器、齿镊予医生
13	冲洗伤口，压迫止血		传递无菌湿纱布，嘱患者咬紧
14	术后清点器械	同表 13-2-1	
15	术后健康指导		
16	终末处理		

2. 健康宣教

（1）术后当天勿用患侧咀嚼，勿吃过硬、过热及辛辣等刺激性食物，注意保持口腔卫生。

（2）术后当天伤口出现肿胀的感觉，属于正常现象，一般可自行消失。

（3）如发现愈合基台脱落或松动，应及时就医。

（4）术后半个月至一个月来院复诊，行上部结构取模。

第四节 常见骨增量术

一、引导骨再生技术

（一）应用

1. 定义

引导骨再生（guided bone regeneration，GBR）术基于引导组织再生（guided tissue regeneration，GTR）技术发展而来。其原理是根据各种组织细胞迁移速度的不同，在软组织与骨缺损之间放置屏障膜，建立生物屏障，创造一个相对封闭的组织环境，阻止结缔组织细胞和上皮细胞进入骨缺损区，让具有潜在生长能力和缓慢迁移速度的前体成骨细胞优先进入骨缺损区并优先生长。同时保护血凝块，缓解压力，实现缺损部位的骨修复再生。

2. 适应证

缺牙区骨缺损严重，不能保证种植体良好的初始稳定性和理想的三维位置。GBR 技术的使用可以使患者在植入区域获得一定量的骨增量。骨缺损部位采用 GBR 技术骨增量后可以获得与非骨缺损部位相同的种植效果。在即刻种植和早期种植中，由于拔牙窝与种植体形状不完全吻合，或因美学修复需要改变种植方向，患牙发炎，以及拔牙后牙槽骨吸收，都会造成骨量不足。GBR 技术在即刻种植中的应用可以保留骨量。一般认为，当拔牙窝边缘与种植体之间存在大于 2mm 的间隙时，种植体表面在冠状方向暴露，颊侧骨面厚度小于 1mm，需要同时进行 GBR 技术。此外，种植体放置不当或种植体周围炎可能导致颊舌骨壁破裂，最终导致种植体失败。在植入区的炎症得到控制后，吸收的骨组织可以通过使用 GBR 技术进行部分修复。牙齿脱落后牙槽骨会吸收，给后期的种植手术和美学修复带来困难。通过 GBR 技术保留拔牙部位的骨量可以减缓牙槽骨吸收。

（二）护理

1. 引导骨再生术护理（表 13-4-1）

表 13-4-1　引导骨再生术护理

步骤	流程	图示	操作要点
一、护理评估			
1	患者评估	同表 13-2-1	
2	环境评估		
3	自身评估		

步骤	流程	图示	操作要点
4	用物准备		
（1）	复习病历及计划书		
（2）	无菌手术包		
（3）	手术常规器械包	同表 13-2-1	
（4）	局部麻醉用物		
（5）	消毒用物		
（6）	植骨材料		生物屏障膜、骨代用品
（7）	其他	同表 13-2-1	
（8）	种植设备及器械		
二、护理流程			
5	口内、口周消毒		
6	常规铺巾及连接种植设备	同表 13-2-1	
7	麻醉		
8	切开黏膜、翻瓣固定、显露骨面		传递安装好刀片的刀柄及翻瓣用物予医生
9	球钻修整骨面、制备种植窝		依次安装球钻、先锋钻及各级扩孔钻、攻丝钻，并依次安装在牙科种植手机上递予医生
10	收集骨屑		传递骨膜分离器、治疗杯

步骤	流程	图示	操作要点
11	测量		传递牙周探针等用物，协助医生测量种植体深度、轴向
12	植入种植体	同表 13-2-1	
13	安装覆盖螺丝		
14	制备受植骨床		传递刮匙、安装小球钻于牙科种植手机
15	填入植骨材料		传递适量骨代用品、适量生理盐水予医生
16	覆盖生物屏障膜		传递生物屏障膜及相关使用工具
17	骨膜减张、严密缝合伤口		传递剪刀及相关缝合用物

步骤	流程	图示	操作要点
18	伤口压迫止血		冲洗伤口、递无菌湿纱布，协助医生止血
19	术后清点器械		
20	术后健康指导	同表 13-2-1	
21	终末处理		

2. 健康宣教

参见埋入式种植护理的健康宣教（1）～（8）。

二、上颌窦底提升技术

（一）应用

1. 定义

由于上颌后牙缺失和上颌窦气化引起的牙槽骨吸收，上颌后牙区牙槽嵴与上颌窦底之间常存在骨质缺乏。目前，当上颌后牙区骨量不足时，上颌窦底劈裂术是种植手术常用的骨增量方法。

2. 适应证与禁忌证

适应证为磨牙、前磨牙缺失，牙槽嵴严重萎缩，上颌窦严重气化，上颌窦底与牙槽嵴之间骨质不足且需要在该区域植入种植体。禁忌证包括一般植入禁忌证及以下情况：上颌窦肿瘤、上颌窦囊肿、上颌窦急性炎症、严重过敏性鼻炎、重度吸烟等。

（二）护理

1. 上颌窦底提升术护理（表 13-4-2）

表 13-4-2　上颌窦底提升术护理

步骤	流程	图示	操作要点
一、护理评估			
1	患者评估		
2	环境评估	同表 13-2-1	
3	自身评估		

步骤	流程	图示	操作要点
4	用物准备		
(1)	复习病历及计划书	同表 13-2-1	
(2)	无菌手术包		
(3)	手术常规器械包		
(4)	局部麻醉用物	同表 13-4-1	
(5)	消毒用物		
(6)	植骨材料		
(7)	其他		
(8)	种植设备及器械		
(9)	上颌窦底提升用物		上颌窦提升器、钻针深度停止器、手术用钻
(10)	超声骨刀		主机、超声手柄、冷却水管、刀头安装工具、刀头
二、护理流程			
5	口内、口周消毒	同表 13-4-1	
6	常规铺巾及连接种植设备		
7	麻醉		
8	切开黏膜、翻瓣固定、显露上颌窦外侧壁		传递安装好刀片的刀柄及翻瓣用物予医生

步骤	流程	图示	操作要点
9	上颌窦外侧壁开窗		使用超声骨刀时，手柄安装有齿刀头和球形刀头后递予医生
10	上颌窦底黏膜剥离		按角度由小到大顺序依次递上颌窦黏膜剥离器
11	检查上颌窦底黏膜完整性		协助医生嘱患者做鼻腔鼓气试验
12	种植体同期植入的按常规方法制备种植窝		依次安装球钻、先锋钻及各级扩孔钻、攻丝钻，安装在牙科种植手机上递予医生
13	上颌窦底植入植骨材料		传递装有骨屑的治疗杯、适量骨代用品、骨膜分离器、5mL 注射器、生理盐水
14	植入种植体		传递相应型号的种植体和种植体输送工具

步骤	流程	图示	操作要点
15	覆盖生物屏障膜	同表 13-4-1	
16	关闭伤口		传递夹好缝合针线的持针器予医生
17	伤口压迫止血	同表 13-4-1	
18	术后清点器械		
19	术后健康指导	同表 13-2-1	
20	终末处理		

2. 健康宣教

上颌窦底提升后反应严重，需特殊用药和护理。术后 24h 内，手术区应间断冰敷，抗生素应用 3～7 天。呋喃西林、麻黄碱滴鼻剂可滴入鼻腔。如果有局部疼痛，可以使用止痛片。影像学检查：术后行曲面体片或 CBCT 检查，了解上颌窦底抬高及植入情况。禁止擤鼻涕，避免打喷嚏和剧烈咳嗽，预防感冒，尽量避免剧烈运动和气压变化。

三、牙槽骨劈开术及骨挤压术

（一）应用

1. 定义

牙槽骨劈开术是一种针对牙槽骨宽度不足而进行的一种水平骨增量术，即利用牙槽骨良好的生物弹性，依靠劈骨器械从双侧皮质板的间隙中楔入，通过骨挤压和扩张造成牙槽骨基底部的青枝骨折（或骨板位移），最终扩大牙槽骨的水平宽度。牙槽骨劈裂术可广泛应用于上下颌牙列缺损和牙列缺失后的菲薄牙槽嵴。骨挤压技术是一种用于解决在种植过程中术区骨密度较低情况下的方法。该方法通过专用的骨挤压器械，逐级扩大骨窝，以替代传统的种植窝洞预备技术。这种方法的优势在于能够提高种植窝内壁牙槽骨的密度，同时增加骨与种植体之间的接触面积。与此同时，骨挤压技术的应用基本上不会造成骨量的损失，还可以减少穿孔的可能性，提升种植体在初期的稳定性。

2. 牙槽骨劈开术的适应证

（1）要求患者有良好的口腔卫生和身体康复能力，术前吸烟的患者应控制吸烟。

（2）拔牙后 3 个月以上，牙槽骨愈合良好，双侧皮质骨板完整，水平方向有轻度或中度骨吸收，需进行水平方向骨增量术。

（3）选择牙槽嵴宽度在 3～5mm 的病例。

（4）唇侧无明显骨倒凹。

3. 牙槽骨挤压术的适应证

骨挤压技术适用于具有薄层骨皮质包裹松质骨的Ⅲ类或Ⅳ类骨，并且要求牙槽骨宽度在 2.5mm 以上。因此，骨挤压技术通常被应用于上颌水平骨量不足的情况。通过骨挤压术，可以降低骨折的风险，避免需要增加第二术区的操作，同时减少患者的恐惧感和手术并发症的发生。

（二）护理

1. 牙槽骨劈开术护理（表 13-4-3）

表 13-4-3　牙槽骨劈开术护理

步骤	流程	图示	操作要点
一、护理评估			
1	患者评估	同表 13-2-1	
2	环境评估		
3	自身评估		
4	用物准备		
（1）	复习病历及计划书	同表 13-2-1	
（2）	无菌手术包		
（3）	手术常规器械包		
（4）	局部麻醉用物	同表 13-4-1	
（5）	消毒用物		
（6）	植骨材料		
（7）	其他		
（8）	种植设备及器械		
（9）	骨劈开及骨挤压器械		牙槽嵴修整器、麻花钻、片切轮、携带体延长器、成型钻

步骤	流程	图示	操作要点
二、骨劈开术护理流程			
5	口内、口周消毒	同表13-4-1	
6	常规铺巾及连接种植设备		
7	麻醉		
8	切开黏膜、翻瓣固定、显露牙槽突		传递安装好刀片的刀柄及翻瓣用物予医生
9	牙槽嵴劈开		① 传递骨劈开用物； ② 骨扩张器安装于放置工具后递予医生
10	制备种植窝，植入种植体		依次安装球钻、先锋钻及各级扩孔钻、攻丝钻，安装在牙科种植手机上递予医生
11	骨间隙填入植骨材料		传递装有骨屑的治疗杯、适量骨代用品及填充骨屑的工具
12	关闭伤口、严密缝合		传递针线、持针器

步骤	流程	图示	操作要点
13	伤口压迫止血		冲洗伤口、递无菌湿纱布、协助医生止血
14	术后清点器械		
15	术后健康指导	同表 13-2-1	
16	终末处理		
三、骨挤压术护理流程			
17	口内、口周消毒		
18	常规铺巾及连接种植设备	同表 13-4-1	
19	麻醉		
20	切开黏膜、翻瓣、显露牙槽突		传递安装好刀片的刀柄及翻瓣用物予医生
21	制备种植窝		在种植牙科手机上依次安装球钻、先锋钻后递予医生
22	确定种植体位置、方向、长度		传递牙周探针等用物、协助医生测量种植体深度、轴向
23	牙槽嵴挤压		根据牙位、植入种植体直径选择合适骨挤压骨凿传递予医生

步骤	流程	图示	操作要点
24	常规植入种植体		传递相应型号的种植体和种植体输送工具
25	关闭伤口、严密缝合		传递夹好缝合针线的持针器予医生
26	伤口压迫止血		冲洗伤口、递无菌湿纱布，协助医生止血
27	术后清点器械	同表 13-2-1	
28	术后健康指导		
29	终末处理		

2. 健康宣教

同引导骨再生技术。

四、外置式植骨技术

（一）应用

1. 定义

外置法植骨术（onlay bone grafting）是指将块状骨嵌贴于受区骨面，增加牙槽嵴骨量的手术方法。外置法植骨术是应用较多的骨增量手术，可有效地改善严重吸收牙槽突的高度和厚度，使原本不能种植或难以种植的患者拟种植区骨量达到牙种植的基本要求。

2. 适应证

外置式植骨技术适用于牙槽嵴萎缩，残余骨量达不到种植要求（高度应大于10mm，厚度应大于5mm）的种植前治疗，不但适用于缺牙区宽度不足的唇颊侧植骨，也适用于垂直高度不足时的植骨。

3. 自体骨移植类型

自体骨移植材料分为三种类型：松质骨、皮质骨和松质 - 皮质骨。骨愈合生物学研究表明，自体松质骨中含有成骨细胞和多种生长因子及促生长因子，可刺激间充质细胞向成骨细胞分化，加速新分化成骨细胞的成骨作用。

皮质骨移植物具有良好的机械稳定性，但骨诱导能力弱，血运重建缓慢，易感染。与松质骨碎片相比，密质骨碎片移植后的骨吸收较少。

松质 - 皮质骨在一定程度上结合了两种植骨的优点，用于牙槽嵴面植骨时比松质骨能保留更多的骨量。

4. 植骨供区

植骨供区的选择取决于骨缺损的范围。缺损范围小，可选口内供区，如颏部、下颌支、下颌骨外斜线等；缺损范围大，所需骨量多，则应选择口外供区，如髂骨、腓骨、颅骨等。

（二）护理

1. 外置式植骨技术护理（表 13-4-4）

表 13-4-4　外置式植骨技术护理

步骤	流程	图示	操作要点
一、护理评估			
1	患者评估		
2	环境评估	同表 13-2-1	
3	自身评估		
4	用物准备		
（1）	复习病历及计划书		
（2）	无菌手术包		
（3）	手术常规器械包		
（4）	局部麻醉用物	同表 13-2-1	
（5）	消毒用物		
（6）	植骨材料		
（7）	其他		
（8）	种植设备及器械		
（9）	取骨工具		骨凿、咬骨钳、骨锤、环形取骨钻

步骤	流程	图示	操作要点
（10）	止血药物		胶质银海绵
（11）	骨固定工具		固定螺丝刀手柄、钛钉固定螺丝刀、裂钻、钛固定钉
（12）	超声骨刀		主机、超声手柄、冷却水管、刀头安装工具、刀头

二、护理流程

步骤	流程	图示	操作要点
5	口内、口周消毒	同表 13-4-1	
6	常规铺巾及连接种植设备		
7	麻醉		
8	切开受植区及供骨区黏膜、翻瓣固定、显露骨面		传递安装好刀片的刀柄及翻瓣用物予医生
9	取骨		将环形骨钻安装于牙科种植手机或将取骨刀头安装于超声手柄递予医生

步骤	流程	图示	操作要点
10	骨块分离，修整		传递骨凿、明胶海绵、止血钳、传递咬骨钳、治疗杯、骨膜分离器
11	骨块钻孔		安装裂钻于牙科种植手机后递予医生
12	固定骨块		传递安装钛钉的钛钉固定扳手
13	引导骨再生技术		传递适量骨代用品、生物屏障膜、装有骨屑的治疗杯、骨膜分离器、5mL 注射器
14	减张		传递夹好缝合针线的持针器予医生
15	伤口压迫止血		冲洗伤口、传递无菌湿纱布，协助医生止血

步骤	流程	图示	操作要点
16	术后清点器械		
17	术后健康指导	同表 13-2-1	
18	终末处理		

2. 健康宣教

同引导骨再生技术。

第五节　口腔种植固定修复

一、应用

（一）单牙缺失种植修复的适应证

单牙缺失种植要精确、美观，其成功的关键取决于对适应证的把握以及良好的手术和修复技术。

（1）牙齿发育不全　对于患有牙齿发育不全者，单颗牙种植修复是一种有效的解决方案。通过种植术，患者可以获得一个自然美观、功能正常的牙齿，从而改善咀嚼功能、提升口腔健康，并增强自信心。

（2）缺牙区状况及健康的邻牙　缺牙区的存在可能导致多种问题，包括咀嚼功能受损、相邻牙齿向缺失区倾斜、牙龈退缩以及牙槽骨吸收等。邻牙的形态和位置异常，如牙扭转、倾斜、畸形等，会影响种植修复的美学效果，很难产生协调、自然的感觉，往往不能按正常的标准设计种植义齿的形态和位置，需要个性化处理。对于缺牙区状况较好且邻牙健康的患者，单颗牙种植修复是一种理想的选择。

（3）缺失区有空间　在一些情况下，由于缺失区域有足够的空间，单颗牙种植修复成为一种较为优先的方案。这种情况通常出现在患者单颗或多颗牙齿缺失，但周围牙齿位置相对稳定且无须矫正的情况下。通过单颗牙种植修复，患者可以获得一个独立的牙齿种植体，不依赖于邻近的牙齿来支撑，从而保持牙齿之间的自然间隔，维持口腔结构的稳定性，并且更容易进行口腔卫生护理。

（二）单牙缺失种植的种植外科要点

（1）选择种植体　在中切牙和尖牙缺失的情况下，通常会选择直径较宽且较长的种植体来进行修复。然而，针对上颌侧切牙和下颌前牙的缺失，往往会采用直径较窄的种植体进行修复。这样的选择是根据患者的牙齿情况和口腔结构来确定的，旨在保证种植体的稳固性和成功率，从而实现对牙齿的有效修复并恢复其功能。

（2）种植体领口位置　部分种植工具配备了颈部成形钻，用于预备种植窝的颈部，以形成适合种植体领口的形态。这样的操作有助于在修复后获得良好的美学效果，确保种植体与周围牙齿和组织的衔接，提高患者的口腔美观度和满意度。

（3）可用牙槽骨的高度　上前牙的牙槽嵴顶到鼻底之间的距离通常提供了充足的骨高度，以容纳足够长度的种植体。然而，当牙槽嵴吸收严重时，需要谨慎选择种植体的长度，以避免超过可用骨高度，避免可能导致鼻底穿孔的风险。在大多数情况下，下颌前牙区两侧颏孔间的骨高度都足够。

（4）切口的选择　在前牙区，由于缺牙间隙相对较小，常采用 H 形切口进行种植手术。然而，如果存在唇侧骨倒凹的情况，则角形切口为更优选择。通过角形切口，可以剥离黏膜，暴露根方骨面，便于发现缺损，并进行植骨操作。角形切口仅切开一侧龈乳头，从而在修复后获得更好的美学效果。这种切口选择有助于保持口腔的整体美观和功能。

（5）上前牙区骨密度较低常伴可用骨宽度不足，可使用骨劈开及骨挤压术增加宽度，提高骨密度。

（6）尽量保持术前的软组织形态，必要时应用局部转瓣或游离瓣移植等技术重塑龈乳头，以获得与天然牙近似的龈缘高度。

（7）后牙区的缺牙间隙较前牙区大，可以获得相对较大的操作空间，但手术操作有一定困难，尤其患者张口度小时，为得到理想的种植窝的长轴方向，需要使用长度较短的器械和手动器械。

二、护理

1. 单牙缺失种植修复术护理（表 13-5-1）

表 13-5-1　单牙缺失种植修复术护理

步骤	流程	图示	操作要点
一、护理评估			
1	患者评估		① 核对患者病历，种植体植入时间，患者有无其他全身疾病，有无过敏史； ② 查看伤口愈合情况，口腔卫生情况； ③ 协助完成放射学检查，了解种植体与牙槽骨的结合情况； ④ 介绍种植修复流程及修复类型，交代注意事项

步骤	流程	图示	操作要点
2	环境评估	同表13-2-1	
3	自身评估		
4	用物准备		
（1）	常规用物		口腔检查器械盒（口镜、镊子、探针）、护目镜、棉球、防护膜、口杯、冲洗器、三用枪、种植修复螺丝刀、种植修复棘轮扳手、吸引器管、凡士林、0.5%氯己定溶液、75%酒精、棉签
（2）	制取印模用物		上下颌托盘、硅橡胶印模材料（轻体）、硅橡胶印模材料（重体）、硅橡胶量勺、一次性使用PVC手套、替代体、转移杆、咬合记录硅橡胶、藻酸盐、藻酸盐量勺、量杯、镜子、硬石膏、比色板、橡皮碗、调拌刀
（3）	修复体试戴与固位用物		光固化灯、充填器、高速牙科手机、低速牙科手机、火焰钻、砂石磨头、抛光磨头、树脂、牙线、咬纸、邻面测试纸、特氟龙、剪刀、自粘接树脂水门汀
二、闭窗式种植体水平印模护理流程			
5	阅读病历、核对患者信息		准备病历、核对患者信息。核对患者信息是在治疗前的必要步骤，以确保患者身份的准确性和治疗计划的正确性
6	检查口内情况		引导患者就诊，传递口镜等检查器械予医生

步骤	流程	图示	操作要点
7	润滑口角		传递凡士林及棉签
8	卸下愈合基台		递螺丝刀予医生
9	冲洗牙龈袖口		递装有 0.5% 氯己定溶液的冲洗针，并用吸引器管及时吸走冲洗液
10	安放转移杆		传递转移杆或印模帽、螺丝刀予医生
11	试托盘		传递合适大小的托盘
12	制取工作印模		调拌印模材料于托盘和注射枪内，并递予医生

步骤	流程	图示	操作要点
13	卸下转移杆		递螺丝刀予医生
14	冲洗牙龈袖口		递 0.5% 氯己定溶液的冲洗针，并吸走冲洗液
15	安放愈合基台		递螺丝刀、愈合基台予医生
16	制取对颌印模		① 调拌藻酸盐印模材料放于托盘中递予医生；② 协助患者漱口及清理嘴角的印模材料；③ 巡回护士模型消毒及灌注
17	连接转移杆与种植体替代体，插入工作印模内		递转移杆、替代体及螺丝刀予医生
18	制取咬合记录		递硅橡胶予医生

步骤	流程	图示	操作要点
19	比色板比色		递比色板予医生，在自然光下比色
20	健康指导		指导患者种植修复后的注意事项，维持良好口腔卫生状况
21	终末处理	同表 13-2-1	

三、修复体试戴及固位护理流程

步骤	流程	图示	操作要点
22	阅读病历、核对患者信息		准备病历、核对患者信息。核对患者信息是在治疗前的必要步骤，以确保患者身份的准确性和治疗计划的正确性
23	检查口内情况		引导患者就诊，传递口镜等检查器械予医生
24	卸下愈合基台		递螺丝刀予医生，卸下愈合基台

步骤	流程	图示	操作要点
25	冲洗牙龈袖口		递 0.5% 氯己定溶液的冲洗针,并吸走冲洗液
26	试戴牙冠		递修复基台及螺丝、牙冠、螺丝刀、棘轮扳手予医生
27	检查基台、牙冠就位情况		递口镜、探针予医生
28	调整近远中接触点		递牙线,协助医生按压修复牙冠,必要时传递邻面测试纸予医生
29	调𬌗、抛光		将夹有咬合纸的镊子递予医生,安装砂石磨头于低速牙科手机上,递予医生
30	消毒基台、牙冠		用镊子夹取 75% 酒精棉球,递予医生

步骤	流程	图示	操作要点
31	封闭基台的螺丝孔		递特氟龙予医生并传递树脂充填器
32	棉卷隔湿		递镊子、棉卷予医生
33	粘接		分次传递复合树脂，协助医生光照固化
34	清理粘接剂		递探针、洁治器、口镜和牙线予医生
35	确认咬合情况		① 用镊子夹取咬纸递予医生；② 安装火焰钻于高速牙科手机上，并递予医生；③ 递镊子、棉球予医生，以擦拭咬纸残留印记
36	健康指导		指导患者种植修复后的注意事项，维持良好口腔卫生状况
37	终末处理	同表 13-2-1	

2. 健康宣教

（1）种植牙与牙周组织之间的关系与天然牙类似，应定期对种植牙进行牙周洁治，以维护种植牙的长期稳定。

（2）种植牙的使用寿命与其使用方法密切相关，应尽量避免啃、撕拉过硬或黏性食物，如瓜子、甘蔗、蚕豆、坚果和麦芽糖等，以免咬合力过分集中，导致崩瓷、种植体松动或折断等情况。

（3）指导患者正确使用牙线和牙缝刷，有效地清洁种植牙，解决进食后的食物嵌塞等问题。

（4）若种植牙邻近的牙齿发生龋坏、牙髓炎、根尖周炎、牙周炎等口腔疾病，应及时诊治，以免波及种植区的牙槽骨及牙周组织，导致不良结果。

（5）注意保持口腔卫生，尽量避免吸烟和饮酒，防止因感染或牙槽骨进行性吸收而导致种植体脱落。

（6）为了更好地维护口腔健康，种植牙完成后3个月、6个月、1年时，按时复诊检查，之后每年复诊一次，定期洁治，如出现异常情况应随时就诊。

口腔颌面外科护理

口腔颌面外科学是一门以研究口腔器官（牙、牙槽骨、唇、颊、舌、腭、咽等）、面部软组织、颌面诸骨（上颌骨、下颌骨、颧骨等）、颞下颌关节、唾液腺以及头颈部的某些疾病防治为主要内容的学科。口腔颌面外科患者的护理涉及麻醉、复苏、重症监护、围术期护理、专科护理及健康教育、疾病预防等范畴。口腔颌面外科患者的护理需按照护理程序，制订适宜的护理计划，提供优质卓越的整体护理服务，达到预防并发症，促进患者早日身心康复的目的。

口腔颌面外科常见疾病：牙及牙槽外科、口腔颌面部感染性疾病、口腔颌面部损伤、口腔颌面部肿瘤、口腔颌面部唾液腺疾病、颞下颌关节疾病、先天性口腔颌面部发育畸形及口腔颌面部神经疾病等。

第一节　牙及牙槽外科手术

一、定义

牙及牙槽外科是口腔颌面外科的一个分支。牙及牙槽外科手术治疗包括牙拔除术、植牙术、修复前外科、牙槽外科手术等，是口腔颌面外科门诊最基本的治疗。护理人员在整个治疗过程中应主动做好护理配合及患者的健康宣教。

二、适应证及禁忌证

1. 牙拔除术的适应证

（1）龋病　引起食物嵌塞、龋坏无治疗价值的牙，龋损严重，不能治疗也无法用冠修复。

（2）牙外伤　劈裂或折断至牙颈部以下，或根折不能治疗或修复。

（3）错位牙或多生牙　影响正常咬合，妨碍咀嚼功能，影响美观。

（4）阻生牙、埋伏牙　引起邻牙牙根吸收、冠周炎、牙列不齐、龋坏。

（5）滞留乳牙　影响恒牙正常萌出。

（6）治疗需要　因正畸治疗需要进行减数的牙；因义齿修复需要拔除的牙；

囊肿或良性肿瘤累及的牙；恶性肿瘤放疗前，为减少某些并发症的发生。

（7）牙周病　牙周病所致松动明显的牙。

（8）颌骨骨折　颌骨骨折线上的牙或牙槽突骨折所累及的牙，应根据牙本身的情况决定，尽可能保留。

2. 牙槽外科手术的适应证

（1）牙槽突重建术　严重萎缩的牙槽突，尤其是下颌，由于骨量严重不足，单纯唇颊沟加深术等软组织手术常不能使义齿获得足够的固位力。通过牙槽突重建再造，增加邻骨体的高度和宽度，在提供支持硬组织的同时，恢复颌间距离和理想面容。

（2）唇系带矫正术、舌系带矫正术　临床上需行义齿修复的患者如唇、颊、舌系带过短或附着过低，常影响唇、颊及舌运动，并伴有发音等功能障碍，义齿修复前需行手术矫正。

（3）下颌隆突修整术、腭隆突修整术　针对局部颌骨发育畸形常见于硬腭正中部的腭隆突及双侧下颌前磨牙舌侧的下颌隆突，常表现为局限的圆形隆起，质地坚硬，表面光滑，黏膜无异常。不影响义齿修复者无须处理。

（4）唇颊沟加深术　重度牙周病及不良修复体均可导致牙槽突骨质严重吸收萎缩，使唇颊沟变浅影响义齿固位，特别是全口义齿，手术多见于下颌。

3. 牙及牙槽外科手术的禁忌证

（1）血液疾病　患有血小板减少性紫癜、急慢性白血病、血友病、恶性贫血、维生素 C 缺乏症等血液疾病患者。

（2）心脏病　患有急性心肌梗死、频繁发作的心绞痛、心功能Ⅲ～Ⅳ级、心脏病合并高血压（血压 ≥ 180/100mmHg）及Ⅲ度或Ⅱ度Ⅱ型房室传导阻滞等严重心脏病的患者应视为禁忌证或暂缓拔牙。

（3）高血压　血压超过 180/100mmHg 的患者应先行抗高血压治疗，待血压降至 160/100mmHg 后再行拔牙术。

（4）糖尿病　患病未经控制，空腹血糖在 8.88mmol/L（160mg/dL）以上，并伴有中毒症状者。

（5）甲状腺功能亢进　病情严重未得到控制者。在 HR > 100 次 / 分、基础代谢率 ≥ 20% 时应暂缓拔牙，以免因精神刺激和感染加重病情，引起甲状腺危象。

（6）肺结核开放期　未经治疗的肺结核开放期患者。

（7）肝、肾疾病　患有严重肝、肾疾病且肝、肾功能损害者。

（8）急性炎症及传染病　如冠周炎、蜂窝织炎、牙槽脓肿扩散期、高热体弱、过敏性体质等。

（9）特殊时期　疲劳过度、饥饿、紧张恐惧、妇女月经期、妊娠期头 3 个月或后 3 个月应暂缓拔牙。

（10）口腔恶性肿瘤　患者常因肿瘤区牙齿松动疼痛而要求拔牙，但单纯拔牙可刺激肿瘤生长，造成医源性扩散使病情恶化，因此不宜拔牙。

（11）神经精神疾患　如帕金森病，经常有不随意的活动；大脑性麻痹，有痉挛状态等，这些患者欠合作，可采用全身麻醉，进行牙拔除术。

（12）长期抗凝药物　治疗陈旧性心肌梗死、冠心病合并高脂血症、血黏滞性增高、持续性房颤或有脑血栓病史的患者现多采用抗凝血药降低血液黏滞度、防止血栓形成，以预防复发，因此暂缓手术。

（13）长期肾上腺皮质激素治疗　长期使用此类药物，可导致肾上腺皮质萎缩。临床表现为易疲乏、衰弱无力、精神萎靡、食欲缺乏、体重明显减轻；晚期则有色素沉着、头晕、眼花、血压降低、恶心呕吐、肌无力等，因此暂缓手术。

三、一般牙拔除术护理

（一）术前护理

1. 心理护理

热情接待患者，了解患者对疼痛的耐受与认知状态、对疾病的了解状况、情绪、心理需求、就诊目的，做好疾病解释工作，告知手术费用情况，取得患者的信任与理解。

2. 患者准备

（1）询问病史　问诊有无药物过敏史，必要时做药敏试验。了解患者的要求和全身健康状况，严格遵循牙拔除术的禁忌证、适应证，做好术前准备及术后护理。检查口腔情况：有无不良修复体，黏膜有无破损，牙周组织有无红、肿、热、痛等。另外可行 X 线检查、血常规检查等。

（2）签署手术同意书　向患者介绍病情、手术的过程及必要性，术中的感觉与术后可能出现的情况，解除其恐惧心理，帮助患者建立信任和信心，使其同意接受手术并主动配合治疗。

（3）指导患者在治疗过程中避免误吞冲洗液、血液和骨碎屑，如有不适可举左手示意，不要随意讲话、转动头部及躯干，防止污染术区及器械损伤软组织。

（4）患者体位　协助患者取半卧位。

（5）嘱患者避免空腹拔牙，复杂阻生牙拔除前应摄 X 线片。检查患牙邻牙是否有炎症、龋坏等情况。

（6）术区的准备　在术前准备，嘱患者取出口内的活动义齿，并用 0.01% 苯扎溴铵（新洁尔灭）含漱，牙石较多者应先行洁治术。口内术区及麻醉穿刺区用0.5% 碘伏消毒，术者戴无菌手套。

（二）术中护理（表 14-1-1）

表 14-1-1　拔牙术护理

步骤	流程	图示	操作要点
一、护理评估			
1	患者评估		① 有无全身性疾病、过敏史、家族史等； ② 确认患者麻醉前有无进食早餐或午餐； ③ 有无焦虑、恐惧等心理状态； ④ 为患者测量血压、心率（必要时测血糖）； ⑤ 调节舒适体位； ⑥ 签治疗同意书
2	环境评估		环境清洁、安全，光线充足，设备性能完好
3	自身评估		洗手，着装整洁，仪表端庄；无长指甲；戴口罩、手术帽
4	用物准备		
（1）	口腔一般检查用物		避污膜、一次性器械盘（口镜、镊子、探针）、手套、吸唾管、漱口杯

步骤	流程	图示	操作要点
（2）	常规用物		0.5% 碘伏、棉签、护目镜、三用枪
（3）	麻醉药物准备		遵医嘱准备麻醉药品（局麻药利多卡因）、注射器
（4）	拔牙器械		骨膜剥离子、牙铤、牙钳、刮匙

二、护理流程

步骤	流程	图示	操作要点
5	术区消毒		① 协助患者含漱漱口液； ② 传递 0.5% 碘伏棉签进行术区消毒
6	分离牙龈		铺巾，按手术使用顺序摆放器械，用牙龈分离器分离紧密附着在牙颈部的牙龈
7	安放牙钳		选择正确牙钳，核对牙位，正确安放

步骤	流程	图示	操作要点
8	拔除患牙		采用旋转和牵引的方法拔除患牙。拔牙过程中关注患者的术中情况，如：头痛、头晕、胸闷、恶心等，着重观察患者的神志、意识、面色、呼吸、有无抽搐等，发现异常，及时报告医生，配合处理
9	处理创口		彻底搔刮牙槽窝，清除炎性肉芽组织和组织碎片，及时吸出口内的唾液、血液等，充分暴露手术野
10	止血		传递棉球止血

（三）术后护理

（1）控制出血　拔牙后可能会出现一定程度的出血，嘱患者咬住棉球压迫止血，留院观察 30min，如无活动性出血吐掉止血棉球后方可离院，若出血较多可延长至 1h。避免舔舐或手指触碰拔牙区域，以免刺激出血点。

（2）控制肿胀　拔牙后可能会出现一定的肿胀，24h 内可以使用冷敷来减轻肿胀。在拔牙区域面颊部敷冷敷袋或包裹冰块的干毛巾，每次持续 10~15min，间隔 20min，可以帮助缓解肿胀，注意面颊部避免冻伤。

（3）加强心理护理　详细介绍拔牙后的注意事项，了解患者的感受，并作相应的解释工作，缓解患者的心理紧张。

（四）健康宣教

（1）拔牙后 24h 内禁止漱口或只能轻轻含漱漱口液，以免冲掉血凝块，影响伤口愈合。24h 后方可刷牙，切忌刷拭拔牙创面。

（2）不要吮吸、舌舔拔牙窝，不要反复吐口水。

（3）拔牙后（2h 左右）当天进食请不要吃热、硬、辛辣等刺激性食物，可进食温、凉、软的半流质食物或流质食物，如牛奶、稀饭、面条等。

（4）若术后有明显的大出血、疼痛、肿胀、发热、张口困难等，应及时复诊。

（5）术后3～4日内口内有血丝为正常现象，如活动性出血不止，紧咬棉球压迫伤口后及时到医院就诊（紧急情况需就诊急诊科）。

（6）建议拔牙后2～3个月复查，进行义齿修复。

（7）注意口腔卫生，避免继发感染。

四、下颌阻生智齿拔除术

阻生齿是指由于位置、方向或者拥挤等原因，无法正常咬合或者完全萌出口腔的牙齿。最常见的阻生齿为上、下颌第三磨牙，又称智齿。智齿通常在青少年或成年人时期萌出，但由于位置较深或者口腔空间有限，导致智齿无法完全咬合或萌出口腔，从而被称为阻生智齿。阻生牙拔除术与一般牙拔除术区别很大，其手术难度高，手术创伤与术后反应较重，护理亦有自身特点。

（一）术前护理

心理护理、患者准备、术区准备：同一般牙拔除术患者的准备。

（二）术中护理

术中护理的护理评估同一般牙拔除术，其他术中护理见表14-1-2。

表14-1-2　下颌阻生智齿拔除术护理

步骤	流程	图示	操作要点
一、用物准备			
1.口腔一般检查、常规用物、麻醉药物准备、术前患者准备同一般牙拔除技术护理			
（1）	牙龈切开、翻瓣、分离牙龈、分牙器械		手术刀、骨膜剥离子、高速涡轮手机、裂钻、吸引器和连接管，调好机头水量备用
（2）	挺松、拔出患牙器械		牙铤、拔牙钳、颊部拉钩

步骤	流程	图示	操作要点
（3）	清理牙槽窝、缝合伤口器械		刮匙、缝针、缝线、镊子、持针器、剪刀

二、护理流程

步骤	流程	图示	操作要点
2	术区消毒		① 请患者含漱漱口液； ② 传递 0.5% 碘伏棉签进行术区消毒
3	牙龈切开		铺孔巾，准备器械，按顺序摆放，传递手术刀
4	黏骨膜剥离、翻瓣		用牙龈分离器分离紧密附着在牙颈部的牙龈
5	增隙、去骨		递仰角式手机，吸引，维护术野
6	挺松患牙		挺松患牙后传递相应牙钳，维护术野，保护患者

步骤	流程	图示	操作要点
7	安放牙钳		选择正确牙钳，核对牙位，正确安放
8	拔除患牙		采用推压、摇动、旋转和牵引的方法拔除患牙
9	清理牙槽窝		彻底搔刮牙槽窝，清除炎性肉芽组织和组织碎片
10	牙槽骨修整、复位软组织瓣		传递咬骨钳、骨锉，清理修整骨面，传递止血钳、镊子，协助医生复位软组织
11	缝合		协助拉开患者患侧口角，递缝针、缝线、线剪及持针器，缝合伤口止血，协助医生打结、剪线
12	止血		配合吸唾，传递棉球止血。术中密切观察患者局部及全身情况

（三）术后护理

同一般牙拔除术护理。

（四）健康宣教

伤口有缝线者，请一周后复诊拆线。余同一般牙拔除术的健康教育
（1）～（5）及（7）。

五、牙槽骨修整术护理

（一）术前护理

心理护理、患者准备、术区准备同一般牙拔除术患者的准备。

（二）术中护理

术中护理的护理评估、环境评估、自身评估同一般牙拔除术，余见表 14-1-3。

表 14-1-3　牙槽骨修整术护理

步骤	流程	图示	操作要点
一、用物准备 口腔一般检查、常规用物、麻醉药物准备、术前患者准备同一般牙拔除技术护理			
（1）	切开黏骨膜瓣器械		手术刀、颊拉钩
（2）	翻瓣、去骨器械		咬骨钳、骨凿、骨锤、骨锉
（3）	清理骨面器械		骨凿、镊子、剪刀、生理盐水、吸引器和连接管

步骤	流程	图示	操作要点
（4）	缝合伤口器械		持针器、缝针、缝线、止血钳、镊子、剪刀
二、护理流程			
2	术区消毒		① 请患者含漱漱口液； ② 传递 0.5% 碘伏棉签进行术区消毒
3	切开黏骨膜瓣		① 传递消毒药物，协助医生消毒切口部位黏膜； ② 铺孔巾，有序摆放用物，传递手术刀； ③ 用颊拉钩拉开患者的唇部或颊部
4	翻瓣、去骨		较小骨尖去除时，先传递咬骨钳，后传递骨锉；较大面积去除时，先传递骨凿，执骨锤协助医生去骨后，再传递骨锉、镊子、剪刀，用生理盐水冲洗创面
5	软组织复位、缝合		传递缝合针线、止血钳、镊子，协助医生复位软组织瓣并缝合创口，配合吸唾，病情观察，协助患者从操作位变成坐位，休息 3～5min 无不适，下椅位到休息区

（三）术后护理

同一般牙拔除术护理。

（四）健康宣教

（1）饮食方面　术后 2h 内禁食禁水，之后可逐渐进食软食物，如酸奶、热汤、米粥、面条等，避免辛辣、硬质和过热食物。

（2）口腔卫生　术后24h内不要刷牙或漱口，之后可用温盐水或医生推荐的漱口水清洁口腔，但要避免剧烈漱口或刷牙，以免伤口出血或感染；24h后刷牙避免触碰手术区域，注意保护龈瓣组织。

（3）活动限制　术后避免剧烈运动、弯腰、抬重物等，以免影响伤口愈合。

（4）用药　遵医嘱使用抗生素、镇痛药等药物，注意观察用药后不良反应。

（5）定期复诊　按时来院拆线，遵医嘱定期复诊；如有不适，应及时就医。

第二节　口腔颌面部肿瘤

一、病因

引发肿瘤的因素至今还不明确，据临床病例观察可能与以下因素有关。

1. 外在因素

（1）物理因素　紫外线与电离辐射、慢性刺激与损伤。

（2）化学因素　吸烟、长期饮酒。

（3）生物因素。

2. 内在因素

（1）机体免疫状态　目前大多数学者认为，机体抗癌的免疫反应是通过免疫监视作用实现的，如机体发生免疫缺陷，则可能促进肿瘤的发生与发展。

（2）遗传因素　至今为止，已发现有200余种单基因遗传疾病与肿瘤发生有关。

（3）精神及内分泌因素　精神高度紧张，心理过度焦虑都可能造成人体功能失调和内分泌紊乱，这可能是诱发肿瘤的常见因素。

（4）医源性致癌　指放射治疗和化学药物治疗。

二、临床表现

颌面部肿瘤按生物学特性和对人体的危害，可分为良性和恶性两大类。有的肿瘤介于良性与恶性之间，称为"临界瘤"，如唾液腺多形性腺瘤、成釉细胞瘤等。有的良性肿瘤在一定条件下可转变成恶性肿瘤，如乳头状瘤。

（1）良性肿瘤　质地中等，自觉症状不明显，不发生淋巴转移，对机体危害小。

（2）恶性肿瘤　临床上可表现为溃疡型、外生型及浸润型。

三、治疗原则

良性肿瘤以手术切除为主。恶性肿瘤应根据肿瘤组织来源、生长部位、分化程度、发展速度、临床分期以及患者的身体状况等全面研究后再选择适当的治疗方法。常用的治疗方法有手术治疗、放射治疗和化学药物治疗。

四、护理

（一）口腔颌面部恶性肿瘤——口腔癌

1. 护理评估

（1）一般病情评估　询问患者全身健康状况，有无严重全身疾病的既往史，如外科大手术史、药物过敏史等；了解患者出生地与生活环境，婚姻和生育情况；了解有无吸烟及嗜酒、长期嚼食槟榔等不良嗜好，有无锐利的残根残冠或不良修复体，口腔内有无白斑或扁平苔藓等危险因素；了解患者是否有肿瘤等家族史。

（2）专科病情评估　口腔颌面部恶性肿瘤大都生长较快。在癌初期局限于黏膜内或表层之中，继之肿瘤穿过基底膜侵入周围组织，成一小硬块。恶性肿瘤一般呈侵袭性生长，无包膜，边界不清，肿块固定，与周围组织粘连而不能移动。早期患者可无症状，继之出现疼痛及功能障碍，如语音不清、吞咽困难等。临床上可分为溃疡型、外生型（乳突状型或疣状型）、浸润型。应评估有无肿胀、麻木、疼痛、出血、糜烂、畸形、功能障碍及向其他脏器转移等。

（3）心理社会状况评估　当患者被确诊为恶性肿瘤后，多数会表现为恐惧、不安、悲哀、焦虑等负面情绪，对治疗预后产生担忧和疑虑。同时也给患者家庭带来沉重的心理和经济压力。个别晚期患者甚至因为不堪忍受疼痛或术后导致面容改变、功能受损等，而对治疗失去信心，产生轻生的念头。这些问题需引起医护人员的高度警惕和重视，积极采取思想沟通，及时疏导患者的不良情绪。

（4）辅助检查　影像学检查，包括：X线检查、CT、超声、磁共振以及放射性同位素显像检查等；穿刺及细胞学检查、活组织检查、肿瘤标志物检查。

2. 护理流程

（1）术前护理

① 心理护理：针对患者对疾病和手术的恐惧心理问题，耐心做好相关疾病知识宣教，鼓励患者树立战胜疾病的信心和勇气；加强与同种病例的术后患者建立正能量的沟通交流，使其减轻思想包袱，积极配合医护的治疗和护理；告知术后可能会出现的诸如张口、吞咽、说话困难等问题，提前做好心理准备。

② 口腔护理：根据患者口腔卫生情况行全口洁治，及时治疗口、鼻炎症。给予漱口水含漱，防止术后伤口感染。

③ 常规准备：按口腔颌面外科手术护理常规，做好输血、皮试准备。遵医嘱备手术野皮肤，术前晚洗净皮肤污垢，注意保护皮肤，防止破损。做抗生素过敏试验及交叉配血准备，遵医嘱给予术前用药，并与医生一起做好患者术区标识。嘱患者术前 2 周戒烟，并指导患者有效咳痰的方法，监测生命体征，预防感冒。女性患者月经是否来潮，如有变化立即通知医生，已有呼吸道感染者术前给予有效治疗。进行营养评估，对张口受限进食障碍者，给予营养丰富的软质或流质食物。进行疼痛评估，鼓励患者进行自我评估，及时进行疼痛干预。协助患者完善各项术前检查，了解各项检查的结果是否正常。目前提倡成人术前 6～8h 禁食，术前 2～4h 禁饮。术前晚排便，必要时使用开塞露。消除引起不良睡眠的诱因，告知放松技巧，促进睡眠。备好床单位，吸氧、吸痰装置，心电监护仪，输液架等。

④ 术前指导：向患者及家属介绍有关疾病知识及治疗计划，让患者认同疾病角色并积极参与疾病治疗。指导患者床上大小便、有效咳嗽咳痰。指导患者一些固定手势或写字板交流，也可制作图片表达需求。手术日检查患者身上是否有饰品、发夹，取下活动性义齿、眼镜，勿涂指甲油、口红等，贵重物品交由家属保管。

（2）术后护理

① 保持呼吸道通畅：加强吸痰护理，及时吸除口咽分泌物，防止血液或呕吐物吸入气道引起呼吸障碍或窒息。术后留置气管插管或鼻咽通气道的患者，应注意妥善固定人工气道，保持通畅。如患者舌体用 7 号缝线牵拉固定以防止舌后坠，应注意观察并保持缝线固定稳妥。鼓励患者深呼吸并有效咳嗽，以利于气道分泌物排出；观察患者呼吸的频率和节律，监测血氧饱和度；遵医嘱予雾化吸入，协助患者消炎、镇咳、祛痰。预防、治疗呼吸道感染。持续湿化气道，防止痰液阻塞气道。

② 密切观察病情变化：生命体征监测包括神志、瞳孔、体温、脉搏、呼吸、血压、血氧饱和度，观察伤口引流液的颜色、性质、量，移植皮瓣血运等。

③ 保持适当的卧位：术后去枕平卧，头部保持正中位，两侧予沙袋固定。头颈部适当制动，以防止发生血管危象。

④ 防止伤口出血：注意观察患者的血压、心率变化；密切观察伤口敷料及口内创口有无渗血或出血，如有渗血可用记号笔在敷料渗血边界做好标记，并记录日期、时间、量、颜色、性质等，以便于观察病情进展及时采取有效措施。

⑤ 做好负压引流的护理：留置负压引流管的患者应保持引流管通畅，并密切观察引流量、引流液颜色及性状。

护理观察要点：a.确保负压引流装置的密闭性。b.保持负压稳定，持续负压吸引。c.妥善固定，防止引流管受压、扭曲、反折。d.引流量多时，应及时更换引流盒或引流球；正确记录引流量，一般术后 12h 内引流量不超过 250mL。如引流量超过 250mL 或短时间内出现大量、鲜红液体，可考虑有活动性出血。如无引流液流出或极少引流液，面颈部明显出现肿胀，则可能因引流管堵塞、引流管受压折叠等导致引流不畅，须立即报告医生及时处理。e.观察引流液的颜色及性状，正常情况下，引流液的颜色由暗红—深红—淡红色，逐渐变淡。若引流液为浑浊的乳白色，应考虑为乳糜漏，常为术中损伤胸导管所致，应及时拔除负压引流管，采取伤口加压包扎，并遵医嘱给予禁食或低脂饮食。f.拔管后，加压包扎，需密切观察伤口是否有出血或肿胀情况。

⑥ 防止伤口感染：遵医嘱应用抗生素；密切观察体温变化；注意伤口换药及吸痰护理时无菌操作；保持口腔清洁，根据病情采用合适的漱口液定时进行口腔护理，2～3 次 / 日；保持负压引流通畅，防止积液感染形成。

⑦ 防止营养摄入不足：及时进行营养评估，给予高热量高营养的流质食物，留置胃管的患者注意鼻饲速度不宜过快，食物温度 38～40℃，少量多餐，每次量为 200mL 为宜；一般注食间隔时间 2～4h，5～6 次 / 日；同时静脉补液，以提高机体免疫力、维持机体对营养的需要。

⑧ 皮瓣观察护理：口腔癌根治术同期做了游离皮瓣移植术者，术后皮瓣观察是专科护理的重点。临床常用观察方法包括：受区皮瓣的颜色、皮纹、质地、毛细血管充盈度、针刺出血情况等。术后 1～3 天，每小时观察一次；术后 4～7 天，每 4h 观察一次。

护理观察要点：

a.观察皮瓣：一般术后 1～2 天皮瓣颜色较苍白，以后逐渐恢复正常。如皮瓣颜色变暗、发绀，提示皮瓣静脉血运受阻，静脉淤血。如皮瓣颜色呈灰白色，则提示动脉缺血，应及时行血管探查术。如术后 3～5 天皮瓣颜色正常，但随后逐渐出现肿胀，伴有难闻臭味，有脓液溢出，颜色变紫黑色，提示为感染所致血运障碍。

b.观察皮纹：皮瓣表面应有正常皮纹皱褶，如发生血管危象则皮纹消失，皮瓣肿胀。观察质地，皮瓣移植后仅有轻度肿胀，如出现明显肿胀，质地变硬，则可判断血管危象发生，应予急救。

c.毛细血管充盈度试验：在皮瓣血管危象早期或程度较轻时，可表现为轻度充血或淤血现象，以手指轻压，迅速放开后可见变白区域再度泛红，泛红速度越快说明微循环状况越好，如果延时超过 5s，多提示微循环功能较差，皮瓣救活的概率变小。

d.针刺出血试验：对于皮瓣颜色苍白，无法马上判断是否为动脉阻塞所致时，可采用此法。要求在无菌状态下进行，以 7 号针头刺入皮瓣约 5mm，并捻动针头，拔起后轻挤周围组织，如见鲜红血液流出，提示小动脉血供良好，否则提示动脉危象。

e. 抗凝药物的使用：术后常规应用抗凝药物，需定期复查凝血常规。

f. 供区的观察及护理：供区为肢体时，需抬高患肢 20°～30°，观察远端肢体包扎松紧度是否适宜、静脉回流是否受阻、有无肿胀及感觉和运动功能是否正常。

⑨ 其他护理

a. 室温：保持在 25℃左右，湿度 50%～60%，避免低温刺激引起血管痉挛。

b. 语言沟通障碍护理：评估患者读写能力，术前约定简单手语；术后可用纸笔、图片进行交流。关心患者，主动询问并满足其需要。鼓励患者早期进行语言训练及舌体动度训练。

c. 疼痛护理：评估患者疼痛部位、性质、强度，针对疼痛原因对症处理。必要时遵医嘱予镇痛药物。

d. 心理护理：减轻患者焦虑和不安情绪。

e. 预防下肢深静脉血栓：注意基础预防、物理预防、药物预防相结合。加强卧床期间双下肢主动、被动运动，如踝泵运动、股四头肌功能锻炼。

3. 健康宣教

（1）告知关于活动的注意事项　出院后可继续日常活动；避免压迫、撞击术区；睡觉时抬高头部。

（2）告知饮食注意事项　出院 1 个月内避免进食辛辣等刺激性食物；多进食高热量、高蛋白质、高维生素均衡饮食。

（3）遵医嘱服药，按时复诊　根据中华口腔医学会口腔颌面 - 头颈肿瘤专业委员会提出的专家共识建议：出院后第一年每月复诊一次，术后两年内，每两个月随访一次，随后每半年随访一次。指导患者开展有关舌体活动度训练、语音训练、张口训练、颈淋巴结清扫术后肩颈功能训练等。告知出院带药的用法、作用、不良反应及处理方法。

（4）伤口的护理　保持伤口处皮肤干燥，洗脸及沐浴时避免被水打湿伤口。

（5）加强口腔护理　出院早期可用漱口液含漱，每天 3～4 次。后期进食后可用清水刷牙漱口。

（6）不适随诊　出院后出现以下情况之一者应立即返院复查处理，如：伤口处出现红、肿、热、痛；发热超过 38℃；伤口有渗出物流出、有异味；伤口裂开、出血等异常情况。出现任何异常情况或伤口持续不愈症状者。

（二）口腔颌面部良性肿瘤及瘤样病变——牙龈瘤

1. 护理评估

（1）一般病情评估　包括基本资料、主诉、现病史、既往史、个人史、婚育史、月经史、家族史等。

（2）专科病情评估　包括专科检查，肿瘤生长部位、形状大小、质地、疼痛、继发感染等。

（3）心理社会状况评估　部分患者由于担心病情复发、手术对组织器官造成损伤、伤口疼痛、生活质量下降等产生偏激的情绪反应（忧郁、恐惧并伴有明显的睡眠障碍）。

（4）辅助检查　X线检查、CT、超声和MRI、超声体层检查、放射性同位素检查、穿刺及细胞学检查、活组织检查、肿瘤标志物检查等辅助检查作为诊断依据。

2. 护理流程

（1）术前护理

① 心理护理：建立有效的沟通方式。

② 协助完善各项实验室检查。

③ 创造舒适安静的住院环境，使患者处于较佳的精神状态。

④ 保持口腔清洁。

⑤ 做好术区皮肤准备。

（2）术后护理

① 同口腔颌面外科术后护理常规。

② 麻醉清醒6h后遵医嘱予半坐卧位，以利于减轻颌面部肿胀。

③ 遵医嘱给予营养丰富的流质或半流质食物。

④ 严密观察患者伤口有无出血、引流条渗血情况及生命体征的变化。术后引流条放置时间为3～5天，不可随意拔除，改变体位时注意保护，避免脱出。

⑤ 保持口腔清洁，遵医嘱正确使用漱口液，预防口腔感染。

3. 健康宣教

（1）术后一周进食半流质食物4～5天，逐渐过渡为普通饮食。

（2）保持口腔清洁卫生。

（3）出院后积极治疗患牙，去除口内局部刺激因素，如不良义齿、残冠残根等。

（4）建立良好生活方式，戒烟、酒、槟榔等。

（5）遵医嘱3个月、半年复诊，不适随诊。

（三）口腔颌面部囊肿——颌骨囊肿

1. 护理评估

一般病情评估、专科病情评估、心理社会状况评估同牙龈瘤。

辅助检查，如穿刺、X线检查、CT、病理学检查等。

2. 护理流程

（1）术前护理

① 评估患者及家属心理需求，加强医患沟通。向患者讲解有关疾病治疗、预后相关知识，帮助其正确认识疾病，鼓励积极治疗，获得患者及家属理解和配合，缓解紧张情绪。

② 协助完善各项实验室检查。

③ 创造舒适安静的住院环境，使患者处于较佳的精神状态。

④ 保持口腔清洁。

⑤ 疼痛患者根据疼痛评分遵医嘱予镇痛措施，使用镇痛药者需注意观察用药后疼痛缓解情况。

（2）术后护理

① 卧位：麻醉清醒 6h 后遵医嘱予半坐卧位，以利于减轻颌面部肿胀。

② 饮食护理：术后一周内进食流质，一周后进食半流质，忌强刺激性食物。

③ 口腔护理：指导患者使用漱口液漱口，创伤大者予协助口腔护理。

④ 遵医嘱给予术区冷敷，可减轻面部伤口肿胀、疼痛。

⑤ 术后引流条放置时间为 3～5 天，不可随意拔除，改变体位时注意保护，避免脱出。

⑥ 行游离组织瓣修复术的护理。

3. 健康宣教

（1）术后 1 个月，忌食辛辣食物，戒烟酒；注意口腔卫生，进食后漱口，可使用软毛刷刷牙，切勿用力过度，避开伤口。

（2）行颌骨囊肿刮治术或颌骨截骨同期行游离骨移植术者，注意勿咬食硬物以防止发生病理性骨折。

（3）遵医嘱 3 个月、半年复诊，若有不适应随诊。

第三节　口腔颌面部感染

一、病因

口腔颌面部位于消化道与呼吸道起端，通过口腔、鼻腔与外界相通。由于口腔、鼻腔、旁鼻窦的腔隙，以及牙、牙龈、扁桃体等特殊解剖结构，这些部位的温、湿度适宜大量的细菌寄居繁殖。此外，颜面皮肤的毛囊、汗腺与皮脂腺也是细菌最常寄居部位。这些部位损伤、手术或全身抵抗力降低时，均可导致正常微生物生态失衡，引起内源性或外源性感染发生。颜面和颌骨周围存在较多相互连通的潜在性筋膜间隙，其中间含疏松结缔组织，形成感染易于蔓延的通道，加之颜面部血运丰富，鼻唇静脉又无瓣膜，致使鼻根至两侧口角区域内发生的感染可向颅内逆行，可引起海绵窦血栓性静脉炎、脑脓肿、败血症、纵隔淋巴结炎等严重并发症，甚至死亡。面颈部具有丰富的淋巴结，口腔、颜面及上呼吸道感染可顺应淋巴引流途径扩散，发生区域性淋巴结炎。

二、临床表现

（一）局部症状

化脓性炎症的急性期，局部表现为红、肿、热、痛和功能障碍，引流区淋巴结肿痛等典型表现，但其程度因感染发生的部位、深浅、范围大小和病程早晚而有差异。炎症累及咀嚼肌部位，可导致不同程度的张口受限；病变位于口底、舌根、咽旁，可有进食、吞咽、语言甚至呼吸困难。

（二）全身症状

全身症状因细菌的毒力及机体的抵抗力不同而有差异。局部反应轻微的炎症可无全身症状；反之，局部反应较重的，全身症状也较明显，可出现畏寒、发热、头痛、全身不适、食欲减退甚至脱水。

三、治疗原则

口腔颌面部感染的治疗原则是明确病因，去除病原微生物，清除病灶，增强机体抵抗力，促进受损组织的修复。治疗措施从局部、手术和全身三方面考虑。

（一）局部治疗

保持局部清洁，避免不良刺激，减少局部活动度，以增强局部抵抗力，促进感染的局限、消散或吸收。严禁挤压面部疖、痈，以防感染扩散。可局部外敷中草药如六合丹、抑阳散、黄金散等。

（二）手术治疗

1. 脓肿切开引流术

炎症病灶已形成脓肿或脓肿已自溃而引流不畅时，应进行脓肿切开或扩大引流术。通过切开排脓，可起到减轻局部张力、缓解疼痛、改善局部及全身症状、预防并发症的作用。

2. 清除病灶

在急性炎症控制后，应及时拔除病灶牙或清除坏死组织，否则炎症易反复发作。颌骨骨髓炎在急性期后，应及早进行死骨摘除术。

（三）全身治疗

口腔颌面部感染并发全身中毒症状，如发热、寒战、白细胞计数明显升高时，应在局部处理的同时，全身给予支持治疗，维持水电解质平衡，以减轻中毒症状，并针对性给予抗菌药物。

四、护理

（一）智齿冠周炎

1. 护理评估

（1）一般病情评估　了解患者下颌第三磨牙生长位置及萌出情况，检查冠部牙龈有无损伤史。近期有无导致身体抵抗力下降的诱因。是否有过敏史。

（2）专科病情评估　炎症初期，患者全身无明显反应，自觉患侧磨牙后区肿胀不适，冠周红肿、疼痛，尤以咀嚼吞咽时明显。炎症加剧后，可出现自发性跳痛，或可放射至耳颞区产生放射性疼痛。炎症波及咀嚼肌时伴有张口受限，颌下淋巴结肿大、压痛。严重者出现全身反应，如发热、畏寒、头痛等症状。

（3）心理 - 社会状况评估　发病初期，症状轻微，未引起患者足够重视。当症状严重时才就诊，此时患者常因疼痛、张口受限、进食困难而倍感痛苦和焦虑。并因惧怕拔牙而产生恐惧心理。

（4）辅助检查　探针检查可触及未萌出或阻生牙的牙冠存在。X 线摄片了解未萌出或阻生牙的生长方向、位置、牙根的形态及牙周情况，有时可见牙周骨质阴影的存在。

2. 护理流程

（1）保持口腔清洁，每日用高渗盐水或漱口液含漱数次。

（2）协助医生用 3% 过氧化氢溶液和生理盐水对冠周炎盲袋进行冲洗，将碘酚或碘甘油送入盲袋内，每日 1～3 次。脓肿形成时予切开引流。

（3）监测体温，做好使用抗生素药物的知识宣教。

（4）进食流质食物，忌刺激性食物，规律生活，治疗期戒烟、酒、槟榔。

（5）讲解智齿冠周炎的发病原因及早期治疗的重要性，病灶牙尽早拔除，防止复发。

3. 健康宣教

（1）保持口腔清洁卫生，用漱口水含漱，每日至少 3 次。

（2）注意增加饮食营养，多吃富含 B 族维生素、维生素 C 的食物。

（3）加强锻炼，提高机体免疫力。

（4）口腔内局部出现红、肿、热、痛和功能障碍，应尽早就医，以防炎症蔓延。

（二）口腔颌面部间隙感染

1. 护理评估

（1）一般病情评估　了解患者有无下颌智齿冠周炎、颞下颌间隙感染病史，是否有药物过敏史。

（2）专科病情评估

① 下颌支及下颌角为中心的咬肌区肿胀、变硬、疼痛，伴有明显的张口受限等症状。

② 由于咬肌肥厚坚实，脓肿不易自行溃破，也不易触及波动感，脓肿长期蓄积，易形成下颌支部的边缘性骨髓炎。

（3）心理 - 社会状况评估　缺乏相关疾病知识，产生焦虑。

（4）辅助检查　血液学检查、胸部 X 线摄片、心肺功能检查、心脏彩色多普勒超声、CT。

2. 护理流程

（1）一般护理参见一般牙拔除术患者护理。

（2）密切观察脓肿大小、性状等变化。

（3）脓肿切开后，观察引流是否通畅，脓液的性状、颜色、气味等。

3. 健康宣教

（1）指导患者注意加强营养，多吃富含蛋白质、维生素的食物。并发糖尿病的患者进食糖尿病饮食。保持口腔清洁，以防伤口感染。

（2）注意休息，避免过度劳累，如伤口再次发生红肿不适，应及时复诊。

（3）指导患者出院后遵医嘱服药，并定期随访。

（4）对有龋齿、不良修复体的患者，感染控制后应及时处理患牙，以免复发。

第四节　口腔颌面部损伤

一、病因

口腔颌面部是人体的暴露部位，其损伤多为工伤、交通事故或生活中的意外而致，战时则以火器伤为主。

二、临床表现

1. 窒息

（1）前驱症状表现为烦躁不安、出汗、口唇发绀、鼻翼扇动和呼吸困难。

（2）窒息不能及时解除，患者吸气时出现"三凹征"（锁骨上窝、胸骨上窝及肋间隙明显凹陷）。

（3）如抢救不及时，随之出现脉搏减弱或加快、血压下降及瞳孔散大等危象，以致死亡。

2. 出血

根据损伤的部位、出血的来源不同（动、静脉或毛细血管），出血症状不同。口底、舌根、下颌等部位若受到损伤，会出现较大的出血量，组织水肿反应迅速且严重，容易形成血肿、水肿及造成压迫，并影响气道通畅，造成窒息。同时，出血较多还可能引起休克症状。

3. 休克

主要为创伤性休克和失血性休克两种。患者可有面色苍白、无力、眩晕、出汗、口渴、呼吸浅速、脉搏快而弱以及血压下降等。

4. 合并颅脑损伤

由于口腔颌面部邻近颅脑，因此，颌面部损伤尤其是上颌骨骨折易并发颅脑损伤。颅脑损伤包括脑震荡、脑挫伤、硬脑膜外出血、颅骨骨折、脑脊液漏等。表现为神志、脉搏、呼吸、血压、瞳孔及视力的变化。

三、治疗原则

口腔颌面部血运丰富，上接颅脑，下连颈部，骨骼及腔窦较多，伤后易发生窒息、出血、颅脑损伤、休克等危及生命的并发症。现场处理时，应从威胁生命最主要的问题开始，首先处理窒息，然后依次为出血、休克、颅脑损伤等。

四、护理

（一）颌骨骨折

1. 护理评估

（1）一般病情评估　仔细询问患者发病前的全身健康情况，有无严重全身疾病和外科大手术史，有无过敏史。

（2）专科病情评估　上颌骨骨折常有面型改变，眼眶及眶周瘀斑，口鼻腔出血，口鼻腔黏膜撕裂或鼻旁窦黏膜损伤，咬合关系错乱，常发生颅底骨折，出现脑脊液漏等。下颌骨骨折常因不同部位骨折、不同方向的肌牵引而出现不同情况的骨折段移位，发生咬合错乱、反𬌗或开𬌗等，下颌骨运动出现分段活动。下颌骨骨折伴有下牙槽神经损伤时，会出现下唇麻木。由于疼痛和肌肉痉挛，多数下颌骨骨折患者存在张口受限。

（3）心理社会状况评估　患者因遭受意外伤害，出现不同程度的恐惧或焦虑情绪。

（4）辅助检查　X线摄片检查、CT三维重建、磁共振等可协助诊断骨折的部位及移位，还可观察周围软组织的变化。

2. 护理流程

（1）颌骨骨折患者的急救护理

① 做好收治颌骨骨折患者的准备和抢救工作，协助医生做好抢救和伤口清创缝合手术。

② 保持呼吸道通畅，防止窒息发生，解除呼吸道阻塞；保持患者正确体位，休克的处理原则为恢复组织的灌注量。创伤性休克处理原则为镇静、镇痛、止血和补液，遵医嘱使用药物维持血压。对失血性休克可快速输液、输血。

③ 严密观察患者口内是否有出血，如有出血应立即止血。要根据损伤部位、出血来源和程度及现场条件，采用相应的止血方法。常用止血方法有压迫止血、结扎止血和药物止血。

④ 休克的急救：口腔颌面部损伤引起的休克主要是创伤性休克和失血性休克两种。

⑤ 合并脑损伤的急救：口腔颌面部损伤常伴有不同程度的颅脑损伤，包括脑震荡、脑挫伤、颅骨骨折和脑脊液漏等。患者需卧床休息，减少搬动。严密观察患者的神志、瞳孔、脉搏、呼吸、血压变化，并保持呼吸道通畅，必要时行气管切开术。外耳道有脑脊液漏时，禁止做填塞和冲洗，以免引起颅内感染。如颅内高压时，应遵医嘱使用降颅内压药物和镇静药物，但禁用吗啡。

⑥ 包扎：包扎能起到保护创面、压迫止血、暂时固定、防止污染的作用。包扎时注意松紧度，以免影响呼吸。

（2）颌骨骨折患者的护理

① 一般护理

a. 创面护理：已发生感染的伤口常做创面的湿敷、清洗，以控制感染。待创面清洁、肉芽组织健康后，再做进一步处理。

b. 颌骨骨折固定患者的护理：目的是恢复咬合关系，促使骨折愈合。注意观察口内夹板、结扎丝有无松脱、断开、移位以及损伤牙龈或唇、颊黏膜等。尤其要检查咬合关系是否异常，应随时调整，改变牵引、固定方向。

c.保持口腔清洁：进食后用漱口液含漱。

② 营养支持：可进食富含营养的清淡半流质或流质食物。

③ 心理护理：做好心理评估，判断患者是否存在焦虑或恐惧等不良情绪。鼓励患者积极配合治疗，讲解治疗方案和预期效果，增强治疗信心，鼓励家属多给予关怀和爱心，指导其以良好心态面对暂时的困难并积极战胜疾病等。

3. 健康宣教

① 指导患者正确使用口腔护理液，保持口腔清洁。

② 指导患者饮食，注意饮食结构，确保营养均衡。

③ 指导患者定期复诊。

（二）口腔颌面部软组织损伤

1. 护理评估

（1）一般病情评估　仔细询问患者发病前的全身健康情况，有无严重全身疾病和外科大手术史，有无过敏史。

（2）专科病情评估

① 舌损伤：有外伤史，舌部有伤口，舌体肿胀、出血等症状。

② 腮腺和腮腺导管损伤：腮腺或其导管损伤后，涎液可流入伤口。在面部形成瘘管，向外流出涎液，尤其在进食时更为明显，即为腮瘘。

③ 面神经损伤：有颌面部损伤史，早期患者无面神经损伤症状，只有在术中才能确诊。

（3）心理社会状况评估　患者因遭受意外伤害，出现不同程度的恐惧或焦虑情绪。

（4）辅助检查　视诊、触诊等方法可以确诊。

2. 护理流程

（1）一般护理要点

① 做好急诊患者的准备工作，协助医生进行伤口清创缝合术。一般伤后越早缝合越好，总的原则是 6～8h 内。

② 观察舌损伤患者术后呼吸道是否通畅，舌体、舌底肿胀程度，伤口是否出血等，并保持口腔清洁，使用漱口液含漱。

③ 观察腮腺和腮腺导管损伤患者术后伤口是否出血、肿胀，绷带包扎松紧度是否适宜，如包扎太松易发生涎瘘，包扎太紧则影响患者的呼吸。

④ 面神经损伤应观察患者面神经各支功能情况，遵医嘱予患者口服营养神经的药物。

（2）心理护理　根据不同的心理问题加以疏导。

3. 健康宣教

保持口腔清洁。注意饮食，嘱患者进食流质或半流质食物。对腮腺和腮腺导管损伤患者禁忌进食酸甜、辛辣等刺激性食物。遵医嘱按时服药。门诊随访。

第五节　颞下颌关节疾病

颞下颌关节是颌面部具有转动和滑动的左右联动关节，是人体最复杂的关节之一，具有咀嚼、言语、吞咽和做表情等重要生理功能。咀嚼运动时，关节要承受压力，而在讲话、歌唱和做表情时，关节运动又非常灵活，因此其解剖结构既稳定又灵活。颞下颌关节疾病是口腔颌面部较为常见的疾病，本节主要叙述颞下颌关节疾病中常见的颞下颌关节紊乱病、颞下颌关节脱位患者的护理。

一、颞下颌关节紊乱病

颞下颌关节紊乱病（temporomandibular disorders，TMD）在颞下颌关节疾病中最常见，好发于青壮年，以20～30岁常见。其是指累及颞下颌关节或咀嚼肌系统，具有关节区疼痛、关节弹响、张口受限等相关临床表现的一组疾病的总称，多为功能紊乱，可发展为关节结构紊乱，甚至出现器质性破坏，但是一般都有自限性。

（一）病因

颞下颌关节紊乱病的发病原因目前尚未完全明确。一般认为与以下因素有关：精神心理因素、𬌗因素、免疫因素、关节负荷过重、关节解剖因素、其他因素等。颞下颌关节紊乱是一组疾病，类型很多，对每一位患者的发病因素更要作具体分析。

（二）临床表现

颞下颌关节紊乱病的发展一般包括三个阶段，即功能紊乱阶段、结构紊乱阶段、关节器质性破坏阶段。其临床表现有以下三个主要症状：下颌运动异常，关节区疼痛，关节运动时出现弹响和杂音等。

（三）治疗原则

颞下颌关节紊乱病没有特效的治疗方法，多以保守治疗为主；对于保守治疗无效，存在严重的反复发作的疼痛、张口受限、影响功能者方可采取手术治疗。

（四）护理评估

1. 一般情况

评估患者有无药物过敏史、家族史、手术史，家族中有无肥胖、打鼾者，烟酒嗜好等。了解患者的全身性疾病如心血管疾病、糖尿病及造血系统疾病等、精神状况及生活习惯，包括工作和生活紧张程度、咀嚼习惯、饮食种类、夜磨牙、不受控制的打哈欠、不良姿势等；殆干扰、殆早接触、创伤等因素。

2. 专科病情评估

评估患者下颌运动是否异常，有无张口度和张口型异常以及关节绞痛等；患者咀嚼时关节区或关节周围肌肉群有无疼痛；张口时，关节有无弹响和杂音，是否伴随其他症状，如头痛、耳鸣、眩晕、眼病及吞咽困难、言语困难及慢性全身疲劳等。

3. 心理社会状况

评估患者的心理状况、社会支持状况、经济状况，患者对疾病、手术方式、麻醉方式的认识程度，对术前准备、手术和麻醉知识的了解程度。

4. 辅助检查

（1）X 线片、CT　可见关节间隙和骨质改变。

（2）关节造影　可见关节盘移位、穿孔，关节盘附着的改变等。

（3）关节内镜　可见关节盘和滑膜充血、渗出、粘连等。

（4）实验室检查　生化检查以及血、尿、粪常规检查。

（5）其他检查　心电图、胸部 X 线片检查。

（五）护理流程

1. 术前护理常规

（1）心理护理　根据患者的身体状况做好心理疏导，给予心理支持，消除或减弱心理因素对疾病的影响。告知患者治疗的方法以及手术的目的和必要性，使患者对疾病有正确认识，积极配合治疗，建立良好的医患关系。

（2）口腔护理　保持口腔清洁，用含漱液漱口，不宜刷牙，可采用棉球擦洗或注射器冲洗口腔，每日 3～4 次。

（3）术前 2 周戒烟，并指导患者有效咳痰的方法，监测生命体征，预防感冒。女性患者月经是否来潮，如有变化立即通知医生，已有呼吸道感染者术前给予有效治疗。

（4）进行营养评估，对进食障碍者，给予营养丰富的软食或者流食。

（5）协助患者完善各项术前检查，了解各项检查的结果是否正常。

（6）关节疼痛、张口受限者可给予局部热敷、针灸、按摩和理疗。

（7）协助患者取模，制作颌垫，准备尺寸合适的头套或面罩。

2. 术前日及术日护理

（1）遵医嘱备手术野皮肤，术前晚沐浴，做抗生素过敏试验及交叉配血准备，遵医嘱给予术前用药，并与医生一起做好患者术区标识。

（2）指导患者有关术后必须施行的活动，如深呼吸、有效咳嗽、翻身、床上便器的使用、肢体的活动方法、进食和交流方法，术后用物的准备等。

（3）目前提倡成人术前 6~8h 禁食，术前 2~4h 禁饮。术前晚排便，必要时使用开塞露。消除引起不良睡眠的诱因，告知放松技巧，促进睡眠。

（4）术日检查患者身上有无饰品、发夹，取下活动性义齿、眼镜，勿涂指甲油、口红等，贵重物品交由家属保管。

（5）准备病历，术日再次检查病历、X 线片、药品等，护送患者至手术室，与手术室护士做好交接。

（6）备好床单位，吸氧、吸痰装置，心电监护仪，输液架等。

3. 术后护理

（1）体位　妥善安置患者。全麻未清醒者取平卧位，头偏向一侧，利于分泌物流出，避免误吸；全麻清醒后取半卧位或头高脚低位，摇高床头 30°~40°。术后即刻可行冷敷治疗，持续 72h 不间断冷敷，减少局部肿胀和疼痛，防止冻伤。

（2）口腔护理　保持口腔清洁，用含漱液漱口，每日 3~4 次，或口腔冲洗（可选用 100mL 生理盐水 +20mL 康复新液），每日 2 次，防止感染。

（3）保持呼吸道通畅　床边备吸引装置，协助患者进行有效咳嗽，行吸痰护理，及时吸尽患者呼吸道内的分泌物或血液；早期下床，预防肺不张、坠积性肺炎及静脉血栓等并发症。

（4）伤口护理　观察伤口有无渗血、渗液，伤口及周围皮肤有无发红和伤口愈合情况，及时发现伤口感染、伤口裂开情况；遵医嘱术后 3 天应用激素类药物；术后 3 日，每天 3 次行疼痛评估，遵医嘱使用镇痛药或自动镇痛泵，注意用药反应。

（5）引流管护理　妥善固定导管，做好管道标识，保持引流管通畅。观察导管口有无红肿、渗液、疼痛；密切观察引流液的量、色、性状。术后若放置有引流条或负压引流管，应注意防止引流管的扭曲、受压、脱落；做好交接班，指导家属意外脱管的紧急处理方法。如果术后 1h 引流量大于 100mL，或 12h 大于 250mL，应考虑出血的可能，应立即通知医生并处理。3 天后 24h 引流量少于 30mL，可考虑拔管，拔管后观察伤口敷料渗液情况，如渗液过多及时通知医生，可使用头套或面罩局部加压包扎 5~7 天。

（6）饮食护理　全麻术后若无恶心、呕吐 4h 可进食流质，及时行营养干预。在条件许可情况下首选经口进食流质，如不能经口进食者，可选择鼻胃管、鼻肠管、胃造瘘等输注营养物质。临床上常用的肠内营养有氨基酸，如肠内营养米粉（维沃）、肠内营养混悬液（百普力），不含膳食纤维，每日 1000~2000mL；蛋白制剂，如整蛋白型肠内营养剂（能全素）、肠内营养乳剂（瑞素）、肠内营养粉剂（安素），每日 1000～2000mL。

（7）关节运动功能恢复　一般患者术后一周可开始关节运动功能训练，每日 5 次，每次 5～10min。训练内容包括开闭口、前伸、后退及左右侧方运动训练。具体方法为：

① 嘱患者将双手示指和拇指分别置于双侧下颌切牙及上颌磨牙部位，做有节律的开闭口练习，每次间隔 1～2s。

② 嘱患者用切牙咬住一个棉卷或软木棍，左右滚动，以进行双侧侧方运动练习。

③ 下颌前伸、后退练习。上述 3 种训练动作可以循环交替来做，每一种练习重复 20 次。

④ 对抗性张口训练：嘱患者舌尖抵住上切牙舌侧面，双手持一弹性绷带置于颌下进行张口练习。

⑤ 指导患者将舌尖抵住上腭后 1/3，在舌保持此位置的前提下进行开闭口训练。

⑥ 专用被动开口器训练：应用不同类型的被动开口练习器，指导患者以手挤压操纵的被动开口训练器和持续被动开口练习器练习。使用吊颌绷带加磨牙橡皮垫或颌间牵引的患者，术后 1 周内应限制下颌运动，拆线后开始做张口训练。

（六）健康宣教

（1）鼓励患者进食营养丰富、清淡、流质食物。禁烟、酒及刺激性食物，避免食用坚硬食物。术后进食流质 2 周，半流质 1 周，软食 1 周，1 个月后逐步过渡到普食。

（2）对患者进行疾病预防知识教育，消除或减弱发病因素。纠正不良生活习惯，改变平时及紧张时咬牙的不良习惯等。保持良好的心理状态，避免精神紧张、疲劳、焦虑等精神心理因素。

（3）避免过度寒冷刺激，注意关节区的保暖，天气转凉时用热毛巾热敷患处；夜间磨牙厉害者可佩戴咬合垫睡觉。

（4）教会患者清洁口腔的方法，保持口腔清洁，改变偏侧咀嚼习惯，注意双侧后牙平衡咬合。

（5）指导患者定期复查，出院后 1 周、1 个月、3 个月、6 个月复查，以后视病情而定；张口训练 6 个月以上，以巩固效果。

二、颞下颌关节脱位

颞下颌关节脱位是指髁突滑出关节窝以外，超越了关节运动的正常限度，以致不能自行复回原位者。颞下颌关节脱位按部位可分为单侧脱位和双侧脱位；按性质可分为急性脱位、复发性脱位和陈旧性脱位；按髁状突脱出的方向、位置，又可分为前方脱位、后方脱位、上方脱位及侧方脱位。临床以急性脱位和复发性前脱位较常见，常见于因各种原因所导致的张口过大引起。

（一）病因

不同类型颞下颌关节脱位的病因不同，可分为外部原因和内部原因。外部原因包括张口过大，如打哈欠、大笑、下颌前区遭受过大压力和骤然暴力；内部原因包括关节囊及关节韧带的松弛，翼外肌在张口运动时的过分收缩，同时升颌肌群的反射性挛缩。

（二）临床表现

患者表现为张口后不能完全闭口、成开殆状，面容焦虑，有语言不清、流涎、咀嚼和吞咽困难等症状，耳屏前关节区凹陷，扪之髁状突明显前移。

（三）治疗原则

（1）急性脱位者，及时手法复位。

（2）复发性脱位者考虑硬化剂或手术治疗。若硬化剂治疗无效，则采用手术复位治疗。

（3）陈旧性脱位者，一般以手术复位为主。

（四）护理评估

（1）一般情况　评估患者的全身及精神状况，以及患者有无张口过大，如打哈欠、大笑、咬过大过硬食物等不良生活习惯；下颌前区有无遭受过大压力或暴力，有无习惯性脱位、有无颞下颌关节紊乱病等。

（2）专科病情评估　评估患者是单侧还是双侧脱位，有无开殆和言语不清、流涎、咀嚼和吞咽困难等；评估患者耳屏前关节区有无凹陷，扪之髁突有无前移。

（3）心理社会状况　见本章颞下颌关节紊乱患者的心理社会状况。

（4）辅助检查　X线平片可协助诊断。

（五）护理流程

1. 心理护理

向患者介绍治疗的方法及注意事项，初步解除患者心理上的负担。由于就诊时患者呈张口状态，故应注重与患者的非语言交流，交流时增加点头及手势等，使患者消除恐惧、紧张及消极心理，使患者和家属积极配合治疗，在日常生活中学会注意自我防护。

2. 一般护理

保持口腔清洁，刷牙受限者，可协助用漱口液漱口、口腔冲洗或用棉球擦洗口腔。进食困难者协助进食，并协助医生尽快复位，复位后可进食流质食物或软食。

3. 手法复位护理

（1）手法复位前护理

① 嘱患者做好思想准备，放松肌肉，必要时给予镇静剂。

② 安排患者坐硬椅上，端坐位，背部和头部靠高背椅上。

③ 按摩关节区及咬肌区数分钟。

④ 准备无菌手套和纱布，无菌纱布缠于医师拇指上，以防患者咬伤，协助关节复位。

（2）手法复位后护理

① 复位后，用弹力绷带固定 2～3 周限制下颌运动，张口不宜超过 1cm。

② 弹性绷带固定时，不可过紧，以放入示指 1 指为宜，保持患者呼吸道通畅。

③ 复位后 20 天内限制运动，予弹性绷带固定，防止再脱位。

4. 手术护理

（1）术前护理　同本节颞下颌关节紊乱病的术前护理常规。

（2）术后护理

① 术后 6h 内取平卧位，单侧手术时头偏向健侧，利于分泌物的引流，6h 后取半坐卧位，以减轻伤口局部肿胀。

② 保持口腔清洁，含漱液漱口或口腔擦拭，每日 3～4 次，预防伤口感染。

③ 密切观察病情变化，监测生命体征，观察牵引是否有松脱、移位，避免大张口活动，如说话、大哭、打哈欠等。

④ 术后进食流质，进食时摇高床头防止发生误吸及呛咳，必要时采用鼻饲或口饲管喂（将去掉针头的 50mL 注射器连接自制长度合适的胃管，通过患者第三磨牙处的空隙，将胃管放在患者口咽部，慢慢地推入流质食物，保证行颌间栓丝、牵引或张口受限患者营养供给，同时避免食物残留，降低口内伤口感染的一项技术）。

（六）健康宣教

（1）手法复位患者建议 1 周内进软食。手术患者鼓励进食营养丰富、清淡饮食，流质 2 周，半流质 1 周，软食 1 周，逐步过渡到普食。禁烟、酒及刺激性食物。

（2）对患者进行疾病预防知识教育，纠正不良生活习惯，避免过度寒冷刺激，局部进行按摩，避免张口过大、大哭，改变不良的生活习惯，保护关节。

（3）教会患者清洁口腔的方法，保持口腔清洁。

（4）遵医嘱定期复查。

第六节　唾液腺疾病

唾液腺（又称涎腺）包括腮腺、下颌下腺和舌下腺三对大唾液腺，以及分布于口腔、咽部、鼻腔及上颌窦黏膜下层的小唾液腺，按其所在解剖位置分别称为腭腺、唇腺、颊腺、舌腺及磨牙后腺等。所有腺体均能分泌唾液，通过导管排向口腔，与吞咽、消化、味觉、语言、口腔黏膜防护以及龋病预防有着密切的关系。本节主要叙述唾液腺炎症、唾液腺瘤样病变的护理。

一、唾液腺炎症

唾液腺炎症是唾液腺的炎性病变，根据感染性质分为化脓性、病毒性和特异性感染 3 类。临床以急性化脓性腮腺炎、涎石病和下颌下腺炎等为最常见。

（一）急性化脓性腮腺炎

急性化脓性腮腺炎是发生于腮腺的急性化脓性病变。原发性的急性化脓性炎症很少见，大多数是慢性腮腺炎的急性发作或邻近组织急性炎症的扩散。

1. 病因

原发性急性化脓性腮腺炎主要是逆行感染，包括外部原因和内部原因。外部原因为细菌感染，病原菌主要是金黄色葡萄球菌。内部原因为机体自身免疫力、抵抗力的下降，反射性唾液分泌功能降低，常见于严重的全身性疾病、代谢紊乱和胃肠道手术禁食后。此外，腮腺区损伤及邻近组织急性炎症的扩散可引发继发性急性化脓性腮腺炎。

2. 临床表现

腮腺区红、肿、热、痛，皮温和体温升高。炎症进一步发展可形成蜂窝织炎，全身中毒症状明显，体温可达 40℃以上，脉搏、呼吸增快，皮肤发红水肿，呈硬性浸润，触痛明显，张口受限，导管口红肿，挤压腺体有分泌物流出。

3. 治疗原则

（1）保守治疗　包括病因治疗、应用有效抗生素、局部热敷、理疗等。

（2）切开引流　指征：局部有明显的凹陷性水肿，局部有跳痛及局限性压痛，穿刺抽出脓液，腮腺导管口有脓液排出，中毒症状明显。

4. 护理评估

（1）一般情况　仔细询问近期有无腹部大手术史及呼吸道感染症状；全身系统性疾病；有无药物过敏史、家族史，有无发热史，有无其他感染部位，女性患者月经是否正常。

（2）专科病情评估　评估病灶局部红、肿、热、触痛情况，张口度，腮腺导管口红肿、疼痛情况。

（3）心理社会状况　了解患者的心理状况、社会支持状况、经济状况，患者对疾病的了解状况。

（4）辅助检查　行血常规检查，可见白细胞总数增加，中性粒细胞比例明显增高，核左移，可出现中毒颗粒。

5. 护理流程

（1）心理护理　对患者的焦虑程度及躯体情况做全面细致的评估，及时掌握患者的心理状态及变化，及时给予相应的心理干预。了解患者及家属应对及社会支持系统的情况，鼓励患者表达自己的情感。耐心向患者解释、宣传疾病相关知识，增加患者安全感。

（2）卧位护理　取半卧位或头高脚低位，有利于伤口引流，减轻头面部肿胀，减轻疼痛。

（3）饮食护理　进行营养评估、营养干预，鼓励患者进高蛋白质、高维生素的软食或流质食物，鼓励进食酸性食物（包括饮料），刺激唾液分泌；多饮水，促进毒素排泄。

（4）监测体温变化　评估患者发热的程度，必要时采取相应的降温措施。出汗较多时，及时擦干、更换衣被，温水擦浴；遵医嘱正确使用抗生素，预防感染及并发症。

（5）口腔护理　保持口腔清洁，每天3～4次含漱液漱口，也可用棉球擦洗口腔，预防感染。

（6）疼痛护理　每日3次进行疼痛评估，早期进行预防性镇痛处理，必要时使用留置镇痛泵或镇痛药物缓解患者疼痛，提高患者早期活动能力，预防静脉血栓等。

（7）伤口护理　急性化脓性腮腺炎切开引流术后，注意观察引流是否通畅，术后若放置有引流条或负压引流管，应注意防止引流管的扭曲、受压、脱落，观察引流物的量、色、性状；评估腮腺的肿胀程度，保持局部敷料的清洁、干燥；遵医嘱使用抗生素。观察伤口愈合及唾液分泌的情况，观察面神经功能状况，有无暂时性面瘫的表现。

6. 健康宣教

（1）对体质虚弱、长期卧床、高热或禁食而易发生脱水的患者，应多饮水，保持体液平衡，加强营养，指导患者进行口腔清洁，预防感染。

（2）增加咀嚼运动，例如嚼口香糖。进食酸性食物，刺激唾液分泌，增强口腔冲洗自洁作用。

（二）涎石病和下颌下腺炎

涎石病是指腺体或导管内发生钙化性团块而引起的进食时腺体肿大疼痛、导管口黏膜红肿、腺体继发感染等一系列表现的病变。85%左右发生在下颌下腺。

1. 病因

下颌下腺炎的主要病因是涎石。涎石使得唾液排出受阻，继发细菌感染后形成了下颌下腺炎。下颌下腺形成涎石的原因包括唾液因素和解剖因素。下颌下腺分泌的唾液中黏液含量多，钙磷浓度高，钙盐容易沉积；下颌下腺导管长，自下向上走行，且在口底后部有一弯曲部，使唾液易于淤滞。两因素相互作用下，涎石形成。20～40岁中青年多见。

2. 临床表现

小的涎石未造成唾液腺导管阻塞，无任何症状。导管阻塞时可出现排唾障碍及继发感染的一系列症状、体征：下颌区肿大、疼痛、压痛，体温增高，皮肤发红，皮温增高，导管口红肿，挤压腺体有分泌物流出。

3. 治疗原则

去除结石、消除阻塞因素、尽可能保留下颌下腺为原则。治疗方法包括：保守治疗、取石术、碎石术和腺体切除术。

4. 护理评估

（1）一般情况　仔细询问全身健康情况，有无药物过敏史、家族史，女性患者月经是否正常。

（2）专科病情评估　有无进食时腺体肿胀或疼痛史，有无下颌下腺导管口溢脓史，有无扪及导管内结石史，是否发热。下颌区肿大、疼痛、压痛程度；导管口腺体有无红肿，挤压腺体有无分泌物流出。

（3）心理社会状况　了解患者的心理状况、社会支持状况、经济状况，患者对疾病相关知识是否了解。

（4）辅助检查　X线片、CT、涎腺造影检查、实验室检查等。

5. 护理流程

（1）心理护理　向患者介绍疾病的治疗流程，鼓励患者表达自己的情感，减轻患者的恐惧和紧张情绪。

（2）保守治疗护理

① 加强营养：鼓励患者进食高蛋白、高热量、富含维生素的食物，增强机体抵抗力；鼓励进食酸性食物，刺激唾液分泌，促使涎石自行排出；多饮水，增强机体代谢，促进毒素排泄。

② 保持口腔清洁，用含漱液漱口。

③ 创造良好的环境，减轻疼痛的阈值；疼痛剧烈者，进行冷敷或遵医嘱使用镇痛药。

（3）术前护理　同第五节颞下颌关节紊乱病的术前护理常规。术区准备：口周、患侧下颌下直径 15～20cm 区域备皮。

（4）术后护理

① 体位：全麻未清醒前取平卧位，头偏向一侧，利于分泌物的引流；全麻清醒后取半坐卧位，减轻头面部肿胀和充血。

② 饮食护理：术后 1 日进食半流质，第 4 日后可恢复正常饮食。进食时取坐位或半坐位，防止误吸。

③ 口腔护理和疼痛护理：参见急性化脓性腮腺炎。

④ 伤口护理：观察伤口引流情况，保持引流管道通畅，术后若放置有引流条或负压引流管，应注意防止引流管的扭曲、受压、脱落，观察引流物的量、色、性状，评估腺体的肿胀程度，保持局部敷料的清洁、干燥；行预防导管脱落知识宣教。引流管一般于术后 2～3 天拔除，若 24h 内少于 30mL 即可拔除，拔除后行加压包扎，注意观察包扎松紧度是否适宜，观察有无皮下积液、积血等异常情况，及时报告医生。加压包扎通常于拔除引流管后 1 周左右拆除。

⑤ 病情观察

a. 观察颌下区肿胀及伤口出血情况，若发现异常应及时通知医师并协助给予相应的处理。

b. 观察呼吸的频率、幅度，口唇颜色变化，发现异常应及时通知医师并协助给予相应的处理。

c. 观察有无面神经损伤的表现，若出现患侧下唇运动减弱及下唇偏斜，及时应用维生素 B_1 及维生素 B_{12} 并配合理疗，对患者进行心理护理，告知其 3 个月左右可以恢复正常，做好解释工作。

6. 健康宣教

（1）保持口腔清洁卫生，每天早晚刷牙，饭后漱口，保持口腔清洁。

（2）进食刺激唾液分泌的酸性食物，刺激唾液分泌。

（3）导管堵塞症状明显时应及时就诊。

（4）有面神经损伤的患者坚持进行理疗，并进行面肌功能训练。

二、唾液腺瘤样病变

唾液腺瘤样病变包括唾液腺黏液囊肿、腮腺囊肿、唾液腺良性肥大。本节主要介绍唾液腺黏液囊肿和腮腺囊肿的护理。

（一）唾液腺黏液囊肿

广义的唾液腺黏液囊肿包括小唾液腺黏液囊肿和舌下腺囊肿，也是较常见的唾液腺瘤样病变。

1. 病因

唾液腺囊肿根据病因及病理表现的不同，可分为外渗性黏液囊肿和潴留性囊肿。

2. 临床表现

（1）黏液囊肿　最常见，好发于下唇、颊部内侧及舌尖腹侧，呈半透明、浅蓝色的小泡、状似水泡。大多为黄豆至樱桃大小、质地软而有弹性。囊肿可反复破裂，形成白色瘢痕状突起。

（2）舌下腺囊肿　最常见于青少年，可分为单纯型、口外型和哑铃型三种类型。

3. 治疗原则

以手术摘除为主，小涎腺黏液囊肿可采用药物囊内注射。舌下腺囊肿的根治方法是手术切除舌下腺。

4. 护理评估

（1）一般情况　仔细询问有无药物过敏史、家族史；女性患者月经是否正常；饮食是否正常，体重有无减轻等。

（2）专科病情评估　有无淡蓝色脓肿史，有无脓肿破裂反复形成史。

① 黏液囊肿：状似水泡，黄豆大小，质地较软，界限清楚，囊内为蛋清样透明液体。

② 舌下腺囊肿：呈淡蓝色，柔软有波动感，囊内为黏稠蛋清样液体。

（3）心理社会状况　了解患者的心理状况、社会支持状况、经济状况，患者对疾病的了解状况。

（4）辅助检查　主要囊液检测唾液淀粉酶、腮腺 B 超、细针针吸细胞学检查、实验室检查。

5. 护理流程

（1）术前护理　同第五节颞下颌关节紊乱病的术前护理常规。

进食吞咽障碍的患者，指导患者进餐时增加液体的摄取，为患者提供含水分较多的软食，避免进食粗糙、辛辣的食物。必要时给予静脉营养或鼻饲饮食。舌下腺囊肿患者观察舌体抬高情况，评估患者的呼吸，必要时遵医嘱给予氧气吸入，床旁备气管切开包。

（2）术后护理

① 体位：全麻清醒后取半卧位或头高脚低位，有利于伤口引流，减轻头面部肿胀，减轻疼痛。放置引流条时，注意观察伤口及出血情况。

② 口腔护理：保持口腔清洁，可行口腔冲洗或口腔护理，每日3～4次。舌下腺术后一般24h内不宜漱口、刷牙，以免刺激伤口引起出血。保持口腔清洁，指导饭后、睡前使用含漱液漱口，防止感染。

③ 引流管护理：舌下腺囊肿术后放置橡皮引流条1～2天，观察伤口引流及出血情况。术后3～5天内尽量少说话，以减少舌部运动，观察敷料渗血及包扎情况，防止术后伤口出血。

④ 饮食护理：术后进流质食物1～2天后改为半流质食物，逐渐过渡到普通食物。舌下腺囊肿术后伤口牵拉痛影响患者进食，鼓励患者少量多餐，进温凉食物。遵医嘱给予镇痛药，并观察用药后患者疼痛的缓解情况。早期下床活动，预防血栓及肺部并发症。

⑤ 用药护理：遵医嘱正确使用抗生素，预防感染及并发症。

6. 健康宣教

（1）指导患者清洁口腔的方法，保持口腔清洁；禁烟、酒及刺激性食物。

（2）指导患者保持放松，保持良好的心理状态。

（二）腮腺囊肿

腮腺囊肿分为潴留性和先天性两大类，前者很少见。潴留性囊肿多见于男性，约占77%，并且多发生于老年人。先天性囊肿又可分为皮样囊肿和鳃裂囊肿。

1. 病因

潴留性囊肿主要是由于导管弯曲或其他原因造成的导管部分阻塞，分泌物在局部潴留，使得导管呈囊状扩张，随着病程的延长，囊肿体积不断增大。先天性囊肿分为皮样囊肿和鳃裂囊肿，皮样囊肿可位于深部或浅表部位，鳃裂囊肿则来自第一鳃弓发育异常。

2. 临床表现

老年男性多见，表现为腮腺区无痛性肿块，生长缓慢，无功能障碍。肿块柔软，边界不清，与浅表组织无粘连。

3. 治疗原则

以手术切除为主。

4. 护理评估

（1）一般情况史　仔细询问有无药物过敏史、家族史，有无全身系统性疾病，女性患者月经是否正常，有无感冒。

（2）专科疾病评估　有无逐渐增大的肿块，疼痛情况，对身体功能的影响情况，有无反复发作史。与周围组织的粘连情况，是否有瘘管形成。面神经功能情况。

（3）心理社会状况　了解患者的心理状况、社会支持状况、经济状况，患者对疾病的了解状况。

（4）辅助检查　腮腺B超、唾液腺造影等。

5. 护理流程

（1）术前护理　同第五节颞下颌关节紊乱病的术前护理常规。术区皮肤准备：患侧腮腺区发际上三横指。

（2）术后护理

① 体位：全麻清醒后取半卧位或头高脚低位，有利于伤口引流，减轻头面部肿胀，减轻疼痛。

② 伤口护理：术后放置有引流条或负压引流管3～5天，应注意防止引流管的扭曲、受压、脱落，观察引流物的量、色、性状，保持局部敷料的清洁、干燥。当引流管内有大量清亮液体时，提示有涎瘘发生，应及时通知医师，并采取相应的处理措施。遵医嘱给予阿托品0.3mg，3次/日，餐前30min口服，观察患者用药后唾液分泌情况。拔除伤口引流管后，应注意观察腮腺区肿胀、疼痛情况，继续加压包扎1周左右。观察有无面神经损伤的表现（表14-6-1）。遵医嘱给予营养神经的药物，指导患者面肌功能训练（指导患者抬眉、闭眼、耸鼻、示齿、努嘴、鼓腮训练，每个动作10～20次，每日2～3次，可以用手指辅助），以帮助尽快恢复面神经功能。

表14-6-1　面神经麻痹的症状、体征及护理措施

受刺激的面神经	症状、体征	护理措施
颞支	不能皱眉	注意眼的保护，白天滴眼药液，晚上涂眼膏，以防暴露性角膜炎的发生
颧支	眼睑闭合不全	
颊支	不能鼓腮	预防咬伤下唇及流涎污染绷带，同时还应预防食物过烫引起口腔软组织烫伤
下颌缘支	下唇麻木、鼓腮时口角向健侧歪斜	
颈支	颈部皮纹路消失	

③ 口腔护理：保持口腔清洁，可行口腔冲洗或口腔护理，每日 3～4 次。

④ 饮食护理：术后第 1 天起进食半流质食物，第 4 天后可恢复正常饮食。禁食刺激性、酸性食物和药物，以减少唾液分泌，防止腮腺涎瘘的发生。

⑤ 疼痛护理：因加压包扎会引起头部胀痛，鼓励患者诉说并耐心向患者解释加压包扎的必要性。患者不能忍受疼痛时，遵医嘱给予镇痛药，并观察用药后患者疼痛的缓解情况。

6. 健康宣教

（1）腮腺术后 3 个月内禁食酸、辣等刺激性食物，保持口腔清洁。

（2）出院后继续面肌功能康复训练，遵医嘱使用营养神经药物。

（3）指导患者掌握心理调节技巧，保持情绪稳定。建立良好的生活方式，掌握合理的营养补充方法，养成规律的饮食习惯。

（4）遵医嘱术后 1 个月、3 个月复查，出现不适时应随时就诊。

第七节　先天性唇、腭裂

唇裂和腭裂是口腔颌面部最常见的先天性畸形，表现为不同程度的唇部、腭部的软硬组织裂开及表情、咀嚼、吞咽、呼吸、语音等功能障碍。唇、腭裂畸形不但影响患儿的功能，还影响其容貌，并可导致患儿及家人心理状况的改变。唇、腭裂的护理内容也不仅是单纯的手术相关护理，还应包括涵盖有心理、语音康复、生长发育评估、遗传咨询等多方面的相关护理内容。本节主要叙述先天性唇、腭裂的围术期护理。

一、病因

唇、腭裂的确切病因尚不明确，目前认为可能与遗传及母体怀孕期间胚胎受环境因素影响有关，可归纳为：遗传因素、营养因素、感染和损伤、内分泌的影响、药物因素、物理因素、烟酒因素。

二、临床表现

1. 唇裂

唇裂是口腔颌面部最常见的一种先天性畸形，除常与腭裂并发外，其中少数患者还有身体其他部位的畸形。单纯的唇裂主要是唇鼻部的外观畸形、美观及表情障碍、容貌严重缺陷，其功能障碍主要是吹口哨及某些发音功能不全，吸吮功能也会受到一定影响。

2. 腭裂

腭裂是口腔颌面部最常见的一种先天性畸形，表现为硬腭和软腭不同程度裂开。腭裂可单独发生，也可与唇裂伴发。腭裂患者由于腭部缺裂，口腔与鼻腔直接相通，造成严重的功能障碍，如吸吮、进食、吞咽、咀嚼等功能障碍，尤其吸吮功能和语音功能障碍最为突出。

三、治疗原则

以外科手术为中心的序列治疗（表 14-7-1）。

表 14-7-1　唇、腭裂序列治疗的内容及时间安排

时间（年龄）	治疗内容	主要治疗方法
出生后 10 天	术前正畸治疗	PNAM 矫治器
2 个月	唇粘连术	Randall 法
3～6 个月	单侧唇裂整复术	华西法、改良 Millard 术等
	双侧唇裂整复术	华西法、改良 Millard 术等
8 个月至 18 个月	腭成形术	Sommerlad 法、反向双 "Z" 法等
	中耳功能检查与治疗	鼓膜切开置管术等
4～6 岁	腭裂语音评估与治疗	语音训练
5～6 岁	唇裂术后继发畸形的整复	Z 成形法、V-Y 成形法
	腭裂腭咽闭合不全的矫治	腭咽成形术系列术式
8 岁	心理评估与干预	量表测评、心理咨询
7～11 岁	牙槽突裂的修复	以髂骨骨松质为主的骨移植修复法
11～13 岁	腭裂错𬌗畸形的正畸治疗	矫正牙弓及牙的形态与位置
	唇裂鼻畸形的二期整复	以鼻翼畸形整体复位术为主的术式
16～18 岁	牙颌面骨性继发畸形的整复	上颌 Lefort Ⅰ型截骨前移术或配以下颌骨斜行骨切开后退术
18～20 岁	唇裂鼻畸形的再整复	鼻中隔成形术、骨、软骨移植术等
＞20 岁	心理评估与治疗	量表评估、心理咨询 / 治疗

1. 唇裂

唇裂手术包括初期唇裂整复术、唇裂术后鼻唇畸形二期整复术以及唇裂伴牙槽突裂的植骨修复术等相关手术。

2. 腭裂

腭裂手术包括初期腭裂整复术及腭裂术后继发畸形的二期整复等相关手术。

四、护理评估

1. 一般情况

评估入院前 3 周内有无上呼吸道感染，腹泻、发热等症状。询问预防接种情况。了解喂养情况、有无吐奶史，有无先天性心脏病、疝气、癫痫等病史。询问过敏史、传染病史、家族史。14 岁以下儿童须进行生长发育评估，了解其生长发育水平，评估有无颈短、肥胖等现象，女性患儿需了解有无月经来潮。

2. 专科病情评估

评估患儿年龄及体重：唇裂年龄应 2～6 个月，体重不低于 5kg；腭裂应 6～18 个月，体重不低 7.5kg；牙槽突裂在 9～11 岁。评估口腔情况及有无龋齿，中切牙萌出情况。排除是否为综合征性唇腭裂，如有无小颌畸形；评估裂隙程度及口周情况。检查患儿有无咽部红肿，听诊双肺呼吸音情况，检查全身皮肤情况，有无湿疹、疖、疮等。

3. 心理社会状况

患儿及其家庭的社会经济状况、生活方式、社会支持状况、应对方式、情绪控制、自我认识能力等。评估患儿及其家长对疾病相关知识的了解情况、对治疗的认知情况、对治疗效果的预期以及对语音康复治疗等相关知识的掌握情况。

4. 实验室及其他检查

（1）胸部 X 线检查　以明确其心肺情况，了解有无肺部感染。

（2）心电图检查　初步检查有无心脏疾病，必要时行心脏彩超。

（3）血常规　主要检查身体有无感染、贫血以及出凝血功能是否正常等。

（4）血生化检查　包括肝、肾功能等。

（5）腭裂患者行听力、中耳功能、鼻咽显微镜检查等。

五、护理流程

1. 术前护理

同第五节颞下颌关节紊乱病的术前护理常规。

（1）不需要改变其喂养方式及喂养习惯，比如仍然采用母乳喂养、奶瓶喂养等；避免更换奶粉，以防止腹泻。注意喂养体位，可采用坐位、45°角或直立怀抱位。强调喂食后拍嗝的方法与正确睡姿。奶瓶喂养者，应选择十字形开口的奶嘴，最好购买带有排气孔及节流器的"唇腭裂专用奶瓶"。

（2）不完全性唇裂，吸吮奶头或奶嘴时容易漏气导致吸吮不成功，可指导母亲用手指指腹堵住嘴唇缺损的部分，使口腔形成一个密闭的环境，以利于奶水顺利流出。

（3）牙槽突裂植骨修复术者需行髂骨取骨区皮肤准备，成人应剪鼻毛。通常术前6～8h禁食固体饮食（含牛奶），术前4h禁饮液体饮食（含果汁、糖水）；婴幼儿术前4h可遵医嘱进食100～300mL糖水，随后禁食。术晨建立静脉通路。

（4）心理护理　介绍同室病友及其治愈情况，增强患者归属感及对治疗的信心。介绍住院环境、作息时间、主管医师、护士等，以帮助患儿及家长尽快熟悉病区环境，建立新的人际关系。鼓励患儿家属和朋友给予患儿关心和支持。进行疾病相关知识宣教，告知家长注意给患儿保暖，预防上呼吸道感染。

2. 术后护理

（1）保持呼吸道通畅

① 麻醉未醒前应平卧头偏向一侧，持续低流量吸氧2～4L/min。

② 同时观察皮肤、黏膜及口唇颜色，判断有无发绀等。

③ 及时抽吸口内、鼻腔分泌物，观察生命体征，维持血氧饱和度≥95%以上（由于患者趾端较小，应选合适大小的探头以避免误差），预防缺氧和窒息。

④ 打鼾明显者，保持头部后仰位，防止颈部屈曲；必要时予俯卧位。

⑤ 腭裂术后可行雾化治疗。

（2）药物的使用及输液管理

① 由于手术创伤的反应，术后患者体温略微升高，一般不超过38℃为正常情况，发热患者给予物理降温等对症处理。根据医嘱进行抗炎及消水肿治疗，保证药物的及时准确输入。

② 小儿补液量的计算：禁食期间输液量的计算方法，主要根据其体重计算：首次10kg为100mL/（kg·d），再次10kg为50mL/（kg·d），其余为20mL/（kg·d）。开始进食患儿，其补液量应在生理需求量的基础上减去平均饮入量。具体为：年龄≤6个月的术后患儿，减去手术当日的平均饮入量（生理需要量的40%）；年龄>6个月、≤1岁的患儿，减去手术当日的平均饮入量（生理需求量的25%）。若个别患儿手术当日饮入量未达到平均进食量，则酌情追补液体。

③ 小患儿需严格注意输液速度的调控：输液速度的计算方法依据其体重进行计算：输液速度（滴/分钟）=体重×（3～5mL/h）+60min×20滴。

（3）伤口的观察及护理

① 观察伤口有无渗血、渗液、肿胀等。观察患儿有无呛咳及频繁吞咽、血压的变化，以判断伤口是否出血。

② 唇裂患儿以生理盐水棉签清洁伤口，每日3～4次，外涂眼膏保护。

③ 应尽量避免患儿大哭大闹，以免增加伤口张力，影响伤口愈合；禁抓挠，严禁局部伤口受到猛烈撞击，如摔跤、碰撞到坚硬的床挡和玩具等；注意约束患儿手臂（可戴手套、袜套或自制一次性纸杯杯罩固定患儿双手）。

④ 腭裂术后对口内伤口的观察，因是否放置碘仿纱条而不同。未放置纱布者其伤口观察较为直观。部分裂隙较宽的腭裂术后为保护创面、减少出血，在腭部伤口处覆盖一块碘仿纱布，需要患儿张口并发"啊"音，或以棉签、压舌板按压舌体才能充分暴露软腭部位。此类患儿需密切观察口内敷料有无松动脱落堵塞呼吸道，并同时注意观察敷料或分泌物的颜色。

⑤ 正常情况下，手术当天患儿口、鼻腔内可能会有少许淡血性分泌物，其颜色会逐渐变淡。

⑥ 腭裂术后如有少量鼻腔渗血时，可予呋麻滴鼻液滴鼻，或填塞鼻腔止血；若出血较多，或有较大血肿形成时，应根据需要重返手术室止血。

⑦ 牙槽突裂手术当日可冰敷面部以改善肿胀程度；观察植骨处有无出血、异味及皮下气肿；观察伤口敷料渗血情况，遵医嘱予沙袋加压止血。术后 72h 避免过度活动，应卧床休息，定期更换体位，预防压疮。术后 3 日可下床活动，促进肠蠕动，预防腹胀；注意进行预防跌倒的宣教。

⑧ 唇裂术后 5～7 天拆线，使用可吸收线者不必拆线。腭裂术后碘仿纱条拆除时间根据手术方式不同而定，分别在术后 3～7 天进行。髂骨取骨处术后 10～14 天拆线。

（4）饮食护理

① 术后当天麻醉清醒后 4h 内禁食；清醒 4h 后可饮温凉开水 50～100mL，观察半小时后若无呕吐、呛咳则饮温糖水 50～100mL，再观察半小时后可饮温牛奶 100～150mL 或流质食物，每天 6～8 次或按需供给，患儿可沿用术前喂养方式，一次进食量控制在平时的 2/3，避免过饱而引发呕吐。

② 腭裂术后 1 周予流质食物，每日 5～6 餐；腭裂术后 2 周予流质食物为主，少食多餐；术后 3 周可进普食，半年内避免坚硬、带刺食物。

③ 术后应给予营养丰富、易消化的清淡食物，忌食辛辣食物，减少对伤口的刺激；避免使用筷子或吸管，以免增加伤口张力而影响伤口愈合。

（5）口腔护理 唇裂患儿每次进食后予温凉水漱口或者吞服；大于 5 岁的患儿可予漱口液（比如康复新液、复方氯己定）含漱，每次 5mL，漱口时间不少于 30s，漱完后无须用白开水漱口，每日 3～5 次左右；成人患者术后可刷牙，但应避免碰触伤口造成出血。

（6）心理护理 与患者及家属交流，了解其对手术效果的期望，讲解术后伤口恢复的过程，及时反馈手术信息，缓解患者对术后效果的担忧。建立良好的医患关系，讲解术后康复知识，如祛瘢痕产品的使用、鼻模佩戴、语音治疗、复诊及后期治疗安排等，为患者建立康复信心。

六、健康宣教

1. 介绍唇腭裂相关疾病知识、序列治疗知识的宣教

告知畸形的矫正除手术即刻的矫正效果外，还受生长发育的影响，个体差异性大，建立对治疗的正确认知和合理期望。建立良好的医患关系，通过倾听、接纳、共情、安慰、鼓励等技术，为患者提供积极的情感支持，建立康复的信心。

2. 行婴儿呛奶的紧急处理方法宣教

1岁以内婴儿由于其咽喉软骨、吞咽反射尚未发育成熟，加之婴儿期的胃呈水平位，若喂养过程中婴儿进食太快，太饱或喂完后未及时拍嗝，以及体位不当等，均可导致婴儿呛奶。一旦发现患儿出现呕吐、呛咳、嘴唇脸色发紫、突然不哭、眼神呆滞、抽搐等情况，须立马停止喂养、立即将患儿置于大人腿上，呈趴卧位，用手支撑头部，快速拍击后背，使呛咳的奶汁排出，并迅速呼叫医生、护士抢救。

3. 饮食指导

（1）母乳喂养者可不改变喂养方式，继续母乳喂养；奶瓶或其他方式喂养者，按原喂养方式继续喂养。

（2）1岁后或已经添加辅食的患儿，手术当天进食流质食物；术后第2天按原习惯喂养，可进食米饭、面条等其他软食。已进普食的腭裂患儿，手术当天进食流质食物；术后次日至2周进食软食，如粥、软米饭、面包、馄饨等；术后第3周起可进食普通饮食；术后半年内不可进食骨头、坚果等坚硬带刺的食物。

（3）无论采用何种方式喂养，都应注意勿触碰到新鲜伤口。在放入奶嘴或乳头时应动作轻柔，尽量避开伤口缝线处，避免伤口局部压力增加，引起伤口出血或影响术后效果。

4. 口腔护理指导

见术后护理。

5. 康复指导

详细进行瘢痕贴及鼻模佩戴方法的指导。可于拆线后或缝线完全脱落后，伤口愈合好、无发炎、无红肿情况下使用祛疤产品。鼻模或鼻夹需佩戴6～12个月。髂骨取骨术后3个月避免剧烈活动（比如跑步、骑自行车、滑板等）。

唇裂或鼻唇二期手术者（无腭裂）术后1年复诊；牙槽突裂者术后3个月避免剧烈活动，口内伤口完全恢复后可行正畸治疗，3个月后复查CBCT以观察效果。

3岁以下腭裂手术的患儿于3岁半复诊，3岁以上者术后1年复诊。根据复诊情况决定是否需要语音训练并制订具体的训练计划，语音评估及语音训练须由专业的语音康复治疗师，按照一定的疗程，系统规范地进行训练。

第八节　牙颌面畸形

牙颌面畸形是由于颌骨生长发育异常，从而引起的颌骨体积、形态结构，以及上、下颌骨之间，还有它们与其颅颌面其他骨骼之间的位置关系失调。其外在表现为颜面外形异常，咬合关系错乱，还伴有口颌系统功能障碍，又称为骨性错𬌗畸形。本节主要叙述牙颌面畸形患者正颌外科治疗的护理。

一、病因

牙颌面畸形的病因较为复杂，种类繁多，通常分为先天性因素或后天性因素，或者由两者联合影响所致。

1. 先天性因素

可由基因遗传或胎儿发育时期的母体内环境影响导致发育畸形，如先天性唇腭裂发育畸形。

2. 后天性因素

从婴儿到少年的生长发育阶段，任何引起牙颌系统发育障碍的因素均可导致牙颌面畸形的发生。如代谢障碍和内分泌功能失调，儿童时期的不良习惯、损伤及感染等所引起的颌面发育畸形。

二、临床表现

牙颌面畸形患者均在不同部位、不同程度表现出颌骨畸形与咬合关系紊乱。根据临床分类分为发育性颌骨畸形、后天获得性畸形、颅面发育异常综合征三类。

三、治疗原则

牙颌面畸形患者的治疗必须按照严格的治疗程序进行，才能获得最佳预期效果，具体治疗程序包括术前正畸治疗、手术治疗、术后正畸治疗。

四、护理评估

1. 一般情况

评估患者有无鼻炎、扁桃体炎、佝偻病等可引起错𬌗畸形的相关病史，有无家族遗传史。有无高血压、心脏病、血液疾病等。了解患者心肺功能、凝血功能等情况。评估患者的咀嚼方式，有无口腔长期不良习惯，如吮指、口呼吸和伸舌吞咽等。了解患者是否感冒、月经是否来潮等。

2. 专科病情评估

患者牙弓形状，前后牙咬合关系，牙齿关系、大小、数目，有无假牙、缺牙、龋齿、松动牙以及牙周情况和口腔卫生状况等。患者颜面部发育情况：面部是否对称，畸形是单独还是同时发生在上颌骨和下颌骨。患者是否同时伴有殆异常、错殆，是否影响患者咀嚼和关节功能。

3. 辅助检查

牙颌模型分析，颜面及牙颌拍照、X 线平片、X 线头影测量，全身和口颌专科检查，颅面三维 CT 或 MRI 检查。

4. 心理社会状况

评估患者就医的动机、性格、心理素质和社会适应能力、家庭社会关系、经济状况、工作环境和职业等；牙 - 颌面畸形对患者生活、社交的影响程度；患者和家属对该疾病的理解及想要达到的效果，对正畸 - 正颌联合治疗的配合和耐受力，对治疗相关知识及常规护理知识的掌握程度以及对手术风险的承受能力，对治疗费用的承受能力等。

五、护理流程

1. 术前护理

同第五节颞下颌关节病紊乱患者的术前护理常规。

（1）针对患者对疾病的担忧和恐惧手术的心理，鼓励患者树立信心和勇气，介绍同种案例导入术后恢复期的患者与其交流，使其减轻恐惧感，以最佳的心理状态接受治疗。牙颌面畸形患者由于手术原因，术后颜面、进食方式、交流方式等都有一定的改变，应在术前向患者及家属介绍有关疾病知识及治疗计划，让患者认同疾病角色，使其有充分的心理准备，并积极参与治疗。

（2）术后由于手术区加压包扎或进行颌间固定，患者可能出现言语不清，在术前可以教会患者一些固定的手势用于表达基本的生理需要，或通过书面形式进行交流，如准备纸和笔、小黑板或通过手机短信、微信等方式进行交流。

（3）行上颌手术患者除常规备皮外，术前应清洁鼻腔，剪鼻毛。

（4）引导板的准备　根据患者的手术方式，必要时在术前 2~3 天根据模型外科制作引导板，保证术后牙颌关系的稳定。

2. 术后护理

（1）体位　对于神志尚未清醒的患者，应采用平卧位 6h，头偏向一侧，防止误吸；待完全清醒后可采取半卧位，有利于防止面部肿胀，促进伤口引流。

（2）气道护理　严密观察患者术后神志和意识情况，及时有效地清除口腔和呼吸道内的分泌物。指导患者做深呼吸和轻咳嗽，排出呼吸道分泌物，但忌用力咳嗽，以防引起伤口裂开和出血，必要时行雾化吸入，湿化气道，防止痰液阻塞气道，减少肺部并发症。

（3）疼痛护理　患者伤口疼痛一般在术后 24h 内最剧烈，2～3 日后逐渐减轻，应每日 3 次进行疼痛评估，早期进行预防性镇痛处理，必要时使用留置镇痛泵或镇痛药物缓解患者疼痛，提高患者早期活动能力，预防静脉血栓等。

（4）伤口护理　观察伤口有无渗血、渗液及肿胀程度。下颌骨手术应观察患者口底、舌体是否肿胀，伤口有无出血以及颌下区有无肿胀等；上颌骨手术应观察患者咽后壁有无出血和渗血等，一旦发现出血迹象，立即报告医生，行止血处理。观察引流条或引流管是否通畅，有无松脱以及引流物的颜色、性质和量。早期进行冰敷可以有效地减轻面部伤口肿胀、疼痛和出血的发生，一般术后可立即持续不间断冷敷，冷敷时间一般不超过 72h，冷敷时冰袋用毛巾裹好放在患者伤口处，每 2h 更换 1 次，注意防止冻伤。

（5）预防感染　由于手术创伤的反应，术后患者体温略微升高，一般不超过38℃为正常情况，术后 1～2 天体温逐渐恢复正常。如果术后 3～6 天患者体温降至正常后突然升高或一直发热，并伴有术区红、肿、热、痛等表现，疑为伤口继发感染的可能；遵医嘱予物理降温、合理使用抗生素等对症处理。

（6）口腔护理　指导患者每次进食后，饮少量温开水冲洗口内食物残渣，再含漱漱口液，必要时行口腔冲洗或口腔擦洗，3 次／日。

（7）饮食护理　进行营养评估，给予营养干预，采用口饲管（口饲管喂养是将去掉针头的 50mL 注射器连接自制长度合适的胃管，通过患者第三磨牙处的间隙，将胃管送入患者口咽部，慢慢地推入流质食物，从而解决张口受限患者的进食问题，又保护口腔内伤口，降低感染的风险）给予营养丰富的流质食物。每次进食量为 100～300mL，每次间隔 2～3h，可视患者的耐受程度进行调整。

六、健康宣教

（1）鼓励患者多进食营养丰富、清淡流质食物，避免进食刺激性和过烫的食物。

（2）教会患者清洁口腔的方法，术后 1 周可使用儿童软毛刷和牙膏进行刷牙，切忌用力过猛造成出血，注意保护伤口。

（3）出院后 7～10 天拆除伤口缝线；术后 3～6 个月避免剧烈活动、挤压碰撞患处；避免用电吹风吹头、泡温泉、蒸桑拿等，以防伤口出血和肿胀。可从事适当的体力活动，如散步、打太极拳等，劳逸结合。

（4）指导患者定期复查，一般出院 3、6、12 个月后复诊。如有不适，应随时就诊。

第十五章 儿童口腔护理

第一节 概述

一、儿童口腔解剖与生理

儿童时期的牙主要是乳牙（primary teeth）和年轻恒牙（young permanent teeth)。乳牙列期保护好乳牙，混合牙列期促使乳恒牙正常替换，混合牙列期和年轻恒牙列期关注新萌出的年轻恒牙并最终使儿童能拥有正常健康的恒牙列，是儿童口腔医学中的一个重要部分。熟悉并了解乳牙和年轻恒牙的解剖形态及组织结构特点是开展预防、临床诊疗和研究工作不可忽视的重要内容。

（一）牙的结构

同第二章第一节。

（二）乳牙的作用和功能

乳牙是儿童咀嚼器官的一部分，乳牙列起到了牙列的所有作用，同时对儿童的生长发育、正常恒牙列的形成也有相当重要的作用。

1. 有助于儿童的生长发育

健康的乳牙不仅能发挥良好的咀嚼作用，有助于消化，还能给颌面部适当的功能刺激，促进血液和淋巴液循环，有助于颌面部正常发育。

2. 引导恒牙的萌出和恒牙列的形成

乳牙的存在为继承恒牙的萌出预留了空间。如果乳牙因龋坏而导致牙冠被破坏或者过早丧失，那么邻牙会向缺损区移位，使乳牙所占的空间缩小，继承恒牙萌出时会因间隙不足而异位或者萌出障碍。乳牙过早丧失会导致恒牙早萌或者迟萌，甚至引起恒牙排列不齐。

3. 辅助发音

正常的乳牙列有助于儿童正确发音，乳牙列尤其是上颌乳前牙大面积龋坏或者缺失时，发音会受到一定的影响。

4. 有利于颜面美观及心理健康

健康完整的乳牙列在儿童颜面美观方面也有重要作用，满口龋坏的牙齿或者乳牙过早脱落的儿童往往不愿意张口说笑，其心理健康也会受到一定的影响。

二、儿童行为管理

在儿童口腔检查诊断和治疗过程中，医护人员采用合适的语言与情感交流，及时发现和消除儿童恐惧、焦虑和紧张情绪，建立儿童对口腔治疗环境的适应能力，提高诊疗操作中儿童对疼痛的耐受力，获得儿童和家长的信任和配合，保证治疗的顺利进行，这一过程使用的方法称为儿童口腔治疗中的行为管理。

（一）儿童心理及行为特点

在儿童口腔科临床工作，与其他口腔科临床专业医患一对一的关系不同，患者（儿童）、家属与医护人员构成了一个三者相互影响、相互作用的三角关系（图 15-1-1），三者共同的目标是促进儿童的口腔健康。

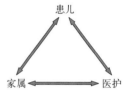

图 15-1-1　三角关系图

临床工作中可以根据儿童的心理特点进行针对性的行为管理，让儿童有一段舒适无痛的就诊经历，营造更好的医疗环境。儿童在口腔诊治过程中会产生恐惧、焦虑、拮抗等不良心理反应，而儿童的年龄、家长焦虑对孩子的影响、治疗史、对口腔科疾病的认知程度、治疗内容以及医疗环境等因素都会影响儿童口腔治疗行为。

（二）非药物行为管理

1. 告知 - 演示 - 操作（tell-show-do）

是儿童口腔科门诊常用的简单有效的行为管理方法，通过这一方法可以帮助熟悉器械和诊疗过程，以消除儿童患者的紧张情绪并使其放松。

2. 治疗前的体验（pre-therapy experience）

指带孩子到医院儿童口腔科门诊参观和体验，并事先让孩子明白这次不做治疗。这种体验通过医护人员和蔼可亲的态度，让儿童消除对口腔治疗和医护人员的不良想象，同时可使儿童在第一次治疗中对见过面的医护人员所提的要求做出积极的反应。

3. 正强化（positive reinforcement）

指医护人员在操作过程中对儿童的良性行为表现给予鼓励和夸赞，以强化这些行为的方法，这样可以有效减轻儿童下次来就诊的恐惧及抗拒心理，有积极的就诊态度。多与儿童进行交流，不论儿童的表现如何，哪怕只有一点点进步，也要予以赞扬和鼓励，使其更有信心，医护人员切忌沉默无言。

4. 分散注意力（distraction）

指在有可能给儿童留下不美好治疗回忆的操作中使用可行的方法转移儿童的注意力，从而减少儿童对治疗的不良印象，避免儿童出现躲避和干扰治疗的行为。可准备一些小玩具、播放喜爱的动画片或者讲其他事情分散儿童注意力，使其忘记对治疗产生的恐惧、紧张等情绪。

5. 模范作用（modeling）

指采用示范性动作教育提高儿童在治疗中的配合程度，可带领儿童参观其他合作儿童的治疗过程，并让他们交流治疗过程和体会，消除儿童对未知事物的畏惧心理。避免让儿童看到不合作的表现。

6. 语音控制（voice control）

指对于一进诊室就大哭大闹并安抚无效的儿童，可以通过医护人员的话语、语气、语调的变化来控制儿童的行为。并需事先和监护人充分沟通。

7. 保护性固定（protective stabilization）

指医护人员用手和一些工具，如约束板和约束包来固定儿童，并在口内放置开口器，防止中途呕吐。需要向家属解释清楚其治疗目的，签署知情同意书。目前临床不推荐使用此方法。

8. 其他

儿童口腔科临床上的行为管理技术是一项综合性技术，还有其他常用的行为管理方法，如非言语交流、积极倾听、适度反应、母子分离、行为塑造等。由于儿童的个体差异，可根据儿童的特点采用不同的方法。

（三）药物行为管理

1. 氧化亚氮-氧气吸入镇静技术

经研究发现吸入镇静剂后往往不能回忆起紧张情绪和疼痛感觉，该技术起效很快（30～60s），5min 后可发挥最大效应，能产生不完全的失忆效果，缓解儿童因恐惧而产生的焦虑情绪。停止吸入后迅速失效，复苏快速、完全。为避免出现头痛、嗜睡、恶心等症状，复苏阶段建议给予 3～5min 纯氧吸入。但氧化亚氮和氧气的持续供应成本较高，使用场地受限，仪器的鼻罩也会影响上颌前牙术野，长期暴露于微量氧化亚氮的医护人员患自发性流产、某些癌症、肝病、肾病和神经源性疾病的概率会增加。该技术需要经过专业训练和有经验的人员来实施。

2. 口服药物镇静技术

是儿童口腔科较为常见的轻、中度镇静时的用药途径。该技术方便、经济、不良反应小，但同时使用两种或两种以上镇静途径时，不良反应会增加，缺点是因个体差异原因而有不同的要求，并且起效时间长。

3. 静脉注射镇静技术

该技术是所有肠外用药方式中可以准确滴定使用药量的方法，注射到血液中经过几个循环之内可以达到药物的最佳效果。但因儿童年龄较小，注射要求较高、难度较大，操作前需注意儿童皮肤试验的观察、静脉注射后严密监护和静脉通路的建立，整个过程要求操作者训练有素。由于静脉给药直接入血，增加了并发症的发生率，尤其注意避免血栓性静脉炎的发生。

4. 全身麻醉下儿童口腔科治疗技术

指利用麻醉药物诱导意识丧失，语言和疼痛刺激都不能使儿童清醒；自主通气功能受损，保护性反射部分或全部丧失，必须依靠气道管理保证患者安全。该技术是医师解决儿童口腔问题的终极行为管理方法，不应草率地做出全身麻醉的决定，应由医师为儿童制订系统的治疗方案，如口腔护理、饮食指导、定期复查等，同时使家长全面了解全身麻醉的必要性，向家长仔细解释治疗的计划和过程，并告知潜在的风险，签署知情同意书，除特殊情况外，一般应该一次完成所有需要进行的治疗。

（四）不合作患儿情况处理

1. 儿童不合作原因分析

（1）儿童对医院环境和医护人员的陌生感，以及对医护人员和诊治一贯怀有的害怕心理。

（2）医源性创伤，以往经历过致痛的诊疗（比如引起疼痛的龋洞探诊、开髓或拔牙等）所造成恐惧的心理阴影，此次诊疗过程中有疼痛和不愉快感受（对口腔门诊磨削时的声音、金属器械碰撞声所导致的不愉快、对锋利尖锐的器械产生害怕心理，抑或是其他儿童的哭闹影响）。

（3）情绪和精神状态，当儿童情绪低落、精神状态差时，常引起痛阈降低，疼痛更易出现；相反，在儿童兴奋、情绪和精神状态良好的情况下疼痛反应常会被抑制。

（4）接受了他人的错误引导，即受到别人对口腔诊疗的错误认识或不良经历的负面影响。

（5）低龄或残障儿童。

2. 儿童不合作的应对措施

（1）建立适合儿童的就诊环境，使儿童的新奇感占主导地位，分散注意力、缓解焦虑、害怕的情绪。

（2）耐心、有效地沟通。与家长进行交流，了解儿童的性格，医护人员态度和蔼可亲，逐步让儿童了解诊疗环境，生动形象地介绍常用的器械，在安全操作的范围内尝试让儿童自己动手，及时鼓励儿童使其产生自豪感并主动配合治疗。

（3）利用合作儿童进行诱导。通过让其观察合作儿童治疗增强自信心，过程中消除不良情绪和行为，激发儿童的自尊心，从而接受治疗。这期间要避免所有不良刺激和让其感受到痛苦、害怕的反应，以免影响儿童情绪，加重不合作的情况。

（4）高效率、高质量诊治的重要性。医护人员需要动作迅速、机敏、准确、轻巧、熟练，不产生附加刺激，儿童初次就诊时除非病情急需，一般处置原则应由简到繁，治疗数量不宜过多，时间不宜过长，使儿童可以坚持耐受。

（5）尽量避免强迫治疗。需要使用强制性保护装置时，提前与家属沟通解释清楚原因，家属同意并理解后签署知情同意书。医护人员此时更加需要注意无痛操作，尽量稳、准、快，否则会严重影响儿童心理健康。最终无法合作的儿童会由医师为其制订系统的治疗方案，如口腔护理、饮食指导、定期复查等，同时使家长全面了解全身麻醉的必要性，向家长仔细解释治疗的计划和过程并告知潜在的风险，签署知情同意书，除特殊情况外一般应该一次完成所有需要进行的治疗。

第二节 儿童牙体牙髓病

一、乳牙与年轻恒牙龋病

龋病是一种以细菌为主要病原体，诸多因素作用引起的牙体硬组织疾病，是危害人类健康最普遍的口腔疾病之一。乳牙与年轻恒牙龋病是我国儿童的常见病、多发病。对乳牙和年轻恒牙龋病的有效治疗可以保存牙列的完整，使之发挥良好的咀嚼功能，从而提高消化和吸收功能并促进颌骨的正常生长发育，对乳牙龋病的治疗也有利于后继恒牙的正常萌出，促进儿童的健康成长。

（一）病因

1. 乳牙易患龋的因素

（1）乳牙解剖形态的特点　乳牙牙颈部明显缩窄，牙冠近颈部 1/3 隆起，邻牙之间为面与面的接触且接近牙龈，接近替牙期的儿童牙列中的生理间隙明显，加之咬合面的点隙裂沟等。

（2）乳牙组织结构的特点　与恒牙相比，乳牙的釉质、牙本质薄，矿化程度低，羟磷灰石晶体小，抗酸力弱。

（3）儿童的饮食特点　儿童喜欢甜食，每天的进食次数较成人多，加之儿童的饮食多为软质食物，黏稠性强，含糖量高，容易产酸发酵。

（4）儿童的口腔卫生习惯　儿童正处于口腔卫生习惯的培养阶段，口腔卫生行为主要依靠家长及幼儿园老师的帮助与监督，但由于有些家长及幼儿园老师不具备口腔保健知识，没有让儿童养成良好的口腔卫生习惯，加之儿童的睡眠时间长，口腔处于静止状态的时间较多，这时候儿童口腔的唾液分泌减少，自洁作用差，有利于细菌增殖，增加患龋机会。

2. 年轻恒牙易患龋的因素

（1）咬合面的表面积最大，窝沟点隙复杂，易滞留细菌和食物残渣。

（2）萌出时咬合面远中部分龈瓣覆盖时间长，龈瓣下牙面长期处于不洁状态。

（3）大部分恒牙萌出后达到咬合平面的时间长，咬合面低于咬合平面，缺乏咀嚼对牙面的自洁作用。

（4）年轻恒牙表面釉质尚未发育成熟，牙体硬组织薄，矿化程度较成熟恒牙低，溶解度高，渗透性强，抗酸性差。

（5）儿童年龄小，刷牙护齿意识弱，刷牙效果较差。第一恒磨牙在第二乳磨牙之后萌出，形态又与之相似，常常被家长误认为是乳牙而不予重视。

（二）临床表现

1. 乳牙龋病的特点

乳牙患龋率高，发病早；呈多发性，龋坏范围广；龋蚀发展速度快，自觉症状不明显；修复性牙本质的形成活跃；乳牙患龋常呈对称性。

2. 年轻恒牙龋病的特点

第一恒磨牙患龋率高；龋蚀的发展速度快；年轻恒牙龋多为急性龋，牙髓的修复反应不足。

3. 分类

（1）常用分类方法

① 浅龋（牙釉质龋）：患儿无自觉症状，视诊点隙窝沟呈墨浸状着色，且不宜去除，探之粗糙或探针尖能稍插入，不易滑动，有钩挂感；平滑面可有白色或黄褐色斑块即可诊断。对邻面龋，可结合牙线、X线检查等协助诊断。

② 中龋（牙本质浅龋）：可有激发痛，但乳牙多不明显，无自发痛；洞内有食物残渣，有探痛和温度刺激痛，但不如年轻恒牙明显，洞底有软化牙本质，可呈黄褐色、棕褐色或棕黑色。

③ 深龋（牙本质中、深度龋）：坏近髓但未穿髓，刺激痛较中龋明显，无自发痛。

（2）乳牙龋的特殊类型

① 环状龋：是唇面龋坏环绕牙冠发展，最后仅切缘留在健康牙体组织。

② 猖獗龋：是乳牙龋发展迅速，短期内多数乳牙患龋。

③ 奶瓶龋：临床表现为上颌乳切牙唇面和上颌第一乳磨牙牙𬌗面的广泛性龋损。往往有夜间就寝前喂牛奶或哺乳的经历。

（三）治疗原则

1. 乳牙龋病

治疗与恒牙大致相同，但应以终止龋蚀进展、保护牙髓活力、恢复功能和避免并发症为原则，对于外形的恢复要求不高，可用金属预成冠恢复乳牙外形。

2. 年轻恒牙

龋病的治疗以保护牙髓为主，因年轻恒牙根尖或根尖孔未完全形成，健康牙髓是牙根发育形成的根本保证，因此，对年轻恒牙的治疗，保护牙髓尤为重要。

（四）护理

1. 护理评估

（1）健康史　评估患儿身心发育状况、营养状况，了解患儿口腔和牙齿的发育以及喂养方式、饮食习惯等。

（2）身体状况　通过患儿的临床表现，评估龋病的进展程度，以便于诊断和治疗。

（3）辅助检查

① X线检查：通过 X 线摄片检查疾病的深度和位置，尤其对于牙形态异常、牙萌出异常及牙损伤的诊断较有价值。

② 温度刺激试验：医生可以通过观察患牙对冷热刺激的敏感或反应程度来判断牙髓状态。

（4）心理 - 社会状况　由于儿童的心理和行为的特殊性，导致儿童对于龋病治疗产生恐惧心理和抵抗行为，或个别家长对儿童牙齿健康的忽视及对乳牙龋病治疗的错误认识，从而延误最佳的治疗时机而导致乳牙牙髓病、根尖周病等严重的口腔疾病的发生。因此，正确评估患儿的年龄、全身健康状况、认知能力及心理特征、口腔卫生习惯、口腔保健知识、饮食习惯以及家属对乳牙龋病治疗的意义、治疗方法、预后的了解程度，对治疗效果的期望值和自身的经济承受能力等至关重要。

2. 护理流程

（1）术前护理

① 心理护理：护士在接诊时，和蔼的表情、温和关心的语言十分重要，这

样可以消除患儿的恐惧和焦虑情绪，防止患儿抗拒行为。

② 患者准备：安排患儿坐上牙椅，系好胸巾，必要时护士或家长控制患儿头部，防止患儿在诊疗过程中摆动头部造成损伤。

③ 术区准备：采用橡皮障隔离法暴露术区，及时吸唾和视野维护。

④ 用物准备：参考第九章第一节中"四"的内容。

a. 树脂充填：一次性器械盘、水杯、手套、吸唾管、三用枪、挖匙、快机、球钻、调拾车针、咬合纸、光固化树脂、粘接剂、小毛刷、一次性光固化灯罩、光固化灯、成形片、光固化氢氧化钙。

b. 玻璃离子充填：一次性器械盘、水杯、手套、吸唾管、三用枪、挖匙、快机、球钻、充填器、调拾车针、咬合纸、充填型玻璃离子（调拌纸、塑料调拌刀）、凡士林棉签。

（2）术中护理　参考第九章第一节中"四"的内容。

① 保持局部视野清晰：及时吸唾及调节光源。

② 初步检查：递口镜、牙用镊。

③ 局部麻醉：询问过敏史、饮食情况→查对麻醉药的有效期、性质、颜色→传递碘伏棉签给医生行局部消毒→递局部麻药行局部麻醉。

④ 去净龋坏组织：安装牙科手机及车针→去腐时协助吸唾→及时调整光源→传递挖匙→及时用棉球清除挖匙和口镜上的污物。

⑤ 近髓处行垫底：传递护髓垫底材料→协助完成固化。

⑥ 酸蚀牙面：传递酸蚀剂→高压冲洗时，强力吸唾器置于患牙旁，及时吸走冲洗液。

⑦ 吹干、涂粘接剂：传递蘸取适量粘接剂的小棉棒→协助完成固化。

⑧ 充填龋洞：需要时协助放置邻面成形系统→传递流动树脂→协助完成固化。

⑨ 调整咬合高度、抛光：协助去除橡皮障系统→传递咬合纸→嘱患儿轻咬数次→安装抛光车针→强力吸唾器置于患牙旁，及时吸走冲洗液。

（3）术后护理

① 患者整理：取下护目镜→调节牙椅至舒适体位→嘱漱口→协助清洁面部。

② 整理用物：撤胸巾、避污膜→冲洗痰盂、牙椅排水管道→弃吸唾管水杯等一次性物品→冲洗牙科手机管道→可重复使用器械椅旁清洁、分类放置。

③ 清洁环境：由洁到污原则→工作手柄接头→手接触处→牙椅污染处→排水管道接头→痰盂外周。

3. 健康宣教

（1）对家长的健康教育　护士将患儿的实际口腔卫生状态及临床检查结果向

家长解释，让其了解疾病的病因、防治及危害性。同时让家长了解乳牙的特点及其重要性，掌握正确的刷牙方法和口腔卫生习惯，配合医护人员做好儿童时期的牙病防治工作。

（2）定期进行口腔健康检查　使龋病能早发现、早治疗，最好每半年检查一次，达到无病预防，有病早治，防止龋病的发生以及严重并发症出现。

（3）饮食指导　治疗1h内尽量避免患侧咀嚼，避免咬硬物；叮嘱局麻后注意事项，防止唇咬伤。

二、乳牙及年轻恒牙牙髓病和根尖周病

（一）病因

1. 乳牙牙髓病

多由龋源性感染引起，龋损达到牙本质深层时，细菌和毒素可以通过牙本质小管刺激或侵入牙髓，使牙髓发生炎症反应，炎症可在冠髓中蔓延甚至累及根髓。当牙髓炎症继续发展，可导致牙髓坏死。

2. 乳牙根尖周病

乳牙根尖周病是指根尖周围或根分歧部位的牙骨质、牙周膜、牙槽骨等组织的炎症性疾病，大多是由牙髓病或是牙髓感染发展而来，通过根管治疗可治愈。

3. 年轻恒牙牙髓病及根尖周病

年轻恒牙的牙髓炎多是由龋病引起的，但牙结构异常、牙外伤也可引起，有的则是医源性因素。年轻恒牙的根尖周病多是牙髓炎症或牙髓坏死的继发病。此时的牙髓感染可通过宽阔的根尖孔引起根尖周组织的炎症或病变。

（二）临床表现

1. 乳牙及年轻恒牙牙髓病和根尖周病的发病特点

（1）早期症状不明显　儿童牙髓病和根尖周病发展较快，病变早期无明显的临床表现，再加上患儿对主观症状的叙述也不准确，就诊时病变常较严重。

（2）乳牙牙髓炎症多为慢性过程　乳牙牙髓炎症期多无典型牙髓炎症状，这是由于乳牙牙髓腔较大，根管较粗，牙髓血液循环丰富，一方面感染易扩散，另一方面防御力强，慢性炎症状况持续较久。另外龋病进展快，早期可造成髓腔开放，外界感染易于进入，炎症分泌物得以引流，这是牙髓炎慢性过程的一个重要原因。

（3）乳牙慢性牙髓炎可伴有根尖周感染　这种情况多发生于根分歧下方的根尖周组织。由于根分歧处硬组织薄，侧支根管多，牙髓感染易通过这些途径扩散到根分歧下方的组织，引起根尖周炎。

（4）牙髓炎易导致牙根吸收　牙髓炎易刺激破骨细胞，使其活性增强，加之乳牙牙根钙化度低，常易引起牙根吸收，给临床治疗带来困难。

（5）乳牙根尖周感染扩散迅速　由于牙槽骨疏松，血供丰富，骨皮质薄，根尖感染可迅速达骨膜下，穿破骨膜和黏膜，形成骨膜下和黏膜下脓肿。炎症不易局限化，若持续时间长又未及时处理，可迅速发展为间隙感染。此外，由于乳牙牙周膜结构疏松，牙周纤维多未成束，根尖感染还易从龈沟内排脓。

2. 临床分类

（1）乳牙急性牙髓炎　疼痛是乳牙急性牙髓炎的重要症状，常表现为自发痛、阵发痛及夜间痛，患儿常常夜间疼痛时不能很好睡眠，疼痛不能自行定位，疼痛发作时，患儿大多不能明确指出患牙所在；冷热温度刺激可诱发疼痛或使疼痛加重。

（2）乳牙慢性牙髓炎　慢性牙髓炎是临床最常见的一型牙髓炎，龋源性的牙髓炎多数是慢性牙髓炎，出现急性症状时多数是慢性牙髓炎急性发作。

（3）慢性溃疡性牙髓炎　因髓室已穿孔，利于引流，仅有轻微症状，或当冷热刺激、食物碎片嵌入龋洞时才引起疼痛，但刺激去除后疼痛常持续一段时间。

（4）慢性增生性牙髓炎　常见于龋病穿髓孔较大的乳磨牙、外伤冠折露髓之后的乳前牙。

（5）慢性闭锁性牙髓炎　一般有不定时的自发性疼痛，有的则无明显自发痛。仅有冷热刺激痛，但是刺激去除后疼痛还可延续一段时间。

（6）乳牙牙髓坏死　一般无疼痛症状，虽无症状，但牙齿多有变色，这是牙髓坏死组织分解产物渗入牙本质小管的结果。

（7）乳牙牙髓钙化　一般没有明显的临床症状，个别情况出现与体位相关的自发痛，一般与温度刺激无关。

（8）乳牙牙内吸收　牙内吸收的原因和机制尚不明了，临床上牙内吸收多发于乳牙，乳牙外伤牙和经牙髓切断术、盖髓术治疗的牙都有可能出现牙内吸收。

（三）治疗原则

1. 乳牙牙髓病和根尖周病的治疗

（1）去除感染和慢性炎症，消除疼痛　乳牙牙髓病和根尖周病感染会引起疼痛，若炎症进一步发展还会引起牙槽脓肿、颌面部蜂窝织炎等症状，给患儿带来痛苦，因此治疗的首要目的是控制感染、消除疼痛。

（2）延长乳牙的保存时间　恢复牙齿功能，保持乳牙列的完整性，以利于颌骨牙弓的发育。

（3）防止对继承恒牙产生病理性影响　乳牙牙髓病与根尖周病对继承恒牙产

生的病理性影响主要包括两方面：一是影响其发育，二是影响其萌出。

2. 年轻恒牙牙髓病及根尖周病的治疗

（1）尽可能维持生活牙髓，使牙根继续发育完成。

（2）如不能保存全部的生活牙髓，应尽量保存根部的生活牙髓。

（3）如不能保存根部的生活牙髓，应尽量保存患牙，以维持正常牙列和功能。

（四）乳牙及年轻恒牙牙髓切断术护理

1. 护理评估

（1）健康史　评估患儿身心发育状况、营养状况，了解患儿口腔和牙齿的发育以及喂养方式、饮食习惯，如有疼痛，详细询问患儿及家属其疼痛性质、发作方式和持续时间等。

（2）身体状况　通过患儿的临床表现，评估牙髓病、根尖周病的临床分型和进展程度，以便于诊断和治疗。

（3）辅助检查

① X 线检查：通过 X 线摄片检查疾病的深度和位置，了解牙根吸收的程度、牙髓有无暴露、有无髓室底穿通等情况。

② 温度刺激试验：医生可以通过观察患牙对冷热刺激的敏感或反应程度来判断牙髓状态。

（4）心理 - 社会状况　牙髓病和根尖周病患者往往可因剧烈疼痛产生烦躁、紧张情绪，再加上儿童的心理和行为的特殊性，易产生恐惧心理和抵抗行为，而乳牙的健康和乳牙列完整对于颌骨和牙弓的发育以及继承恒牙的引导作用均有重要意义。因此，正确评估患儿的年龄、全身健康状况、认知能力及心理特征、口腔卫生习惯、口腔保健知识、饮食习惯以及患儿家属对牙髓病和根尖周病治疗的意义、治疗方法、预后的了解程度、对治疗效果的期望值和自身的经济承受能力等至关重要。

2. 护理流程

（1）术前护理

① 心理护理：护士在接诊时和蔼的表情、温和关心的语言十分重要，这样可以消除患儿的恐惧和焦虑情绪，防止患儿产生抗拒行为。

② 患者准备：安排患儿坐上牙椅，系好胸巾，必要时护士或家长控制患儿头部，防止患儿在诊疗过程中摆动头部造成损伤。

③ 术区准备：采用橡皮障隔离法暴露术区，及时吸唾和视野维护。

④ 用物准备

a. 常规物品：一次性器械盘、水杯、手套、吸唾管、三用枪。

b.局部麻醉物品：高压注射器、高压针头、麻醉药〔阿替卡因肾上腺素注射液（必兰）/甲哌卡因〕、0.5% 碘伏棉签；STA 无痛注射系统、STA 针柄、麻醉药（必兰 / 甲哌卡因）、0.5% 碘伏棉签。

c.其他切断物品：见图 15-2-1。

从左至右分别为：三用枪、高速牙科手机、牙用镊、吸唾管、口镜、探针、挖匙、充填器、无菌生理盐水 ×2。

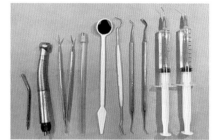

图 15-2-1　牙髓切断用物

（2）术中护理

① 保持局部视野清晰：及时吸唾及调节光源。

② 局部麻醉：询问过敏史、饮食情况→查对麻醉药的有效期、性质、颜色→传递碘伏棉签行局部消毒→递局部麻醉药行局部麻醉。

③ 橡皮障隔湿：协助医生放置橡皮障。

④ 去腐：安装牙科手机及车针→去腐时及时吸唾→及时调整光源→去净腐质后制备洞形。

⑤ 更换无菌器械：更换手套→更换无菌器械盘→更换牙科手机及车针。

⑥ 揭髓顶：及时吸走冲洗液→传递锐利挖匙切除冠髓→及时用无菌棉球擦净切除的冠髓。

⑦ 牙髓断面处理：传递冲洗液→及时吸走，及时补充冲洗液→传递无菌湿棉球加压止血。

⑧ 选择药物进行相应处理：取适量盖髓剂→传递给医生→协助放置。

⑨ 垫底：调拌适量玻璃离子水门汀→充填器取用玻璃离子传递给医生。

⑩ 恢复牙齿形态：对患牙进行树脂修复或冠修复。

（3）术后护理

① 患者整理：取下护目镜→调节牙椅至舒适体位→嘱漱口→协助清洁面部。

② 整理用物：撤胸巾、避污膜→冲洗痰盂、牙椅排水管道→弃吸唾管、水杯等一次性物品→冲洗牙科手机管道→可重复使用器械椅旁清洁、分类放置。

③ 清洁环境：由洁到污原则→工作手柄接头→手接触处→牙椅污染处→排水管道接头→痰盂外周。

3. 健康宣教

（1）对家长的健康教育　护士将患儿的实际口腔卫生状态及临床检查结果向家长解释，让其了解疾病的病因、防治及危害性。同时让家长了解乳牙及年轻恒牙的特点及其重要性，掌握正确的刷牙方法和口腔卫生习惯，配合医护人员做好儿童时期的牙病防治工作。

（2）定期进行口腔健康检查　嘱常规3～6个月复诊检查，达到无病预防，有病早治，防止牙髓病及根尖周病的发生以及严重并发症出现。

（3）饮食指导　治疗1h内尽量避免患侧咀嚼，避免咬硬物；叮嘱局麻后注意事项，防止唇咬伤。

第三节　儿童牙外伤

牙外伤（traumatic dental injuries）是指牙齿受到机械撞击力后的急性损伤，包括牙体组织和牙周组织的急性损伤。前者累及釉质、牙本质、牙骨质和牙髓，后者累及牙周膜、牙槽骨和牙龈黏膜，这些损伤可单独发生，亦可同时发生。

一、病因

牙外伤在儿童和青少年中较多发生。由于交通工具的发达，刺激性游戏、运动项目的多样化，儿童牙外伤有增加的趋势。儿童牙外伤分为乳牙外伤和年轻恒牙外伤。

二、临床表现

（一）乳牙外伤

多发生于1～2岁儿童，约占乳牙外伤的1/2。乳牙外伤造成牙齿移位较常见，特别是刚刚萌出的乳牙，主要表现为嵌入、脱出、唇舌向移位及不完全脱出等，约占乳牙外伤的80%。主要是乳牙牙槽骨较薄，具有弹性，上颌乳切牙牙根向唇侧倾斜，乳牙牙根未发育完成或存在生理性吸收，牙根较短等原因所致。常见的类型有：

（1）乳牙脱位　乳牙因外伤碰撞致脱离原来位置，乳牙脱位以前牙居多，包括不完全脱位、完全脱位和牙齿嵌入。

（2）乳牙折断　多发生于乳前牙，包括牙冠折断和牙根折断。

（3）乳牙震荡　又称牙撞伤。患牙表现为松动、叩痛、牙龈沟溢血。

（二）年轻恒牙外伤

多发生于7～9岁儿童，占恒牙外伤的50%～70%。外伤牙齿多发生于上颌中切牙，其次为上颌侧切牙，其中恒牙外伤折断较常见，受伤情况和牙根形成状态有关，牙根未完全形成的牙齿松动、移位、脱出较常见。牙根完全形成后，牙周支持组织相应坚固，易引起冠折或根折。

三、治疗原则

（一）乳牙外伤的治疗原则

应使乳牙外伤对继承恒牙生长发育的影响降到最低。乳牙外伤后治疗不宜过于保守，因为患儿配合困难，难以取得预期疗效；乳牙外伤后牙根大多很快吸收，其并发症是对恒牙的影响，故乳前牙外伤难以达到理想效果时应尽早拔除。

1. 乳牙牙齿折断

乳牙简单冠折后，如果存在划伤舌头等软组织的尖锐边缘，可采取调磨的方法。如患儿家长有美观要求，或大面积牙本质外露或近髓的牙齿，可采取光固化复合树脂修复的方法。一般在术后 3 个月、6 个月复查，如果发现牙髓感染的症状，应及时行牙髓摘除术。乳牙复杂冠折可采取部分牙髓切断术或牙髓切断术；如果牙冠缺损，不易修复者，或露髓时间长，可采取牙髓摘除术。

2. 震荡和亚脱位

乳牙震荡和亚脱位属于轻微的外伤，常不做临床治疗，嘱患儿 2 周内勿咬坚硬物，同时注意维护口腔健康，避免牙龈炎症。一般在术后 4 周、3 个月、6 个月复查，如果发现牙髓感染的症状，应及时行牙髓摘除术。

3. 乳牙侧方移位和部分脱出

是否保留侧方移位和部分脱出的乳牙取决于该牙移位的程度和松动度。如果牙齿极度松动、移位严重，应考虑拔除。对于就诊及时，牙齿移位不严重，可顺利复位的牙齿，可考虑复位后钢丝＋复合树脂固定 10～14 天，术后应观察乳牙牙髓转归，一般在术后 4 周、3 个月、6 个月复查，如果发现牙髓感染的症状，应及时行牙髓摘除术。

4. 乳牙全脱出

一般不再植。受到严重打击造成乳牙全脱出时，可有牙槽窝骨折，严重的牙槽窝骨折也可能影响恒牙牙胚的发育，故应警惕恒牙萌出和发育障碍。

（二）年轻恒牙外伤的治疗原则

通过及时有效治疗，恢复较成人牙齿快，牙齿外伤脱位只要妥善保存，1h 内再植效果良好。常见的治疗原则如下。

1. 牙釉质裂纹

一般来说，单纯的牙釉质裂纹预后较好，常不需特殊处理。对深的牙釉质裂可涂以无刺激性的保护涂料或复合树脂粘接剂。

2. 简单冠折

简单冠折的主要治疗是恢复牙齿外形，常采用即刻光固化复合树脂修复的方法。对于仅有少许牙釉质缺损且不太影响美观的牙齿，可少许调磨断端至光滑无异物感即可。

3. 复杂冠折

生活的牙髓是年轻恒牙继续发育的保障，年轻恒牙冠折露髓后应尽可能保存活髓。年轻恒牙的牙髓组织抵抗力较强，若露髓孔不大（1mm 以内）且外伤时间短（12h 内）可行直接盖髓治疗。牙髓切断术或部分牙髓切断术是治疗年轻恒牙外伤露髓的首选方法。治疗中应注意尽可能多地保存活的根髓和（或）根尖牙乳头，使牙根能够继续发育，可行根尖诱导成形术或根屏障术。

4. 冠根折

冠根折波及牙釉质、牙本质、牙骨质和牙周组织，复杂冠根折还涉及牙髓组织。对于简单冠根折的病例，可通过排龈止血，进行光固化复合树脂修复，亦可根据断端情况施行断冠粘接术。对于复杂冠根折，由于此类损伤严重，治疗复杂，预后评估存在很多不确定因素，需慎重处理。通常有以下步骤。

（1）急诊应急处理。在没有条件进行详细检查前，可先将折断部分用复合树脂和邻牙一起固定，使患牙处于相对稳定状态，并尽快到有条件的医疗机构进行进一步治疗。

（2）评估残留牙根可用价值，可否行永久修复，必要时联合口腔修复、口腔正畸、牙周等相关专科的医师会诊。

（3）对需要保留的牙齿施行系列治疗，为成年后永久修复创造条件。

5. 根折

根折治疗的总原则：使断端复位并固定患牙，同时注意消除咬合创伤，关注牙髓状态。具体的治疗方法依据根折部位不同，而有所差别。根折后一般需弹性固定 4 周，如果折断线靠近冠方，应延长固定时间，一般不长于 4 个月。

四、牙外伤松牙固定术护理

1. 护理评估

（1）健康史　评估患儿身心发育状况、营养状况，了解患儿口腔和牙齿的发育以及喂养方式、饮食习惯，如有疼痛，详细询问患儿及家属其疼痛性质、发作方式和持续时间等。

（2）身体状况　通过患儿的临床表现，评估牙外伤的临床分型和进展程度，以便于诊断和治疗。

（3）辅助检查

① X 线检查：通过 X 线摄片检查。

② 温度刺激试验：医生可以通过观察患牙对冷热刺激的敏感或反应程度来

判断牙髓状态。

（4）心理-社会状况　牙外伤患者往往可因剧烈疼痛产生烦躁、紧张情绪，再加上儿童的心理和行为的特殊性，易产生恐惧心理和抵抗行为。而乳牙的健康和乳牙列完整对于颌骨和牙弓的发育以及继承恒牙的引导作用均有重要意义。因此，正确评估患儿的年龄、全身健康状况、认知能力及心理特征、口腔卫生习惯、口腔保健知识、饮食习惯以及患儿家属对治疗的意义、治疗方法、预后的了解程度、对治疗效果的期望值和身体的经济承受能力等至关重要。

2. 护理流程

（1）术前护理

① 心理护理：护士在接诊时和蔼的表情、温和关心的语言十分重要，这样可以消除患儿的恐惧和焦虑情绪，防止患儿抗拒行为。

② 患者准备：安排患儿坐上牙椅，系好胸巾，必要时护士或家长控制患儿头部，防止患儿在诊疗过程中摆动头部造成损伤。

③ 术区准备：采用橡皮障隔离法暴露术区，及时吸唾和视野维护。

④ 用物准备

a. 常规物品和局部麻醉物品同乳牙及年轻恒牙牙髓病。

b. 其他物品：牙科高速手机、调𬌗车针、充填器、生理盐水、流动树脂、酸蚀剂、粘接剂。

c. 其他固定物品：结扎丝固定，0.25m 或 0.2mm 正畸结扎丝、持针器（两把）、金冠剪（钢丝剪）；纤维条固定，石英纤维夹板（纤维条）、专用流动树脂。

（2）术中护理

① 保持局部视野清晰和局部麻醉同乳牙及年轻恒牙牙髓病。

② 牙齿复位：递开口器并协助就位→递无菌纱布给医生，协助将移位的外伤牙复位。

③ 固定：取合适长度的结扎丝→遵医嘱用持针器夹住对折 3～4 股顺时针旋转拧成 1 股，制成固定用钢丝（图 15-3-1）→遵医嘱用钢丝剪截取所需长度→弯成牙弓形态→传递酸蚀剂酸蚀→及时吸走冲洗液→传递粘接剂→协助固化→协助固定结扎丝→传递树脂→协助固化。纤维条固定详见松牙固定术护理流程。

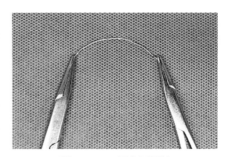

图 15-3-1　固定用钢丝

④ 树脂抛光：安装牙科手机及车针→及时吸唾保证术野清晰。

（3）术后护理　同乳牙及年轻恒牙牙髓病。

3. 健康宣教

（1）对家长和患儿的健康指导　嘱患儿和家长注意口腔卫生，刷牙时注意保护结扎丝，避免结扎丝脱落。嘱如有松动、脱落，应及时就诊。

（2）饮食指导　术后1～2周进软食，术后1个月禁用患牙咀嚼。避免患牙食用过硬、过黏的食物。

（3）定期复查　术后视牙外伤情况定期复查，必要时拍摄X线片。术后视牙外伤恢复情况拆除固定，通常建议术后2～4周拆除。

第四节　儿童间隙（个别乳磨牙早失）管理

一、定义

乳磨牙由于龋病、根尖周病等各种原因未得到有效治疗，牙周围骨质会因炎症发生吸收，牙根也会出现病理性吸收，在根尖炎症的作用下，乳磨牙会过早出现松动，炎症得不到控制，最终导致未达到正常替换时间而发生的过早脱落，临床上称为乳磨牙早失。儿童牙齿早失后，为了防止邻牙向缺隙部位倾斜和对颌牙伸长，应设计间隙保持器来保持早失牙齿的近远中和垂直间隙，保证继承恒牙的正常萌出。

二、临床表现

乳磨牙早失后，因邻牙移位，对殆牙伸长，使间隙的近远中径和垂直径变小。乳磨牙早失时儿童年龄越小，牙列越拥挤，间隙变小的可能性就越大。第二乳磨牙早失导致间隙丧失的情况较第一乳磨牙多见，间隙变化明显。

三、治疗原则

乳牙早失一般应维持间隙，保持牙弓长度以便继承恒牙萌出时有足够的间隙。间隙保持器制作的目的是能保持牙弓长度，不妨碍牙及牙槽高度及宽度的发育并且能恢复一定的咀嚼功能。

四、间隙保持器护理

间隙保持器分为固定式和活动式。固定式有带环丝圈式间隙保持器（图15-4-1）、舌弓式间隙保持器（图15-4-2）、Nance弓间隙保持器、远中导板；活动式有可摘式间隙保持器。

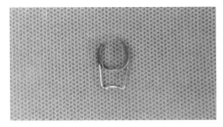

图 15-4-1　带环丝圈式间隙保持器

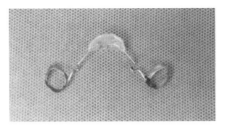

图 15-4-2　舌弓式间隙保持器

1. 护理评估

（1）健康史　评估患儿身心发育状况、营养状况，了解患儿口腔和牙齿的发育以及喂养方式、饮食习惯等。

（2）身体状况　通过患儿的临床表现，评估患儿适合制作的间隙保持器类型，询问家属患儿咽反射情况，观察患儿嘴唇周边皮肤状态。

（3）心理 - 社会状况　患儿会因未知情况的发生容易产生烦躁、紧张情绪，再加上儿童的心理和行为的特殊性，易产生恐惧心理和抵抗行为。因此正确评估患儿的年龄、全身健康状况、认知能力及心理特征、口腔卫生习惯、口腔保健知识、饮食习惯以及患儿家属对治疗的意义、治疗方法、预后的了解程度、对治疗效果的期望值和自身的经济承受能力等至关重要。

2. 护理流程

（1）术前护理

① 心理护理：护士在接诊时和蔼的表情、温和关心的语言十分重要，这样可以消除患儿的恐惧和焦虑情绪，防止患儿抗拒行为。

② 患儿准备：安排患儿坐上牙椅，系好胸巾，必要时护士或家长控制患儿头部，防止患儿在诊疗过程中摆动头部造成损伤。

③ 术区准备：及时吸唾和视野维护，保护患儿的安全。

④ 试带环和制取印模用物准备

a. 常规物品：一次性器械盘、水杯、手套、吸唾管、三用枪。

b. 其他物品：带环、模型制取物品、快机、金刚砂车针（桃形）、带环就位器、咬合纸、挖匙。

c. 可能需要的物品：去冠钳、半月钳、尖嘴钳。

⑤ 间隙保持器佩戴用物准备

a. 常规物品：一次性器械盘、水杯、手套、吸唾管、三用枪。

b. 带环丝圈式间隙保持器佩戴用物（图 15-4-3）。

c. 局部麻醉物品：高压注射器 /STA 无痛注射系统、高压针头 /STA 针柄、麻醉药［阿替卡因肾上腺素注射液（必兰）/ 甲哌卡因］、0.5% 碘伏棉签。

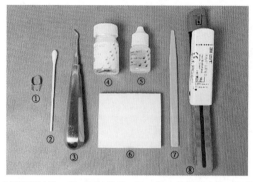

①—带环丝圈式间隙保持器；②—酒精棉签；③—带环就位器；④—充填型玻璃离子粉；
⑤—玻璃离子液；⑥—调拌纸；⑦—塑料调拌刀；⑧—3M Rely X™ Luting。

图 15-4-3　带环丝圈式间隙保持器佩戴用物

d. 其他物品：直手机、金刚砂车针（桃形）、咬合纸、半月钳、尖嘴钳。

（2）术中护理

① 保持局部视野清晰：及时吸唾及调节光源。

② 试带环：协助医师选择带环→试戴合适带环（不合适的需要重新灭菌备用）→期间注意试带环时防止滑脱导致误吸→直牙科手机上安装金刚砂车针，协助医师修整带环→备好带环就位器、咬合纸→嘱患儿头勿直视操作方向，防止碎屑溅入患儿的眼睛→打开强吸将喷溅的碎屑吸入。

③ 取参考印模：协助医师选择合适大小的托盘→调整患儿体位→嘱咐患儿不用紧张，安抚情绪→调拌好印模材料→置于托盘上→传递医师取模型→印模取好后用清水冲洗。

④ 取工作印模：传递挖匙取下带环→再次调拌印模材料置于托盘上→传递医师取模型→过程中观察患儿反应，嘱患儿深呼吸，若恶心呕吐，及时清理呕吐物→为患儿准备漱口水→印模取好后用清水冲洗。

⑤ 送往加工：医师将取好的模型石膏灌模→患儿个人信息、设计单上传至电脑加工系统内→护士将石膏模型放入消毒柜内进行加工前消毒→加工厂取走。

⑥ 制作完成：确认加工厂送来的加工件完整无误，检查日期标识→预约患者进行佩戴间隙保持器→确认预约时间后将加工件再次放入消毒柜内进行加工后消毒→取出备用。

⑦ 佩戴间隙保持器：核对姓名无误后放在诊疗盘中→安装快机和金刚砂车针（桃形）→咬合纸、半月钳、尖嘴钳备用→医师清洁牙体组织，护士用酒精棉签消毒间隙保持器→试戴是否合适→期间注意呛咳误吸等危险。

⑧ 粘接保持器：3M Rely X™ Luting 调拌，使之均匀涂布于保持器带环内侧→按照保持器佩戴的方向传递给医师→协助隔湿，粘接就位合适后用挖匙去除多余

的粘接剂→传递棉球，嘱患儿咬约 2min。

⑨ 用物处理：试带环和取印模材料、佩戴间隙保持器后都需要正确处理用物，整理诊疗单元。

（3）术后护理

① 患儿整理：调节牙椅至舒适体位→嘱漱口→协助清洁面部。

② 整理用物：撤胸巾、避污膜→冲洗痰盂、牙椅排水管道→弃吸唾管水杯等一次性物品→冲洗牙科手机管道→可重复使用器械椅旁清洁、分类放置。

③ 清洁环境：由洁到污原则→工作手柄接头→手接触处→牙椅污染处→排水管道接头→痰盂外周。

3. 健康宣教

（1）粘固 2～4h 内不要刷该侧牙齿及保持器，不使用该侧牙齿及保持器咀嚼食物（因为粘接剂硬化需要 2～4h，彻底的硬化有助于牢固粘接），4h 后正常使用。

（2）平时尽量避免食用过黏食物，比如年糕、粽子、牛轧糖等，以免将保持器黏掉，否则需要重新粘接或重新制作。

（3）保持器一旦松动（此时患儿能够感觉到），立即停止使用，以免患儿将保持器吞入腹中；嘱患儿及家长，若脱落，勿丢弃，应保存好保持器，复诊时让医生重新评估牙齿情况，重新粘接。

（4）若保持器前的乳牙脱落或空隙处有新牙牙尖萌出，需要找医生拆除保持器。

（5）常规 3～6 个月定期复查。

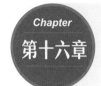

第十六章 口腔正畸护理

第一节 概述

一、定义

口腔正畸学是口腔医学的一个分支学科，它的学科内容是研究错𬌗畸形的病因机制、诊断分析及其预防和治疗。错𬌗畸形是指儿童在生长发育过程中，由于先天的遗传因素或后天的环境因素，如疾病、口腔不良习惯、替牙异常等导致的牙齿、颌骨、颅面的畸形。目前，错𬌗畸形的概念已远不止牙齿错位和排列不齐，而是指由牙𬌗、颅面间关系不协调而引起的各种畸形。世界卫生组织把错𬌗畸形定为"牙面异常"，不但影响外貌，也影响其功能。

二、错𬌗畸形分类

Angle 错𬌗分类法是由口腔正畸学创始人 Eduard H. Angle 医生在 1899 年提出的。该分类法简明、易懂，是目前临床广泛应用的一种错𬌗畸形分类方法。以上颌第一恒磨牙为基准，将错𬌗畸形分为三类。

1. Angle Ⅰ类错𬌗——中性错𬌗

上、下颌骨及牙弓的近、远中关系正常，当正中𬌗位时，上颌第一恒磨牙的近中颊尖咬在下颌第一恒磨牙近中颊沟处，即磨牙关系为中性关系。而牙列中存在错位牙者，称为第一类错𬌗或中性错𬌗。中性错𬌗主要表现在牙弓的前段，如前牙拥挤、前牙反𬌗、上牙弓前突、双牙弓前突等。

2. Angle Ⅱ类错𬌗——远中错𬌗

下牙弓及下颌处于远中位置，磨牙为远中关系。若上、下颌第一恒磨牙的近中颊尖相对，称为轻度远中错𬌗。若上颌第一恒磨牙近中颊尖咬在下颌第二前磨牙和下颌第一恒磨牙之间，则称为完全远中错𬌗。

3. Angle Ⅲ类错𬌗——近中错𬌗

下颌或下牙弓处于近中位置，磨牙为近中关系。若上颌第一恒磨牙近中颊尖与下颌第一恒磨牙的远中颊尖相对，称为轻度近中错𬌗。若上颌第一恒磨牙的近中颊尖咬在下颌第一和第二恒磨牙之间，称为完全近中错𬌗关系。

三、口腔正畸初诊咨询与检查

（一）初诊咨询

1. 问诊

（1）主诉　了解患者就诊的主要目的，以利于矫治的顺利进行。

（2）健康状况

① 生长发育：记录患者的身高、体重，了解近期的变化情况以估计生长发育的快速期和决定矫正时机。

② 病史：询问患者现病史、既往史、过敏史、家族史。错𬌗畸形及一些具有口腔颌面部畸形的综合征具有家族史或遗传史。

③ 口腔不良习惯：不良的口腔习惯常引起颌面畸形，了解患者牙颌生长发育过程中是否存在吮指、吐舌、咬唇、咬指等口腔不良习惯以及不良习惯持续的时间，对分析患者的错𬌗病因，制订有效的矫治方案及保持方式非常重要。

2. 临床检查

（1）牙齿检查

① 牙颌的发育阶段：乳牙期、替牙期或恒牙期。

② 牙齿健康状况：评价牙齿数目、大小、形态、颜色、龋损及釉质发育情况，记录存在的畸形牙。

（2）牙弓及牙弓关系的检查

① 牙齿排列：是否整齐，牙弓中有无间隙或拥挤存在。

② 牙弓矢状前后向关系：前牙覆盖、尖牙关系及磨牙关系。

③ 垂直向关系：前牙覆𬌗情况。

④ 宽度关系：上下颌牙弓形态，是否存在牙弓过宽或过窄，后牙的覆盖是否正常，记录后牙的反𬌗及锁𬌗情况。

（3）上下颌骨检查

① 上下颌骨突缩程度：可用过鼻根点的垂线或审美平面来评价。

② 牙槽骨丰满度：丰满、一般和凹陷。

（4）面部检查

① 正面检查：面部对称性、高度，唇齿关系。

② 侧面检查：颌骨突度、面形，唇间关系。

（5）颞下颌关节检查

① 问诊：询问患者是否存在颞下颌关节区的疼痛、咀嚼肌的疼痛及头痛、

是否存在张口受限。

② 关节触诊：检查患者张口、闭口时关节区是否存在弹响、杂音，关节区、咀嚼肌的触痛及压痛。

③ 张口度及张口型：记录最大张口度及张口是否存在偏斜，是关节检查较有意义的指标。

（6）口腔颌面部软组织检查

① 牙龈组织：检查牙龈组织健康状况、牙龈颜色及附着龈厚度、有无探诊出血等。

② 舌：注意舌体休息位及功能位（如吞咽、语音）时的位置。

③ 唇颊舌系带：舌系带是否过大、过低、过短。

④ 扁桃体、腺样体：扁桃体及腺样体的肥大容易影响气道的正常通气，从而影响下颌的姿势，导致一些错𬌗畸形。

（7）口颌系统功能检查：一些错𬌗畸形的存在会影响口颌系统的正常功能及下颌运动。

（二）正畸资料的留取

1. 面𬌗像资料

（1）摄影器材及辅助用物

① 专业相机：口腔正畸医学摄影使用的是单镜头反光数码相机（图 16-1-1）。

② 照相辅助用物（16-1-2）：口角拉钩、反光板。

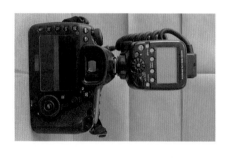

图 16-1-1　单镜头反光数码相机

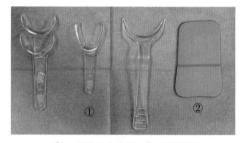

①—各种口角拉钩；②—反光板。

图 16-1-2　照相辅助用物

（2）正畸面𬌗像的种类及摄影要点

① 面相：分为正位像和侧位像。

a. 正位像/笑像（图 16-1-3）：拍摄前，让患者在背景前端坐，嘱其整理好头发，使其面部轮廓显现。抬头挺胸，两眼平视前方，两唇自然闭合，嘴唇和颊肌放松，牙齿习惯性咬合。焦点对准鼻根。取景构图：患者面部位于画面的正中，鼻梁与画面左右两侧距离相等，两眼外眦到相应的耳郭距离相等，两眼连线与画面底边平行，头顶距画面上缘留有适当的距离，画面下缘位于患者的锁骨处。拍摄笑像时，嘱患者自然微笑，坐姿要求、取景构图要求和调焦要求同正位像。

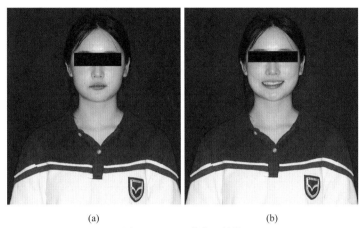

(a)　　　　　　　　　　　　　　(b)

图 16-1-3　正位像 / 笑像

　　b. 侧位像（图 16-1-4）：患者的眶耳平面与地面平行，鼻尖到画面边缘留适当的距离。患者头顶距画面上缘线留适当的距离，要求同正位像，画面的下缘至患者的锁骨处。侧位像焦点在耳屏前。坐姿要求同正位像。

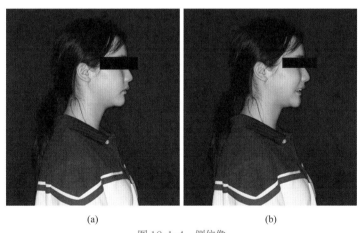

(a)　　　　　　　　　　　　　　(b)

图 16-1-4　侧位像

　　② 𬌗像：分为正𬌗像、侧𬌗像、𬌗面像。

　　a. 正𬌗像（图 16-1-5）：嘱患者端坐，口角拉钩手柄中央的位置与咬合平面位于一条直线上，充分暴露牙列咬合状态下的正面情况。取景构图：拍摄时，相机镜头的长轴与𬌗平面保持平行，患者上颌中切牙切缘和左右上颌第一磨牙所形成的假想平面与画面上下缘平行且距离相等。上颌中线位于图像中央。左右颊黏膜间隙均等，从正中到左右的牙齿数相等。焦点调在中切牙。

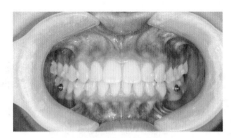

图 16-1-5　正𬌗像

b. 侧𬌗像（图 16-1-6）：嘱患者端坐，口角拉钩左右手柄中心与咬合平面在一条线上，充分暴露拍摄区域。拍摄前牙区侧面观时，重点显示前牙的覆𬌗覆盖关系。取景构图：拍摄时镜头的长轴与咬合平面平行，咬合面位于影像的正中，与画面上下缘平行且距离相等。左、右侧𬌗的画面要清楚地反映出尖牙第一磨牙的咬合关系。前牙侧口角拉钩（非摄影侧）与前牙不接触，磨牙侧口角拉钩（摄影侧）尽可能打开。焦点对准尖牙。

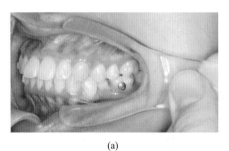 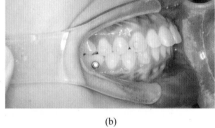

(a)　　　　　　　　　　　　　　　　　　　　　(b)

图 16-1-6　侧𬌗像

c. 𬌗面像（图 16-1-7）：拍摄上𬌗面时，颌面基本对称，位于画面中央，画面视觉效果相当于相机垂直𬌗面拍照。拍摄下𬌗面时，下𬌗面基本对称位于画面中央，画面视觉效果相当于相机垂直面拍照。调焦分两种情况：上下𬌗面在充分张口时，反光板任意点调焦即可；当患者张口受限时，要视情况而定。反光板离

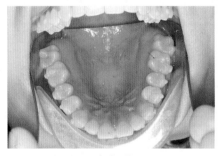 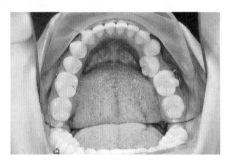

(a) 上𬌗面像　　　　　　　　　　　　　　　　　　(b) 下𬌗面像

图 16-1-7　𬌗面像

开最后磨牙，不要接触，正中线位于反光板中央，口角拉钩打开的幅度大于反光板宽度，光板开口角度尽可能大，能观察到前牙区的舌侧。过程中及时吹干镜面雾气。

2. 模型的制取

正畸治疗患者至少需要保留 3 副记存模型。研究模型用于模型分析及留下记录，便于比较矫治进展情况。矫治进行到后期阶段或更改矫治计划时必须留取一副阶段研究模型，矫治完成后必须取完成模型。

（1）传统取模（以藻酸盐印模为例）

① 印膜制取用物准备（图 16-1-8、图 16-1-9）

② 患者准备：请患者保持牙齿清洁干净，取上下颌印模时，患者在牙椅上坐姿呈 90º 角。

③ 医生体位：取上颌印模时，医师可位于患者右后方或右前方，患者的上颌与医师的肘部相平或稍高；取下颌印模时，医师可位于患者右前方，医师的上臂中部与患者下颌大致相平，能使患者放松、医生操作方便为原则。

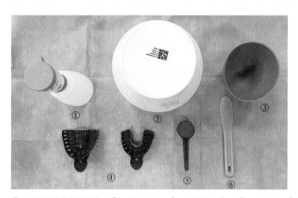

① 一量杯；② 一藻酸盐印模材料；③ 一橡皮碗；④ 一印模托盘；⑤ 一量勺；⑥ 一调拌刀。

图 16-1-8　印模制取用物

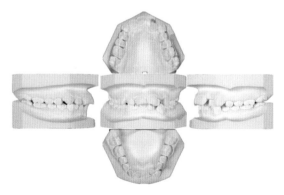

图 16-1-9　标准模型

（2）数字化取模　随着数字化口腔诊疗技术迅速发展，印模技术也推向了数字化，诞生了数字化口内取模——口扫，即通过口扫仪直接在患者口内扫描来获取牙齿的三维数字模型。口内扫描的操作简便，患者舒适度高，可以快速完成扫描，建立个性化的 3D 模型数字档案（图 16-1-10）。

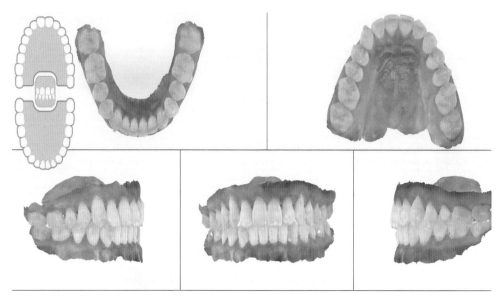

图 16-1-10　数字化取模

3.X 线检查

一般 X 线检查作为正畸矫治前的常规检查。

（1）全颌曲面断层片　观察全口牙齿的情况，牙胚的发育情况，是否有多生牙、埋伏牙和牙瘤；智齿的萌出情况和位置等。

（2）牙颌侧位定位片　通过头颅定位 X 线片进行 X 线头影测量，以了解牙、颌面软硬组织的结构及其相互关系，从而进一步了解错𬌗畸形的深部机制，确定诊断及矫治计划。

（3）手腕部 X 线片　了解骨生长发育情况（牙颌发育与全身发育是一致的），是否处于生长发育的快速期，以决定错𬌗畸形矫治最好的时期及矫治方法。一般是拍左手腕部 X 线片。

（4）颞下颌关节开闭口位片　了解颞下颌关节有无结构上的改变和异常，检查髁突及关节凹情况。

（5）CBCT　主要用于确定牙齿位置（如埋伏牙定位）、探测牙根形态、观察牙槽壁厚度、研究牙根与骨壁之间的关系、测量解剖标志点间的距离及角度、评价软组织结构形态、评估髁突外形和位置等。

4. 实验室检查

（1）血液生化检查

① 血常规、凝血功能：用于判断基础疾病对牙齿的移动有无影响。

② 肝功能：用于评价基础疾病的严重程度。

（2）术前四项检查　乙型肝炎、丙型肝炎、梅毒、艾滋病。

第二节　固定矫治器矫治

一、定义

固定矫治器在临床上治疗错𬌗畸形被广泛使用。这类矫治器是通过粘接剂粘着或用结扎丝结扎而固定在牙齿上的。固定矫治器具有固位良好、支抗充分、适用于施加各种类型的矫治力并能有效控制牙齿移动等特点，可以说固定矫治是正畸治疗中最常用的一种矫治方法。固定矫治器大多由托槽、带环、矫治弓丝及附件等组成。

二、固定矫治器的优缺点

1. 优点

① 固位良好，支抗充足。

② 能使多数牙移动、整体移动、转矩和扭转等移动容易。

③ 能控制矫治牙的移动方向。

④ 能矫治较复杂的错𬌗畸形。

⑤ 体积小，较舒适。

⑥ 不影响发音和口语训练。

⑦ 临床复诊加力间隔时间长。

⑧ 疗程较短，患者不能自行将矫治器摘下，所以矫治力得以持续发挥。

2. 缺点

① 戴用固定矫治器需特别重视口腔卫生保健，如不能特别注意，易引起龋齿、牙龈炎。

② 固定矫治技术相对复杂，临床上椅旁操作时间较长，因此只能由有经验的医师来使用。

③ 由于患者不能自行取戴，如施加力量过大，容易引起牙体、牙周组织的损害，产生不良后果。

三、护理

（一）托槽粘接术

1. 托槽粘接术护理（表 16-2-1）

表 16-2-1　托槽粘接术护理

步骤	流程	图示	操作要点
一、护理评估			
1	患者评估		① 疾病史：全身系统性疾病、家族遗传史、正畸治疗史、口腔不良习惯等； ② 临床表现：通过患者的临床表现，确定错𬌗的类型及严重程度，并对发展趋势作出正确判断； ③ 心理 - 社会状况：对错𬌗畸形的认知情况，有无焦虑心理；对正畸治疗的配合和耐受程度，对正畸治疗相关知识的掌握程度以及患者的经济支付能力与社会支持度
2	环境评估		环境清洁、安全，光线充足，设备性能完好
3	自身评估		洗手，着装整洁，仪表端庄；无长指甲；戴口罩、手术帽
4	用物准备		
（1）	常规用物		一次性避污膜、漱口杯、三用枪、吸唾管、一次性检查器械盘、检查手套

步骤	流程	图示	操作要点
（2）	粘接托槽用物		托槽镊、低速弯牙科手机、U 形开口器、酸蚀剂、小毛刷、粘接剂、复合树脂、托槽、光敏固化灯
（3）	结扎弓丝用物		矫治弓丝、结扎圈、结扎丝、细丝切断钳、末端切断钳、持针器

二、护理流程

步骤	流程	图示	操作要点
5	患者准备		引导患者安全坐在牙椅上，系好胸巾
6	清洁牙面		传递低速弯牙科手机及橡皮轮，准备抛光膏
7	酸蚀		将酸蚀剂递给医生，用吸唾管及时吸去酸蚀剂冲洗液，嘱患者勿动
8	粘接		传递蘸取粘接剂的小毛刷，取约半粒米粒大小的粘接剂于托槽底面中心处递给医生。必要时传递探针，去除多余粘接剂
9	弓丝就位并结扎		递持针器，弓丝就位后收回，再递末端切断钳；预弯结扎丝，用持针器夹持递给医生，交替进行，待其全部结扎好后递细丝切断钳

步骤	流程	图示	操作要点
10	健康指导		强调注意事项,协助预约复诊时间
11	终末处理		擦拭牙椅及物体表面,回收器械,医疗垃圾分类处理等

2. 健康宣教

(1) 戴用固定矫治器的患者早、中、晚进食后须刷牙,每次刷牙时间约为3~5min,保证每颗牙齿都清洁干净,尤其注意清洁靠口腔后方的牙齿。戴用固定矫治器后刷牙方式与戴用矫治器前会有所不同,具体方法需咨询主诊医生。每次复诊时戴上牙刷,先刷牙后复诊。

(2) 初戴矫治器及每次复诊加力后,牙齿可能会出现轻度反应性疼痛或不适,主要表现为咀嚼时牙齿酸软无力和胀痛,一般持续3~5天后即可减轻或消失。若疼痛不减轻反而加重或出现其他情况,须及时与主诊医生联系。

(3) 在固定矫治器治疗过程中,不能吃过硬(如啃排骨)、过黏(如年糕)的食物,大块的食物须切成小片后再吃(如苹果、梨子等水果),以防矫治器脱落。

(4) 戴用固定矫治器的患者,托槽在正常使用情况下是不容易脱落的,若因饮食不当或其他原因造成托槽脱落或松动,请保管好脱落的托槽,并及时与主诊医生联系,预约时间复诊,粘接脱落的托槽。

(5) 戴用固定矫治器的患者,如果刷牙或进食时,托槽上的结扎丝露出来,刮伤唇颊黏膜,可以自行将结扎丝放在主弓丝后面,如果不能自行解决,请及时联系主诊医生复诊。

(6) 固定矫治器脱落后若未能及时发现,则存在误吞可能。误吞后请及时联系主管医师,如为托槽及颊面管等体积较小矫治器,不需要特殊处理,继续观察;如为尖锐或体积较大矫治器,则需至临床相应科室就诊处理。

(7) 预约下次复诊时间。

（二）带环粘接术

1. 带环粘接术护理（表16-2-2）

表16-2-2　带环粘接术护理

步骤	流程	图示	操作要点
一、护理评估			
1	患者评估		
2	环境评估	同表16-2-1	
3	自身评估		
4	用物准备		
（1）	常规用物	同表16-2-1	
（2）	粘接带环用物		持针器、带环推子、去带环钳、调拌刀、量勺、调拌板、带环、玻璃离子水门汀粉及液
二、护理流程			
5	患者准备		引导患者安全坐在牙椅上，系好胸巾
6	准备带环		用75%酒精棉球消毒带环后予以医生试戴，交替递带环推子和去带环钳
7	隔湿		准备干棉球
8	粘接带环		调拌玻璃离子粘接剂，将调拌好的粘接剂均匀地涂布在带环内侧壁上，传递给医师
9	健康指导	同表16-2-1	
10	终末处理		

2. 健康宣教

（1）佩戴带环后唾液过多属于正常现象，30min 内禁止漱口及进食。

（2）勿进食太硬、太黏的食物。

（3）脱落后及时预约来医院复诊。

（三）固定矫治器拆除

1. 固定矫治器拆除护理（表 16-2-3）

表 16-2-3　固定矫治器拆除护理

步骤	流程	图示	操作要点
一、护理评估			
1	患者评估	同表 16-2-1	
2	环境评估		
3	自身评估		
4	用物准备		
（1）	常规用物	同表 16-2-1	
（2）	专用器械		低速直牙科手机、低速弯牙科手机、高速牙科手机、矽粒子、钨钢钻、去托槽钳、持针器、技工钳
二、护理流程			
5	患者准备		引导患者安全坐在牙椅上，系好胸巾
6	去除带环		传递去带环钳给医生
7	拆除托槽		传递去托槽钳给医生

步骤	流程	图示	操作要点
8	去除牙面上残留的粘接剂		遵医嘱传递相应的器械给医生并用强力吸引器协助吸尘
9	抛光牙面		传递抛光用物给医生
10	健康指导	同表 16-2-1	
11	终末处理		

2. 健康宣教

（1）固定矫治器拆除后，嘱患者认真坚持佩戴好保持器。

（2）进食时应摘下保持器并放置在专用容器中，避免挤压变形和丢失。

（3）摘戴保持器时左右两侧同时用力，避免力量不均衡而损坏保持器。

（4）清洗保持器要用冷水，勿用热水，以免遇热后发生变形。

（5）如有丢失或损坏，及时就诊，重新制作或修整。

（6）定期复诊、复查，保持效果。

第三节　活动矫治器矫治

一、定义

活动矫治器由固位部分（箭头卡、单臂卡、邻间钩等）、加力部分（双曲唇弓、舌簧、纵簧、螺旋扩弓器等）及连接部分（主要是基托）组成，可由患者自行摘戴，常用作错𬌗畸形的预防性矫治和骨性畸形的早期矫形治疗。大部分功能矫治器属于活动矫治器，是指通过改变口周肌肉的功能，从而促进牙颌颅面的正常生长发育，以此来达到预防或治疗错𬌗畸形的目的。

二、活动矫治器的优缺点

1. 优点

① 患者能自行摘戴，便于洗刷，能保持矫治器清洁和口腔卫生。

② 不影响美观，如有外交、演出等场合需要，晚间戴即可。

2. 缺点

① 影响发音，因为基托的关系，所以舌活动度受限，说话不清楚。

② 前期因不适应有异物感，取戴麻烦，患者往往不能坚持佩戴，导致疗效不佳。

③ 剩余间隙处理难。

三、护理

（一）功能性矫治器

1. 功能性矫治器护理（表 16-3-1）

表 16-3-1 功能性矫治器护理

步骤	流程	图示	操作要点
一、护理评估			
1	患者评估	同表 16-2-1	
2	环境评估		
3	自身评估		
4	用物准备		
（1）	常规用物	同表 16-2-1	
（2）	专用器械		咬合纸、磨头、低速直牙科手机
二、护理流程			
5	准备已制作好的矫治器		取出矫治器，消毒后放于治疗盘

步骤	流程	图示	操作要点
6	调整、磨改矫治器		传递低速直牙科手机、咬合纸
7	指导患者自行取戴矫治器		教会患者自行摘戴可摘矫治器的方法，协助预约患者复诊时间

2. 健康宣教

（1）遵医嘱认真佩戴，复诊时应戴着矫治器来，医师会对矫治器进行加力或调整。

（2）除吃饭、游泳、剧烈运动时摘下矫治器，其余时间必须戴用，每天佩戴矫治器至少 20～22h。

（3）初戴时对发音有影响，表现为说话不清，2～3 天后即可适应，逐渐正常。

（4）不要用舌头舔玩矫治器，以免损伤组织和矫治装置。

（5）初戴矫治装置牙齿可有酸痛感，特别是每次调整加力后酸痛明显，均属正常现象，持续 1～2 天后会好转；如果矫治器佩戴不合适，黏膜上存在压痛点，应及时告知医师。

（6）吃饭时需摘下，放入专用盒中保存，以免损坏或丢失，饭后刷洗矫治器后重新戴入口中，避免将矫治器放在热源附近或通过加热方式消毒。

（二）颌垫式矫治器

1. 颌垫式矫治器护理（表 16-3-2）

表 16-3-2 颌垫式矫治器护理

步骤	流程	图示	操作要点
一、护理评估			
1	患者评估	同表 16-2-1	
2	环境评估		
3	自身评估		
4	用物准备		
（1）	常规用物	同表 16-2-1	

步骤	流程	图示	操作要点
（2）	专用器械	同表 16-3-1	
二、护理流程			
5	准备已制作好的矫治器		取出矫治器，消毒后放于治疗盘
6	调磨矫治器		备低速直牙科手机、咬合纸
7	粘接矫治器		调拌玻璃离子粘接剂，将调拌好的粘接剂均匀地涂布在带环内侧壁上，传递给医师
8	健康指导	同表 16-2-1	
9	终末处理		

2. 健康宣教

（1）颌垫式矫治器初戴后健康宣教

① 第一周活动佩戴，无须扩弓。

② 佩戴矫治器后出现口齿不清、唾液过多属于正常现象。

③ 注意良好的口腔卫生维护，每次进食后需及时刷牙及刷洗矫治器。

④ 禁止用酒精及热水清洗矫治器，以防矫治器变形。

⑤ 当日佩戴矫治器后从喝水开始适应，逐步过渡到全天 24h（包括进食）佩戴。

⑥ 佩戴矫治器后如果出现黏膜软组织压痛可立即停止佩戴，预约就诊时间进行调磨，就诊前两小时需佩戴矫治器利于医生发现压迫点。

（2）颌垫式矫治器粘接后健康宣教

① 矫治器粘接后，24h 后再开始扩弓。请勿进食过黏、过硬、过大的食物

（如口香糖、汤圆、带核的食物等），请勿频繁进食。每次进食后必须及时清洁矫治器及牙列，维护好口腔卫生。

② 在使用扩弓针扩弓前，须使用质地良好的细绳将其绑好。

③ 矫治器粘接后，请勿用手或其他器具撬动矫治器。

④ 扩弓过程中，有轻微牙齿及骨骼疼痛属正常现象，如若疼痛到无法忍受则停止一次扩弓，缓解后继续按要求扩弓，若疼痛无法缓解请及时预约就诊。

⑤ 扩弓过程中，上前牙间出现间隙属正常现象。

⑥ 扩弓时，由于咬合位置变化以及骨缝打开导致矫治器松动均为正常现象，如若矫治器松动、脱落或其他不适，请立即停止扩弓并及时预约就诊。

⑦ 扩弓按要求频次完成后，立即停止扩弓并预约复诊时间。

⑧ 扩弓后矫治器需在口内维持 6 个月左右，其间按要求复诊，复诊时间常规为一个到一个半月。完成时黏膜有红肿为正常现象。

第四节　无托槽隐形矫治器矫治

一、定义

无托槽隐形矫治技术是一种新型错𬌗畸形矫治技术，摒弃了传统的托槽、弓丝作为矫治器主体的设计，采用计算机图像处理和辅助设计，使牙齿模型实现数字化，并通过三维软件模拟错𬌗畸形的整个矫治过程，按照此虚拟矫治步骤，制作出一系列透明的可摘矫治器。患者通过戴用这些矫治器就可使牙齿移动，使牙颌逐步由矫治前的状态变化至矫治目标的状态，最终完成错𬌗畸形的治疗。无托槽隐形矫治技术具有美观、安全、高效、准确、可预测的多重优点，可满足患者对美观的需求。

二、无托槽隐形矫治的优缺点

1. 优点

① 患者能自行摘戴，便于洗刷，能保持矫治器清洁和口腔卫生。

② 避免损伤牙体牙周组织，施力过大疼痛时，患者可自行卸下，矫治力也可因矫治器离位而消除。

③ 不影响美观，如有外交、演出等场合需要，晚间戴即可。

2. 缺点

① 支抗不足。

② 作用力单一，控制牙移动能力不如固定矫治器，牙齿移动方式多为倾斜移动，整体移动难。

③ 影响发音，说话不清楚。

④ 有异物感、取戴麻烦，患者往往佩戴时间不足。

⑤ 活动矫治器需要患者积极合作，否则疗效不佳。

三、护理

1. 硅橡胶印模制取护理（表 16-4-1）

表 16-4-1　硅橡胶印模制取护理

步骤	流程	图示	操作要点
一、护理评估			
1	患者评估	同表 16-2-1	
2	环境评估		
3	自身评估		
4	用物准备		
（1）	常规用物	同表 16-2-1	
（2）	硅橡胶印模制取用物		硅橡胶印模材料、量勺、硅橡胶混合枪、一次性混合头、专用托盘
二、医护配合			
5	检查患者口内情况		传递检查器械
6	选择托盘		传递合适的托盘给医生

步骤	流程	图示	操作要点
7	制取硅橡胶初印模		将调拌好的硅橡胶放于托盘后递给医生，协助记录时间，准备打印硅橡胶的混合枪及一次性混合头
8	制取硅橡胶终印模		将适量的终印硅橡胶挤到初印模上递给医生
9	检查印模质量		检查印模是否完整、清晰，有无缺损气泡，覆盖区域是否完整

2. 粘接附件护理（表16-4-2）

表16-4-2　粘接附件护理

步骤	流程	图示	操作要点
一、护理评估			
1	患者评估	同表16-2-1	
2	环境评估		
3	自身评估		
4	用物准备		
（1）	常规用物	同表16-2-1	
（2）	粘接附件用物		高速牙科手机、低速弯牙科手机、低速直牙科手机、开口器、附件粘接模板、粘接剂、小毛刷、酸蚀剂、复合树脂、光敏固化灯
二、护理流程			
5	患者准备		引导患者安全坐在牙椅上，系好胸巾，准备正畸附件粘接模板

步骤	流程	图示	操作要点
6	清洁抛光牙面		递开口器给医生，将车针安装于低速弯牙科手机后递给医生，协助吸唾
7	酸蚀牙面		传递酸蚀剂，记录酸蚀时间。协助吸去冲洗液，递消毒棉球或棉卷隔湿
8	涂布粘接剂		传递蘸有粘接剂的小毛刷给医生，协助光照固化
9	充填树脂于模板		填充适量树脂于模板矫治器上附件的陷窝中
10	正畸附件模板固位		协助光照固化
11	去除多余粘接剂		将车针安装于高速牙科手机并递给医生，协助吸唾

步骤	流程	图示	操作要点
12	佩戴矫治器		对患者进行宣教，教会患者正确取戴矫治器
13	健康指导	同表16-2-1	
14	终末处理		

3. 健康宣教

（1）戴用隐形矫治器的患者刷牙前需取下矫治器，刷牙方式与戴用矫治器前一样，刷牙时需同时清洁矫治器。矫治器用凉水清洁，勿用热水浸泡，以免矫治器变形。

（2）接受隐形矫治的患者，可能会在初戴矫治器及每次更换矫治器后的头几天出现短暂轻微的不适，主要表现为咀嚼时牙齿酸软无力和胀痛，这是正常现象，通常被称为压力感，这说明牙齿正在相继移动到预期位置。这种不适感一般会在几天之后消失。

（3）对食物的种类没有限制，也无须节制饮食，但在治疗期间进食或饮用饮品时需摘下隐形矫治器，且建议在餐后用牙线清洁牙齿和刷牙，然后再重新佩戴矫治器，从而保持良好的口腔卫生；除冷水外，不建议在佩戴矫治器时饮用其他饮品，以免菌斑聚集和龋洞形成，或者因热饮造成牙套变形；不建议在佩戴矫治器期间吸烟，这可能会使矫治器染色并影响牙周情况；佩戴矫治器期间不可嚼口香糖，因为口香糖可能会黏在牙套上，建议在进餐、吃零食以及嚼口香糖时摘下矫治器。

（4）某些患者在佩戴隐形矫治器后，言语表达可能会暂时受到一些影响。但是，随着舌头对矫治器的逐步适应，由矫治器引起的发音不准和轻微口吃都会在一到两周内消失。

（5）孕妇可以佩戴隐形矫治器，如对此仍有疑虑，请详细咨询主诊医生。

（6）矫治器佩戴

① 每副矫治器佩戴1～2周（具体时间请咨询主诊医生），每天佩戴时间不低于20～22h，吃饭和刷牙时取下矫治器，再次佩戴前请刷牙并清洁矫治器。矫治器佩戴时请注意区分上下，取下矫治器后请放置于小盒子中，以免丢失或损坏。

② 为保证矫治质量，建议使用咬胶并遵医嘱执行。每次取下后重新戴上矫治器时，每颗牙齿咬咬胶5遍左右，在更换新牙套第0～3天，需要增加每次咬

咬胶的时间，建议在晚上睡觉前更换新矫治器，以保证新矫治器能在口内持续佩戴较长时间。

③ 戴矫治器时先使前牙段就位，再就位后牙段，摘牙套时从最后一颗牙齿的内侧面开始，左右交替加力脱出矫治器，避开矫治器薄弱环节和有附件的一面加力。

④ 患者每次更换新矫治器时检查附件有无脱落及矫治器是否贴合，如发现异常及时联系主治医生。

（7）隐形矫治器具有较好的弹性和强度，在正常取戴时一般不会发生损坏的情况，但如果发现矫治器出现裂口甚至断裂的情况，请及时与主诊医生联系。另外，如果发现粘接在牙面上的附件脱落，请及时与主诊医生联系。

（8）遵医嘱定期复诊，如有不适，应尽快预约就诊。

第五节　微螺钉种植体支抗

一、定义

微螺钉种植体支抗技术是将种植体植入颌骨内作为牙齿正畸支抗，配合固定矫治来完成整个牙齿错𬌗畸形矫治的技术。种植体支抗手术分为两种系统：自攻系统和助攻系统。微螺钉种植体固位原理是将微螺钉旋入骨组织，主要依靠机械力固位，也可以与周围骨组织形成不完全骨性结合，承受一定的压力，满足牙齿正畸支抗的需要。与口外弓等口外支抗装置相比较，微型种植钉支抗技术满足了患者对于美观和不需要过多配合的要求。该手术创口小，相对简单安全，患者容易接受且种植钉体积小，植入部位灵活，效果稳定可靠。

二、种植体支抗的优缺点

1. 优点

① 微螺钉植入术是一种简单、微创的技术，容易掌握。

② 利用微螺钉支抗，可以取得比较好的牙齿整体移动效果。

③ 不需要患者的配合，减少传统口外装置的不适感及不便利性，更能达到轻而持续的矫治力量。

④ 减少作用于牙齿所产生的不良反应。

⑤ 增加无牙区的支抗及咬合平面的垂直控制，有利于磨牙向前及向后牵引。

⑥ 微螺钉种植支抗扩大了牙列、颌骨畸形矫正非手术治疗范畴。

2. 缺点

① 微螺钉种植体松动率在 7% 左右，植入时折断的情况偶有发生。

② 可能会伤及植入区域的牙体组织及邻近组织或器官。

③ 微螺钉种植体尚不能用作矫形力的支抗。

三、护理

1. 种植钉植入护理（表 16-5-1）

表 16-5-1　种植钉植入护理

步骤	流程	图示	操作要点
一、护理评估			
1	患者评估	同表 16-2-1	
2	环境评估		
3	自身评估		
4	用物准备		
（1）	常规用物	同表 16-2-1	
（2）	专用器械		0.5% 碘伏、无菌棉签、孔巾、卡局式注射器、卡局芯式麻醉剂、专用注射针头、种植钉、种植钉手柄
二、护理流程			
5	术前准备		引导患者安全坐在牙椅上，系好胸巾，准备手术用物
6	麻醉		遵医嘱准备麻醉剂及合适针头。检查注射器各关节是否连接紧密，核对麻醉剂的名称、浓度、剂量、有效期及患者姓名等，无误后把抽吸好或安装麻醉药的注射器递予医生
7	消毒口外及口内		递 0.5% 碘伏棉签，必要时吸除唾液

步骤	流程	图示	操作要点
8	洗手、更换无菌手套		协助医生佩戴无菌手套
9	打开器械盘，铺孔巾		协助将无菌种植钉手柄及微螺丝钉依次传递予医生
10	植入		参照放射线片确定植入位置，必要时使用三用枪和吸唾器，保持术野清晰；整理用物并协助患者擦去口周残留血迹
11	健康指导	同表 16-2-1	
12	终末处理		

2. 健康宣教

（1）术后麻醉效果消失可能出现短暂、轻微的不适感，一般不需镇痛药；如果疼痛持续甚至加重，应及时就医。

（2）术后 2h 可进食温凉的软食或流质食物。手术当天勿进食过热或过硬的食物，保持口腔清洁，避免剧烈运动。

（3）支抗钉植入后避免食用过硬的食物，避免吸吮动作，戒烟酒及辛辣等刺激性食物，以免松脱。

（4）保持口腔卫生对保障支抗钉成功使用至关重要，否则可能造成种植体周围炎症，最后导致种植体脱落。

（5）做好常规口腔清洁，术后两周每天餐后用氯已定漱口液含漱 3 次，每次 60s，预防感染。

（6）刷牙时注意支抗钉周围的清洁，牙刷头不能碰撞支抗钉，可用冲牙器辅助清洁种植体周围。

（7）支抗钉植入后钉帽与口腔黏膜反复摩擦，可能引起不适，多数1~2周内可逐渐适应；少数出现局部溃疡，一般能自愈，可使用正畸保护蜡涂于钉帽上保护口腔黏膜；个别溃疡经久不愈者需要特殊处理。

第六节　保持

一、定义

错𬌗畸形经过矫治后，牙齿排列整齐，𬌗关系正常。如果不设法将它们维持在协调正常的𬌗关系和𬌗位，往往有恢复到治疗前的趋势，这在正畸临床上称为复发。为了巩固牙颌畸形诊治完成后的疗效而采取的措施，叫作保持。保持同样是正畸治疗后不可忽视的过程。

二、保持器的种类

1. 活动保持器（图16-6-1）

是目前临床最常用的保持器。它由唇弓、一对磨牙卡环及塑料基托组成。

2. 负压压膜保持器（图16-6-2）

也称透明保持器，是由塑料膜片在压膜机上按牙模型压制而成。用于矫治后牙齿的保持，整个覆盖在牙冠的表面，有利于牙位的稳定。因其美观、方便，以及对牙具有良好的固位作用，目前在临床被广泛应用。

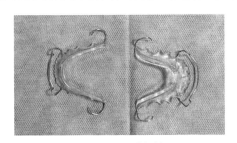

图16-6-1　活动保持器

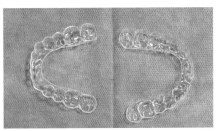

图16-6-2　负压压膜保持器

3. 舌侧固定保持器（图16-6-3）

固定保持器是将成品的舌侧保持器或麻花丝黏结在牙舌侧或腭侧，患者不能自行取下。一般是在尖牙间粘结。

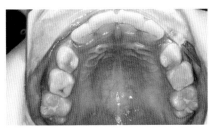

图16-6-3　舌侧固定保持器

三、护理

1. 佩戴保持器的医护配合流程（表 16-6-1）

表 16-6-1　佩戴保持器的医护配合流程

步骤	流程	图示	操作要点
一、护理评估			
1	患者评估	同表 16-2-1	
2	环境评估		
3	自身评估		
4	用物准备		
（1）	常规用物	同表 16-2-1	
（2）	专用器械		透明压膜保持器、剪刀、Hawley 保持器、低速直牙科手机、磨石、咬合纸、技工钳
二、护理流程			
5	患者准备		核对患者信息，准备保持器
6	佩戴 Hawley 保持器		必要时递低速直牙科手机、磨石、钨钢钻、咬合纸、技工钳
7	佩戴透明压膜保持器		治疗过程中及时吸唾，保持视野清晰；必要时递剪刀予医生修整保持器边缘
8	健康指导	同表 16-2-1	
9	终末处理		

2. 健康宣教

（1）佩戴保持器时，先将保持器放入口内，找准位置，然后用示指和拇指将基托压入就位。

（2）摘除保持器时，用示指和拇指轻力从左、右两侧逐步将保持器摘除，防止损坏变形。

（3）佩戴保持器时应避免进食过冷、过热食物，以防止保持器发生变形损坏；尽量避免食用含色素的食物（包括饮料，如可乐、咖啡等），因色素容易沉着在保持器上不易清除；每天用凉水轻柔刷洗，不能用高温及化学消毒剂消毒；未佩戴时应放置在专用盒子里，以免不慎损坏或遗失。

（4）如果佩戴保持器时出现疼痛、不适，或保持器破损、丢失，应及时与医师联系。

（5）佩戴保持器最初的 6～12 个月，白天和晚上都应佩戴；此后的 6 个月，只需晚上戴；再后的 6 个月，隔日晚上戴一次，直至牙齿稳定，完全不戴用保持器；特殊患者的保持器戴用应遵从医嘱。

牙科手机接触患者黏膜，其与牙科治疗仪的水路相连接。在治疗时，连接到空气和水路的牙科手机的内部结构可能会受到血液、体液和其他口腔碎屑的污染。由于高速牙科手机的转速为 400000 转 / 分，这些东西很有可能会因为残留在牙科手机顶部而传染给其他患者。所以牙科手机的正确清洗和灭菌十分重要。

牙科手机的处理及灭菌操作见附表 1。

附表 1　牙科手机的处理及灭菌操作

步骤	流程	图示	操作要点
1. 冲洗内部结构	带针空踩		带针情况下使用牙椅内部水路、气路冲洗 30s；带光纤牙科手机气枪吹净光纤表面的颗粒和灰尘，擦净光纤表面污渍
	表面清洁		
2. 清洗	手工刷洗		卸下车针后，带螺纹的牙科手机可用软毛刷在流动水下清洗
	机械清洗		

步骤	流程	图示	操作要点
3.干燥	对手机进行干燥		清洗后应尽快使用气枪进行内部干燥，避免损坏轴承
4.注油	手工注油		通过进气孔对牙科手机注入润滑油，注油过程中使用透明塑料袋或纸巾包住机头部位，避免油雾散播
	注油机注油		选择适宜的注油程序；注意不要过度注油
5.吹油	吹净多余润滑油，擦净表面浮油		多余的润滑油堆积可能导致加热过程中的"黏合"；未吹净可能导致包装出现"油包"，影响灭菌效果
6.打包	纸塑袋包装		确保手机清洁干燥及注油保养完成

步骤	流程	图示	操作要点
7.灭菌	进入灭菌器灭菌		选择合适的灭菌程序
8.监测	灭菌结束后监测		检查包装上指示剂是否变色，变黑色即为达到灭菌效果

注意：

（1）应从牙科手机的进气口注入润滑油（附图1）。

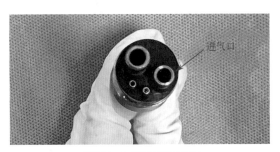

附图1　牙科手机进气口

（2）注油清洁内部的过程中，如有污物（如黑油）从机头部位流出，应重复注油操作，直至无污物流出为止。若出现"油包"现象，应重新保养灭菌。

（3）部件可拆的种植手机应拆分到易于清洗的最小单元后清洗（附图2）；不可拆的种植手机可选用压力水枪进行内部管路清洗。

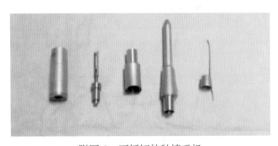

附图2　可拆卸的种植手机

（4）牙科手机夹持车针的部位（卡盘或三瓣簧）应每日注油保养（附图3）。

（5）内油路式牙科手机宜采用油脂笔对卡盘或三瓣簧和轴承进行润滑（附图4）。

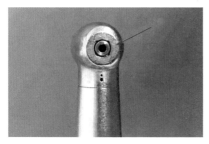 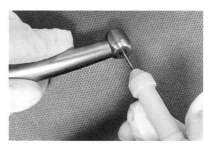

附图3　牙科手机的三瓣簧　　　　附图4　油脂笔对三瓣簧润滑

口腔器械消毒灭菌流程见附表2。

附表2　口腔器械消毒灭菌流程

步骤	流程	图示	操作要点
1.回收	从科室回收后分类放置		口腔器械应根据器械材质、功能、处理方法的不同进行分类放置
2.清洗	多酶溶液下手工刷洗		干涸的污渍应先用医用清洗剂浸泡后再刷洗；有锈迹应先除锈。 水面下（水温15～30℃）进行清洗，防止产生气溶胶；管腔器械应选用合适的清洗刷清洗内腔，再用压力水枪冲洗，可拆除部分应拆开后清洗
	全自动热力清洗消毒机清洗		

步骤	流程	图示	操作要点
3. 干燥	分类放置器械于干燥箱内进行干燥		不耐高温的器械、器具用低纤维絮布擦拭；有管腔器械应用高压气枪对管腔进行干燥。金属类干燥温度为70～90℃，塑料类干燥温度为65～75℃，无干燥设备和不耐热的器械、器具可使用低纤维絮擦布进行干燥处理
4. 检查保养	用目测或带光源的放大镜检查器械表面、螺旋结构处、关节处是否有污渍、水渍和锈斑等		清洗质量不合格的器械应重新处理，损坏变形的器械及时更换
5. 包装	根据器械特点和使用频率选择包装材料		1. 医用热封机在每日使用前应检查参数的准确性和闭合完好性。2. 纸塑袋包装时应密封完好，密封宽度≥6mm，包内器械距包装袋封口处≥2.5cm。3. 门诊手术包内外应有灭菌化学指示物，且包外标有物品名称、灭菌日期及失效期。4. 低、中度的口腔器械可不包装，消毒灭菌后直接放入清洁容器内保存
6. 灭菌	根据器械特点选择合适的灭菌方式。口腔器械应首选压力蒸汽灭菌		灭菌物品不能超过灭菌器的最大装载量

主要参考文献

[1] 赵佛容 . 口腔护理学 [M]. 上海：复旦大学出版社，2017.

[2] 赵佛容，毕小琴 . 口腔护理学 [M]. 4 版 . 上海：复旦大学出版社，2022.

[3] 李秀娥，王春丽 . 实用口腔护理技术 [M]. 北京：人民卫生出版社，2016.

[4] 田国华 . 口腔护理 [M]. 北京：人民卫生出版社，2017.

[5] 张月娇 . STA 无痛技术在口腔局部麻醉中的应用 [J]. 现代口腔医学杂志，2020, 34(1): 4(49-52).

[6] 赵吉宏 . 口腔局部麻醉新概念 [J]. 国际口腔医学杂志，2021, 48(04):3 73-379.

[7] 吕波 . 口腔诊疗辅助技术与护理 [M]. 北京：人民卫生出版社，2013.

[8] 吕波，隋红 . 口腔护理 [M]. 北京：人民卫生出版社，2022.

[9] 葛立宏 . 儿童口腔医学 [M]. 7 版 . 北京：人民卫生出版社，2020.

[10] 冯希平 . 口腔预防医学 [M]. 7 版 . 北京：人民卫生出版社，2020.

[11] 陈谦明，曾昕 . 案析口腔黏膜病学 [M]. 2 版 . 北京：人民卫生出版社，2019.

[12] 陈谦明 . 口腔黏膜病学 [M]. 北京：人民卫生出版社，2020.

[13] 张志愿 . 口腔科学 [M]. 9 版 . 北京：人民卫生出版社，2020.

[14] 中华口腔医学会，口腔黏膜下纤维性变诊断与临床管理指南 [D], 2022.1-20.https://a.xiumi.us/board/
v5/25kFW/351845905.

[15] 谌静，吴颖芳，彭解英，等 . 张口训练增加口腔黏膜下纤维性变患者的张口度 [J]. 中南大学学报（医
学版），2021, 46(7): 731-735.

[16] 高玉琴 . 人卫口腔修复学 [M]. 8 版 . 沈阳：辽宁科学技术出版社，2022.

[17] 冯海兰，徐军 . 口腔修复学（北京大学医学教材）[M]. 北京：北大医出版社，2012.

[18] 周延民，陈吉华 . 国家卫生和计划生育委员会住院医师规范化培训规划教材——口腔医学·口腔修复
科分册 [M]. 北京：人民卫生出版社，2016.

[19] 宿玉成，袁苏 . 现代口腔种植学 [M]. 北京：人民卫生出版社，2004.

[20] 聂晓立 . 下颌阻生智齿拔除术的护理体会 [D]. 中国医药指南，2022：154-156.

[21] 秦满 . 儿童口腔科诊疗指南与护理常规 [M]. 北京：人民卫生出版社，2015.

[22] 傅民魁 . 口腔正畸学 [M]. 6 版 . 北京：人民卫生出版社，2012.

[23]Lisa Croke.Guideline for care of the patient receiving local-only anesthesia. AORN J, 2020,112(4):P8-P9, doi:
10.1002/aorn.13228.

[24]Jean-Pierre T F Ho, Tom C T van Riet, Youssef Afrian, et al.Adverse effects following dental local anesthesia:
a literature review.J Dent Anesth Pain Med, 2021, 21(6): 507-525, doi: 10.17245/jdapm.2021.21.6.507.

[25]Shih YH, Wang TH, Shieh TM, et al. Oral Submucous Fibrosis: A Review on Etiopathogenesis, Diagnosis, and
Therapy [J]. International Journal of Molecular Sciences, 2019, 20(12): 2940.

[26]Brown J S, SHAW R J.Reconstruction of the maxilla and midface: introducing a new classification [J].Lancet
Oncol, 2010, 11(10): 1001-1008.

[27]Brown J S, BARRY C, HO M, et al. A new classification for mandibular defects after oncological resection [J].
Lancet Oncol, 2016, 17(1): e23-30.

[28]Grachev D I, Ruzuddinov N S, Arutyunov A S, et al. Algorithm for Designing a Removable Complete Denture
(RCD）Based on the FEM Analysis of Its Service Life [J]. Materials (Basel), 2022, 15(20).

[29]Wei F, Song T, Ding G, et al.Functional tooth restoration by allogeneic mesenchymal stem cell-based bio-root

regeneration in swine[J].Stem Cells Dev, 2013, 22(12): 1752-1762.

[30]Laird N Z, Malkawi W I, Chakka J L, et al.A proof of concept geneactivated titanium surface for oral implantology applications[J].J Tissue Eng Regen Med, 2020, 14(4): 622-632.

[31]Liao J, Anchun M, Zhu Z, et al.Antibacterial titanium plate deposited by silver nanoparticles exhibits cell compatibility[J].Int J Nanomedicine, 2010, 5: 337-342.

[32]Yuan X, Pei X, Zhao Y, et al.Biomechanics of Immediate Postextraction Implant Osseointegration[J].J Dent Res, 2018, 97(9): 987-994.

[33]Torres Y, Raoul G, Lauwers L, et al.The use of onlay bone grafting for implant restoration in the extremely atrophic anterior maxilla, A case series[J].Swiss Dent J, 2019, 129(4): 274-285.

[34] Cayirlier M, Yaman D, Buyukkurt M C. Effect of written instructions on postoperative discomfort after tooth extraction: a randomized controlled trial[J]. Journal of oral and maxillofacial surgery, medicine, and pathology, 2020, 32(4): 313-317.

[35] Akyuz S, Aslaner M A, Ozdemir S, et al. The effectiveness of an educational video on knowledge, anxiety, and compliance with postoperative instructions after third molar surgery[J].Journal of oral and maxillofacial surgery, medicine, and pathology, 2021, 33(2): 91-96.

[36] Reichert, B, Guo L, Mork M .Evidence-based recommendations for postoperative care after routine tooth extractions: a national survey of oral and maxillofacial surgeons.Journal of Oral and Maxillofacial Surgery, 2021, 79(3): 423-430.